JN028774

ポリヴェーガル理論への誘い

著

津田真人

星和書店

〈凡　例〉

・本文中の　他文献からの引用・参照は，［著者名 年号，p.○○］の形式で示されています。それらの文献の一覧は，巻末の「文献一覧」（アルファベット順・年号順）に一括してあります。

・ただし，ポージェスの2つの単著についてだけは，この限りでありません。2011年刊の大著 "*The Polyvagal Theory*"［Porges 2011］についてはPVT，2017年刊のポケット・ガイド版 "*The Pocket Guide to the Polyvagal Theory*"［Porges 2017］についてはPoG の略号で記し，［PVT, p.○○］［PoG, p.○○］の形で表記されています。ただしいずれも原書からの引用であり，既存の訳本とは訳語は一致していない箇所があります。

・［著者名 年号，p.○○］の表記において，年号が等号で結ばれている場合（例：2017 = 2018），邦訳が存在することを意味します。等号の前の年号（例：2017）が原著の発刊年，等号の後の年号（例：2018）が訳著の発刊年です。

・また，年号が矢印で結ばれている場合（例：2017 → 2018），当該文献に版の変更があり，本書では後者の版（例：2018）から引用・参照を行なったことを意味します。

・［Ibid.］は「同書」，［op.cit.］は「前掲書」を意味します。

・引用文中の［……］は，「中略」を意味します。

・引用文中で，［○○○］と大カッコで括った部分は，著者（津田）による補足です。

・引用文中に下線での強調がある場合，もともと原文にも強調符があったときには［著者名 年号，p.○○ 強調ママ］と記されていますが，「強調ママ」が記されていないときはすべて，著者（津田）が付加した強調です。

・本文中では敬称はすべて略させて頂きました。

まえがき

　今この国でも，海外の御多分に漏れず，ポリヴェーガル理論がホットですね。私がソマティック・エクスペリエンシング®の仲間たちに請われて，ポリヴェーガル理論のセミナーを初めて行なったのが，2016年の夏。以来，今日に至るまで，文字通り北は北海道から南は沖縄まで，全国各地のさまざまな団体，さまざまな方々から相次ぎお呼び頂き，しかも開催すれば毎回大入り満員の大盛況，と全く驚くばかりです。おまけに，ご参加下さる皆さんがまた，どこに行ってもこの上なくとてもとても熱心なのです。

　一体どんな方々が参加して下さっているのでしょう。まずは，実に多彩な職種にわたる専門家の方々です。この理論の性質上，やはり一番多いのは，臨床心理士・公認心理師を中心とする心理セラピスト，それから医師や看護師・保健師（しかも精神科・心療内科に限らず，内科・小児科・産婦人科・神経内科・脳外科・整形外科・耳鼻咽喉科・口腔外科・歯科など多科にわたります），そして各種の身体セラピスト（ボディワーカー・ヨガ教師・鍼灸マッサージ師・柔道整復師・理学療法士・作業療法士・言語聴覚士など）で，以上がいわば3大勢力ですが，ほかにも福祉系（高齢者介護の現場のほか，身体障害・知的障害・精神障害・発達障害・高次脳機能障害の5障害すべてに関わる，社会福祉士・精神保健福祉士・介護福祉士など），教育系（一般の教員だけでなく，とくに特別支援教育や矯正教育，そして保育），スポーツ系（より有効な新しいトレーニングや

練習のメソッドを追求する若きトレーナーたち），そして司法系（犯罪被害・加害，虐待，DV等のありうべき処遇を考えるのに不可欠となってきています），地域活動系（ユニヴァーサルデザイン・コーディネーター，防災士など），さらに最近は特に（コロナ禍以降ますます）経営系（危機に瀕する日本社会の望ましき組織経営のあり方を真摯に模索する方々）までも……。はたまたこれら各ジャンルに通訳等で関わる方々も（その人知れぬ篤学ぶりは，専門家もすっかり顔負けの勢いです）。

　しかし何より，最近はもう1つ，これら多領域にわたる専門家たちだけでなく，とりたてて何の専門家でもない一般の方々も，この理論に大きな関心を抱き，ご参加下さることが多くなってきました。なかんずく，ご自身がストレスやトラウマに悩み苦しみ，こころやからだを現に病んでおられる当事者の方々（もっとも，ご自身の悩み苦しみや病状については最大の専門家にほかなりません），あるいはその当事者を取り巻く家族や周囲のいろいろな関わりの方々（これまた，その当事者のことを思い，心配し，困っていることでは最大の専門家にほかなりません；またその意味での当事者にほかなりません），そしてさらには，人間や世界やこの社会のことをもっと深く根源的に考え直したいという方々もあります。

　これら多彩な面々が一堂に会し，熱心に質疑応答を交わす光景は，壮麗でもありスリリングでもあります。その中にあってまず私自身が，思わず圧倒させられずにはいられません。いつの頃からか（それともずっと昔から？）日本の社会には，こんな風変わりな，奥深い場は，ついぞなかなか見つからなくなっていたようにすら思います。

　「トラウマ」という問題が，いかに今日の社会の多くの領域

に隅々まで浸み渡り，対処に苦慮を強い，理論的指針を切望させているかの表われかもしれません。いやそれ以前にまず，「からだ」と「こころ」と「社会」をどれも落とすことなく密接に関わらせて考えるこの理論のスタンスが，今日の社会に深く広く求められているからかもしれません。

　これほどに熱い注目を集めるポリヴェーガル理論ですが，しかしその内容は決して簡単なものではありません。いやそれどころか，神経解剖学の専門用語もオンパレードとなるその晦渋さは，すでに定評あるところかもしれませんね。にもかかわらず，関心はますます高まるばかり。本当に不思議なことです。ふつうなら，どんなに興味あっても難しくて歯が立たなければ，さっさと諦めて手を引きそうなものですが，なぜかそうはならない。むしろこれでもかと，多くの方々が何度でも食いついていくのです！　私のセミナーも，ありがたいことに，何回もくり返し受講して下さる方も少なくなく，そういう方々に聞くと，受講すればするほど，わかってくればくるほど，さらにもっと先を知りたくなるんだと，みな口々におっしゃいます。ポリヴェーガル理論，まさに恐るべしです。

　それらのセミナーでの対話の数々も後ろ盾として，2019年5月，私はポリヴェーガル理論の本邦初の本格的な解説書『「ポリヴェーガル理論」を読む』（星和書店）を上梓させて頂きました。そこにはこの理論を読み解き，わがものとしていくうえで必要と思われることを，すべて書き込みました。おかげで，税込5000円を超える分厚く重たい本になってしまい，猛烈なブーイングの嵐です！　誠に申し訳ない。。。にもかかわらず，

ありがたいことに，その価格帯の専門書としてはふつうあまり想定できないような，かなりの売れ行きをこれまで示してきてくれてもいます。それでもやはり，理解するのが難しいという声もたくさん届いています。難しいと言われながらも，着実に売れてもいるというのも，やはり不思議なことですが，喜ばしいことではあります。ただもちろんそこに胡坐をかいて，ふんぞり返っていられるはずもなく，またポリヴェーガルの元の本が，そもそも難しすぎて英語圏でも有名なんだからと居直るわけにもいかず，もっと取っつきやすい本を，前著の水準は落とさぬままに書く責務が，私の中にだんだんと芽生えてきたのでした。

　もちろんその前年にはすでに，ポリヴェーガル理論の生みの親，スティーブン・ポージェス自身の初の邦訳本『ポリヴェーガル理論入門』（春秋社）という立派な本がわが国でも公刊されており，こちらはまさにもうベストセラーの域に入るのではないかというほど，爆発的な売れ行きを今日まで示していますね。実はこの本にしても，彼の最初のポリヴェーガル本が難しすぎるというので，世界中の多くの要望を受けて，一般向けにやさしく書き直された代物でした。しかしポージェスのその本でも，結構読むのが難しいとの声もあり，一方では肝腎なことがかえって掘り下げられてなくて理解しにくいとの声もあり，未だなお，"ポリヴェーガルはすごく興味あるけど，すごく難しい"という印象を覆すには至っていないように見受けられます。

　そんなわけで，今回わたし，『ポリヴェーガル理論への誘い』なんて大それた本を書くことになってしまいました。"ポリヴェーガルはすごく興味あるけど，すごく難しい"っていう

その“難しい”ところも，本当は決して難しくはなく，難しくないってわかったらますます興味深いものになるってことを，ぜひ多くの方々に味わってもらいたいと思うからなんです。それはポージェスの『ポリヴェーガル理論入門』への誘いでもあり，かの難しくて悪名高きポリヴェーガルの最初の著書（しかしここにこそポリヴェーガル理論のエッセンスはすべて詰まっています）への誘いでもあり，またついでに，ポリヴェーガル理論の本邦初の本格的な解説書だった私自身の前著への誘いでもあります。

　そのために，主に私の前著の前半，いつしか皆さんから基礎編と呼ばれるようになった第8章までの内容（にいくつか重要な新しいトピックを加えて）を，セミナーでもわかりやすいと好評だった部分を中心に，ポイントを絞って，論点を明確にわかりやすく打ち出せるようにまとめてみました。そしてセミナーのライブの息吹を，この乾いた文字の羅列のなかに，できるだけ吹き込めるよう努めてみました。どうか皆さんのお気に召されんことを。

　では早速，次のページから，ポリヴェーガル・ワールドの扉を開けて，ご一緒に歩みを進めて行くことにしましょう。旅支度は万端かな⁉　まあ，万端でなくても大丈夫。忘れ物などありましたら，いつでもすぐ取りに帰って，またいつでも戻って来て下さいませ。

目　次

第 1 章

からだとこころをつなぐ

～誕生までの前史～

　ポリヴェーガル理論にはちゃんと誕生日があるのです。1994 年 10 月 8 日。この理論の生みの親，スティーブン・ポージェス（Stephen W. Porges, 1945-）自身がくり返し明言しているのですから，疑いようもありません。この日に生まれ落ちたのだとすれば，この理論，今年でもう 28 歳を迎えることになりますね。

　でもなぜこんなに，日にちまではっきり確定できるのでしょうか？　ふつうに考えて，たぶん理論は一日にしてならず，のはずなのに。それを知るためにも，この理論の出生までのいわば胎児の時代，つまりポージェスがどうやってここまで辿り着くに至ったかを，この章ではまず見ていくことにしましょう。

1　研究者ポージェス

　ポリヴェーガル理論が 28 歳とすれば，生みの親ポージェスは 1945 年生まれですから，御年すでに 76 歳。ちょうど戦後 "ベビーブーマー世代"（日本の "団塊世代" に相当します）の走りに属し，"ニューエイジ" ムーブメントを担うことになった中心世代にあたります。ジョン・デンバーやジャニス・ジョプリン，ドナルド・ウォルシュ，ケン・ウィルバーらがほぼ同

世代です。ちなみに，ビル・クリントン，ジョージ・ブッシュ，ドナルド・トランプが1歳年下ですね（どうでもいいことですが，あの3人，同い年なんですねえ～）。

　そんななか，早くから人間の心理状態を生理学的な測定によって理解することに関心を抱いていたポージェスは，1966年に大学院に入学すると［PoG, p.34］，心理学でも生物学でもなく，その間に橋をかけるような学問分野，当時はまだ新進の学際的な学問分野だった「精神生理学」（psychophysiology）という学問に強く魅せられ［PoG, p.35］，以後その延長上に「行動神経科学」も標榜する今日までずっと，アカデミックな世界で一筋に着実な業績を地道に積み重ねてきた研究者なのです。そうして76歳となった現在もなお，ポリヴェーガル理論のさらなる発展に向けて，精力的に研究を続けています。

　地道な研究者といっても，臨床的な事柄にも早くから深い理解と関心を抱き続けた研究者であり，1980年代半ばまでには，まず早産児等のハイリスク児への臨床応用（後で説明する，心拍変動によるスクリーニング）［PoG, p.39］，次いで1990年代後半以降は［PoG, p.87］ASD（自閉症スペクトラム障害または自閉スペクトラム症）の子どもたちへの臨床応用を進め（"Listening Project Protocol：LPP"という名の，聴覚刺激による迷走神経刺激治療の試みで，今日では"Safe and Sound Protocol™：SSP"に進化してきました……第4章の15をご参照ください），それぞれ成果もあげてきました。

　そのせいもあってか，そして何より，ポリヴェーガル理論がいまトラウマ治療を中心に注目を集めているせいか，ポージェスのことをてっきり臨床家（治療者）と思い込んでいる方々もちらほら……。でも実は，れっきとした押しも押されぬ研究者

なんです。トラウマに関していえば，これからみるように，そもそもこの理論がトラウマ臨床に寄与することになるとは，ポージェス自身も当初全く思ってもいなかったことなのでした [Porges & Culp 2010, p.58；PoG, pp.104, 200]。結果的には，これこそ第三の，そしておそらく最大の臨床応用となったわけですが。ともあれまずここで心に留めてほしいのは，今日なお，精神生理学者ポージェスとしての基本スタンスはしっかりと貫かれており，ポリヴェーガル理論もまさにこの土壌に深く根ざし，この土壌から醸成し，この土壌の上に開花してきたものだということですね。

2　精神生理学への入門

　ならば「精神生理学」とは一体何なのでしょう？　実は一口に「精神生理学」といっても，ポージェスが入門した頃の「精神生理学」と，それ以後の，ポージェス自らが発展に大いに寄与した「精神生理学」とでは，決定的にパラダイムを異にする，というのが，ポージェス自身の理解，いや自負するところなのです [PVT, pp.2-3]。

　若きポージェスが胸躍らせて門を叩いた「精神生理学」ですが，事態は決して一筋縄ではなく，当時の「精神生理学」は，その名もよく似た「生理心理学」（physiological psychology）と対峙し，どちらが正統かをめぐって鎬を削り合う状態にありました。双方とも，その名の順番のとおり，「精神生理学」は「精神」→「生理」，つまり心理的なものの「刺戟（S）」（独立変数）が生理的なものの「反応（R）」（従属変数）を導く（だから人間が主な研究対象）と主張し，「生理心理学」は反対に「生理」→「心理」，つまり生理的なものの「刺戟（S）」（独立

変数）が心理的なものの「反応（R）」（従属変数）を導く（だから動物が主な研究対象）と主張して，互いに相譲りませんでした。

ポージェスはがっかりします。そもそもこの対立，本質的な意味があるだろうか？　心理的（精神的）なものと生理的なもののどちらを先に置こうが，心理的なものと生理的なものは切断され，二分されている点で変わりはありません。また，心理的なものと生理的なものをどう前後させようが，有機体の全体としての働きを，刺戟（S）－反応（R）の細かな束に切り刻んでしまう点で変わりはありません。双方とも，いわゆる「S（刺戟）－R（反応）のパラダイム」（S-R Paradigms）［Porges 2007, pp.117-9；PoG, pp.36-7］の土俵にとどまる同じ穴の狢（むじな）です。なぜそうなってしまうのか？——それはどちらにも，有機体から「測定されたさまざまの変数を媒介する神経メカニズムに対する無関心」［Porges 2007, p.117］があったからではないか，とポージェスは総括します。

有機体の全体としての活動を媒介する神経系への無関心。そうなんです。この「媒介する神経系」こそが真に「精神生理学」にとって必要な視点ではないのか？　そう考えたポージェスは，「精神生理学」のなかに，神経系という全体的なシステムを明確に位置づけようとするのです［PVT, p.20］。当時それは，この分野で決してありふれたことではありませんでした。ここにポージェスの込めた，「精神生理学」の新たなパラダイムがあります。

とはいえ媒介するって，一体何を媒介するのでしょう。上記から，2つのことが考えられます。1つは心理的なものと生理的なもの。ポージェスは何より心理的なものと生理的なものの

連続性を強調し［PVT, pp.20, 257］，両者の「双方向的な相互乗り入れ」（bidirectional transduction）の基盤をなすものとして神経系を考えました。のちの2010年以降の彼のお気に入りの言葉を借りれば，「ニューラル・プラットフォーム」（neural platform）［PVT, pp.3, 118, 126, 298 ; PoG, pp.xv, 41, 45, 117, 123, 192, 237, 241-2］ということですね。もう1つは刺戟（S）と反応（R）の媒介。有機体（organism：O）が刺戟（S）- 反応（R）の束に分割されるのでなく，むしろ有機体（O）の方こそが刺戟（S）と反応（R）を生み出し，そして媒介し結びつけるというのが，彼の考えでした。

3　心身をつなぐ自律神経系

　ポージェスはこの二重の媒介の役割を，なかでも自律神経系に託しました。自律神経系は心理的なものと生理的なものの，また刺戟（S）と反応（R）の，媒介変数（intervening variable）［PoG, pp.24, 40-3, 51］だというわけです。どのようにそれらを媒介するのでしょうか。

　自律神経系は，第5章で詳しくみるように，私たちの心身を，意識的な意志から「自律」して，そのつどたえずバランスがとれるよう制御しているシステムです。自律神経の「自律」って，元々そういう意味なのでした。

　その自律的な働きにおいて，自律神経系はまず，一方で脳の中枢と密に相互作用し，他方また身体の末梢の諸器官と密に相互作用します。片や脳の中枢との相互作用のやりとりが，私たちがふだん，「心理的なもの」とか「こころの働き」と呼ぶものではないだろうか。片や身体の末梢の諸器官との相互作用のやりとりが，私たちがふだん，「生理的なもの」とか「からだ

の働き」と呼ぶものではないだろうか。もしそうだとすれば，私たちの心身は，自律神経系を真中にはさんで，脳の中枢と身体の末梢とがグローバルな双方向的フィードバック回路で結ばれていることになってきます［PVT, p.258；PoG, pp.4-5, 47-8, 136］。

　ポージェスにとっての「精神生理学」とは，このように自律神経系の媒介によって，心理学にも生理学にも未だ支配的な，心理的なもの／生理的なもの，中枢／末梢，脳／身体，つまりは精神／身体の「二元論の罠」［PVT, p.3］を超え，「脳と身体の双方向的なコミュニケーション」のシステム［Porges & Pregnel 2011, p.2；PoG, pp.5, 47-8, 216-8］を明らかにし，ボトムアップにしてかつトップダウンのモデル［Porges & Culp 2010, p.61；Porges & Pregnel 2011, p.13；PoG, pp.206, 239］，「双方向的な脳－身体モデル」［PVT, p.3］を構築しようとするものでした。神経系はもはや，単に身体から独立した脳でなく，脳－身体の神経系（brain-body nervous system）として［Porges & Culp 2010, p.64；PoG, p.214］，まさに有機体の全体性を担保し，かつ表現する有機体そのものの屋台骨と位置づけられたのでした。

4　刺戟－反応をつなぐ自律神経系

　第2に，そうした有機体全体の活動の真髄として，自律神経系は，刺戟（S）－反応（R）への媒介変数（O）としても働いています。どんな刺戟（S）も，環境から直接に訪れるのでなく，媒介変数である有機体（O）の神経回路（ニューラル・プラットフォーム！）の舞台の上ではじめて検出（detect）されるのであり，またどんな反応（R）も，刺戟（S）から直接に導かれるのでなく，有機体（O）の「ニューラル・プラットフォーム」の舞台の上にはじめて創発する（emergent）［PVT, p.3］ものなのです。

　たとえば言い古された例で恐縮ですが，私たちはコップに水が半分入ってるのを見ると，「半分も入ってる」とみることもあれば，「半分しか入ってない」とみることもあるわけですよね。もし私が炎天下を延々と歩いてきたところだったら，それを見て「半分しか入ってない」と思い，そう思う間もなくコップに手を伸ばしているでしょう。もし私がたらふく飲み食いして，お腹がポンポンに張ってたら，「半分も入ってる」と思い，そう思う間もなくコップから目を背けているでしょう。コップ半分の水という刺戟（S）をどう見るか，コップ半分の水にどんな反応（R）をするかは，自身の身体の状態を知らせる自律神経系の媒介変数（O）によって決まってくるのですよね。私たちが意識的に意志するはるか以前に。

　こうして自律神経系は，まず有機体内部の対内的な関係において，心理的なもの（脳の中枢）と生理的なもの（身体の末梢）を媒介する有機体全体の要であり，まさにそのことによって，さらに有機体と外部環境との対外的な関係において，刺戟（S）と反応（R）を媒介する二重の意味での媒介変数（O）をなすのであり，ポージェスは自ずからS（刺戟）－O（有機体）－R（反応）パラダイムを採用することになります*1 [PVT, pp.143, 279；PoG, pp.40-1]。

　以上の見取図を描いたものが図表1－1です。これはポージェスが描いたものでなく，私が前著でポージェスの言わんとするところを掬い取って，勝手に図示してみたもので，あくまで全責任は私にありますが，こうした見取図の上にポリヴェーガル理論を置いて考えてみると，この理論にポージェスが込めた問題意識が見えやすくなるのではないかと思います。なぜなら，

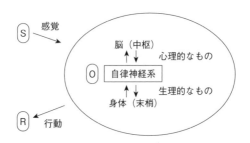

図表1-1　ポージェスにおける自律神経系の位置づけ

ポージェスが現に研究していったのは，この図の要をなす媒介変数（O），すなわち自律神経系であり，そのなかでも特に副交感神経であり，さらにそのなかでも迷走神経であり，その迷走神経の研究を極めていった先に結実したのが，とりもなおさずポリヴェーガル理論だったからです。

　ポージェス自身，その学問的生涯はこの「媒介変数」を求めての旅だった，と述懐していますが［PoG, p.41］，その意味もここから深く，私たちは汲み取ることができるのではないでしょうか。もっとも，話はこれで終わりません。さらに私たちは，ポリヴェーガル理論がその集大成として，やがてこの「媒介変数」の働き総体を「ニューロセプション」の概念にまとめあげるのを，第7章の3でみることになるでしょう。

5　心臓というフィールド

　さてポージェスは，精神生理学の研究を進めるにあたり，その具体的なフィールドを一貫して心臓においてきました。心臓のさまざまな働きの中でも，彼が注目したのは，当時ちょうど精神生理学的研究の最新テーマとなりつつあった「心拍変動」（heart rate variability：HRV）でした。修士論文［Porges & Ras-

kin 1969］も博士論文［Porges 1972］もこのテーマで書かれており
［PVT, p.3］，以後 70 年代にかけて［Porges, Arnold & Forbes 1973；
Porges, Stamps & Walter 1974］，「心拍変動」がポージェスの研究
の中心となります。

　でも「心拍変動」って何でしょう⁉　もちろん心拍数の変動
のことなんですが，ふつう心臓の拍動，少し専門的にいえば心
電図の RR 間隔（心室興奮周期）は，規則正しいリズムで刻ま
れ，またそうであることが正常であり健康であると考えられて
いますよね。ところがもっとミクロなミリ秒（＝ 1/1000 秒）
オーダーで詳細に分析すると，実は心拍はつねに微細にゆらい
でいるのがむしろ正常であり，ゆらいでいる方が身体的にも精
神的にも健康かもしれないということがわかってきたのです。
そしてまた，小児ほどそのゆらぎは明確で，残念ながら 40 代
以降は次第に曖昧になってしまうことも。だったら，いちばん
顕著であるべき胎児や乳児の心拍変動が減少するとしたら？
それこそ致死的な危機の兆候として，最も早くから臨床的にも
注目され，ポージェスもやがて最初の臨床応用をこの分野で行
なうことになるのでした。

　ところでこの心拍のゆらぎは，どうやら心臓を支配する副交
感神経である迷走神経（副交感神経全体の 80％を占める）の
働きによるらしい。なぜかというと，心拍がつねに一定である
のは，神経支配をすべて切断したり，アトロピンという薬物で
迷走神経の影響を遮断した場合だけだったからです［PoG, p.14］。
もっとも程なく，心拍変動はたしかに迷走神経（心臓枝）の影
響を最も強く反映するものの，実はそのほかにも，交感神経系
の影響をはじめ様々な要因によって生じ，純粋に迷走神経の働
きだけを表わすものでないことがわかってきます。

　かわりに1973年に，心拍変動のスペクトル分析から，周波数ごとでのその違いが見い出され［Sayers 1973］，低周波数帯域（主に体温調節・血圧調節に同期するリズム）は<u>交感神経と副交感神経の両方を反映する</u>成分なのに対して，高周波数帯域（主に呼吸運動に同期するリズム）は<u>副交感神経のみを反映す</u>る成分であることが判明し［Akselrod et als. 1981；Porges 1986, p.103；Grossman & Svebak 1987；早野 1988］，ここから<u>高周波成分が迷走神経（副交感神経）活動を，低周波と高周波の比（L/H比）が交感神経活動を反映する</u>とまとめられて［Pomeranz et als. 1985］今日に至っています。

6　呼吸性洞性不整脈（RSA）

　この高周波成分のなかでも，よりいっそう強く迷走神経の働きを反映する成分として，単なる「拍動ごとの変動性」（beat-to-beat variability）でなく，呼吸に伴なう心拍変動成分，「呼吸性洞性不整脈」（respiratory sinus arrhythmia：RSA）が次第に注目を集めるようになります（「呼吸性洞性不整脈」もまた，迷走神経遮断剤であるアトロピン投与でほぼ消失します［Katona & Jih 1975；Katona et als. 1977］）。ポージェスもやがて1980年代初頭には［PVT, p.3］，この「呼吸性洞性不整脈」（RSA）に研究の中心を移し，RSAを「迷走神経緊張」（vagal tone）の有力な心理プロセスの指標として，とくにストレス反応やストレス脆弱性の度合の指標として，重視する立場をとるようになるのです。ストレス指標として，それまで最もポピュラーだった心拍数には，迷走神経だけでなく，交感神経や機械的刺激も影響するのに対して，RSAこそは迷走神経の影響だけを示しやすいとみられるからです［PVT, p.25］。RSAの振幅がどれほ

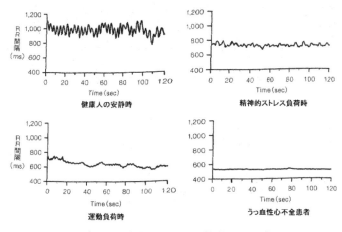

図表 1-2　心電図 RR 間隔（心拍のゆらぎ）
[安間ほか 2007, p. 63] より作成

どストレス負荷に敏感か。図表 1-2 をみてください。まさに
一目瞭然でしょう？

　これと並行してポージェスは，1980 年代半ばまでには，早
産児（受胎 37 週以前に出生の新生児で，心拍変動の小ささが
知られる）などへの臨床応用も進めていきます [PoG, p.39]。そ
して RSA の測定装置——ポータブル型「迷走神経緊張モニタ
ー」[Ibid.] ——を独自に開発し，1985 年には特許を取得し
[Porges 1985]，デルタ・バイオメトリクス社という今はない小
会社から販売し [Ibid.]（現在も世界各地の 100 以上の研究室で
用いられているとのことです）[PVT, p.4]，翌 86 年には RSA に
ついての総説を著わすほどの，この分野でのエキスパートにな
ります [Porges 1986]。

　それはおめでたい話で結構なことですが，でも実際のところ，
呼吸に伴なう心拍変動成分，「呼吸性洞性不整脈」（RSA）とは，

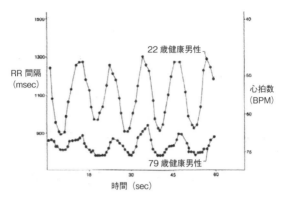

図表 1-3　若年者と高齢者の呼吸性不整脈
（β-アドレナリン作用ブロック下）
[Pfelfer et als. 1983, p. 253] を改変

一体どういう現象なのでしょうか。それが一番知りたいところ
ですよね。

　一言で言えば，それは呼吸と心拍の同期現象なのです[*2] [PVT,
pp.137, 171, 229；安間ほか 2007, pp.61-2]。私たちは誰でも，ミクロな
レベルでは，息を吸うと迷走神経の影響が減少して，心拍数が
増加し脈が速くなり，息を吐くと迷走神経の影響が増加して，
心拍数が減少し脈が遅くなる傾向があります [PVT, pp.137, 254；
Angelone & Coulter 1964；Lopes & Palmer 1976；Grossman 1983, p.288；
Berntson et als. 1993]。心電図の RR 間隔（心室興奮周期）も，そ
れにつれて短くなったり長くなったりします。酸素が入ってく
れば，それを早く有効に体内に回す必要があり，二酸化炭素が
出ていくときは，その必要がないからです。

　呼吸に合わせて心拍のリズムがゆらぐ，その揺動（oscilla-
tions）[PVT, pp.25, 30, 43-4, 68, 71, 74, 105；Porges 1985；Porges 2001,
p.135；PoG, pp.15, 98, 143] の振幅の大きさ（約50ミリ秒レベル）

がRSAの強さということになりますが[*3]，意外にもこれまた健康者ほど強く，また年少者ほど強く，逆に高齢者ほど弱く，病者ほど弱いのです（図表1−3）。「不整脈」の名がついているので，いかにもヤバそうな趣きですが，実は何と，<u>健康な不整脈</u>なのです。「健康人の心拍数は一定ではない。」[PVT, p.69]とポージェスもいいます。「ゆらぎ」（oscillations）こそが健康の証しなのです！

　健康者ほど振幅が大きく，年少者ほど振幅が大きいとすれば，健康度と年齢のどちらがより決定的な要因でしょうか？　これは微妙な問題で，いろいろ論争があったようですが，少なくとも年齢だけで決まるものではなさそうです：健康で活動的な成人は，35歳以上になってもRSAの振幅は維持されますし[Hirsch & Bishop 1981]，健康でない胎児・乳幼児が，RSAの振幅がきわめて小さく，致死的な危険をすらはらむのです。若さだけでなく，むしろそれ以上に健康度の，身体的・精神的な健康度の，RSAは好適な指標とみなさなければなりません[Eckberg 1980；Grossman 1983]。

　だから特に新生児では，十分な妊娠期間をへて生まれた健康な子どもほど，「迷走神経緊張」（vagal tone）が強くてRSAの振幅が大きく，未熟な子どもほど，「迷走神経緊張」が弱くてRSAの振幅が小さい[*4]，という一貫した傾向を認めたポージェスは，RSAを「迷走神経緊張」による心臓の健康状態やレジリエンス，あるいは逆にストレス反応やストレス脆弱性の度合の非常に有力な指標となるのではないかと提起したのでした[*5][PVT, pp.68-74]。例えば，ポジティブな感情や環境・他者との関わりを経験している子どもは，RSAの振幅が増加し，ネガティブな感情や運動の際にはRSAの振幅は減少します

[Bazhenova & Porges 1997, p.471]。そして何らかの負荷がかかった時も，心拍数の増加にRSAの振幅の増加が共起するのが，自己調整（self-regulation）の証しです［Sahar, Shalev & Porges 1997, p.641］。

　ストレスは，外的な出来事（ストレッサー）自体にでなく，それに反応する身体内部の生理学的状態によって定義されるべきものであり[*6]，具体的には身体の（動的な）ホメオスタシスの不全として現われるものを，「迷走神経緊張」の低下，そしてRSAの振幅の低下としてモニターできるのではないか，というのがポージェスの主張です［PVT, pp.66-8］。そしてこうしたRSAをこそまさに，S（刺戟）－O（有機体）－R（反応）図式における媒介変数（O）として用いることができるのではないかと［PoG, p.41］。

　今や媒介変数（O）は，自律神経系にとどまることなく，さらにその中の迷走神経（副交感神経），それもRSAを示すような迷走神経（副交感神経）——それはそれで特殊な迷走神経（副交感神経），つまりポリヴェーガル理論でやがて「腹側迷走神経」と命名されることになる迷走神経（副交感神経）なのです——にみるところまで研究は深まり，従来の交感神経ベースでストレス反応を中心に進んできた自律神経研究の世界に，副交感神経ベースで健康の条件を明確化する自律神経理論を投じる足がかりが固められたことになります。

　ここにポージェス20年以上にわたる研究がひとまず結実し，研究者として順風満帆の将来が明るく輝いて見通せた瞬間でした。時は1992年9月。ポリヴェーガル理論誕生の2年前のことです。

7　迷走神経パラドックス

　ところが，ここでポージェスは1つ大きな難問にぶち当たることになります。きっかけは，ある新生児医学者の好意的な手紙に付された1つの問いかけでした［PVT, p.5 ; PoG, pp.59-60］。「迷走神経緊張」は心臓に対して，「呼吸性洞性不整脈」（RSA）という健康な影響を及ぼすというのは大変興味深いけれども，「徐脈」（bradycardia）――迷走神経性徐脈――という危険な影響も及ぼす（長引けば脳を酸素欠乏に追い込んで，死をも招きかねない）事実はどう考えたらいいのかという疑問です。

　RSAと徐脈。どちらも同じく「迷走神経緊張」によって生じるのに，一方のRSA（の高振幅）は心身にとって健康で保護的，他方の徐脈はむしろ危険で致死的，と正反対の働きを示します。なぜ相反する2つの現象が同じ条件から起こるのか？ "どんなによいことも，度を過ぎれば害になる" ということなのでしょうか？　つまり，迷走神経緊張も適度ならRSAになり，過度になると徐脈になるということなのでしょうか？　ところが徐脈は，RSAの過剰においてでなく，まさにその消失において生じるのでした［PVT, pp.5-6, 26, 53］。どう考えればいいのでしょうか？　このジレンマをポージェスは「迷走神経パラドックス」（vagal paradox）と自ら命名し［PVT, pp.4-6, 26, 54］，その解決の努力のなかから，交感神経／副交感神経の二元的対抗関係を超える，新たな独自の自律神経理論を打ち立てることになるのです。いうまでもなく，それこそがポリヴェーガル理論でした。

第**2**章

■■■■■■■■■■■■■■■■■■■■■■■■■■■■■■■■■■■■■■

2種類の迷走神経

〜「ポリヴェーガル」の発見〜

1　2種類の迷走神経の発見

　ポージェスに思わぬ難題を突き付けた「迷走神経パラドック
ス」を解決する鍵になったのは，何と，脊椎動物の自律神経系
の系統発生的な進化に関する，比較神経解剖学的・比較神経生
理学的な研究だったのです。

　ただしこれは，むろん神経解剖学者ではない彼自身が直接に
解剖のメスを振るったりして行なった研究ではなく，比較神経
解剖学・神経生理学分野の膨大な先行文献についてのサーヴェ
イ研究です。1992年の秋から94年の秋までの丸2年間，ポー
ジェスはNIH（国立保健研究所）の図書館や国立医学図書館
にこもって，脊椎動物の自律神経系に関する数百にのぼる文献
を渉猟し［PVT, p.6］，系統発生的にも解剖学的・生理学的にも
全く異なる，2種類の迷走神経の存在を見いだすに至ったので
した──多重迷走神経理論の誕生です。

　それをはじめて世に問うたのは，1994年10月8日，この年
に会長のポスト（任期1年）にあった「精神生理学会」（The
Society for Psychophysiological Research）の第34回大会（同
年10月5〜9日：アトランタ）［*Psychophysiology*, vol.32, no.4,

p.522] での会長講演（president address）においてだった，と
ポージェスは自ら語っています［PVT, p 6；Porges 1995, p.301；
PoG, p. ix］。これがあのポリヴェーガル理論の誕生日なのです。
メデタシ，メデタシ‼

　ただそうだとすると，「ポリヴェーガル理論」を支えるその
神経解剖学的な中核部分は，ポージェス自身が自ら発見したも
のというよりは，神経解剖学・神経生理学の先人研究者たちの
数々の発見に基づく，文献研究の結果練り上げられた「より思
索的な」（more speculative）［PVT, p.29］ものだったことは，覚
えておいてもいいかもしれません。

　とはいえ，自律神経系の精神生理学的研究の分野に，系統発
生的な進化の観点を持ち込み，脊椎動物の進化の観点から人間
の情動や社会的行動を説明する理論を構築したところに「ポリ
ヴェーガル理論」の新しい境地があり，そのことをポージェス
自身も何度も自負しています。ただしその先達として，言わず
と知れた進化論のチャールズ・ダーウィン，脳の構造とその病
理を“進化と解体”で説明した19世紀末の先駆的脳科学者ヒ
ューリングス・ジャクソン，大脳の進化による“三位一体の
脳”で知られる20世紀の脳科学者ポール・マクリーンの3人
の名を，ポージェスは挙げています［PVT, p.166］。

2　迷走神経の解剖学

　この研究の結果見い出された2種類の迷走神経は，はじめ
1994年当初の段階では，「植物的な迷走神経」（vegetative va-
gus）・「機敏な迷走神経」（smart vagus）と呼び分けられてい
ました［PVT, pp.41, 136］。これがほどなく「背側迷走神経」
（dorsal vagus）・「腹側迷走神経」（ventral vagus）と呼び変え

られていくことになります。

　さてここからの説明は，ポリヴェーガル理論の最も悪名高き，神経解剖学の専門用語オンパレード地帯に足を踏み入れることになりますので，くれぐれも打ちのめされぬよう，ちょっとずつゆっくり歩を進めて行きましょう。

　まずいきなりですが，「背側」「腹側」というこの言葉。そう言われると，てっきり"背中側を走ってる"迷走神経，"お腹側を走ってる"迷走神経，なんて思い込んでしまいそうですが，それは早とちりですからねー。私が前著を出した2-3年前の頃まではまだ，そんな御説を教え広める方も少なくなかったのですが，その後やっとこの誤解は解けてきたところです。ふー。

　だったら真意は何かというと，この2つの迷走神経の神経線維が出てくる神経核が，脳の延髄という部位の，背中側にあるか，お腹側にあるか，ということなんです。

　では延髄とは何か。図表2-1を見て下さい。左側に無気味なエイリアン？，オタマジャクシにスネ毛が生えたようなのがいますが，これが私たちの中枢神経デス。スネ毛みたいなのは本当はスネ毛じゃなくて（当たり前か），これが末梢神経で，ここから四肢体幹の隅々まで広がっていくのを根元でカットしてあるのです。そしてオタマジャクシの頭の部分が「脳」，オタマジャクシの胴体の部分が「脊髄」になります。「脊髄」から出る左右31対のスネ毛（末梢神経）が脊髄神経，「脳」（の特に「中脳」「橋」「延髄」）からも実はスネ毛が左右12対も出てるんですが，主に顔面に行くので図には描いてなくて，これを「脳神経」といいます。「脳」だって神経なのに，「脳」と「脳神経」はちがうのか？　またこんがらがってきそうですよね。あー，解剖学はだからウザッテー。でもそうんです。

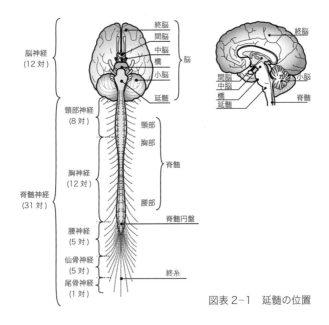

脳神経
(12対)

終脳
間脳
中脳
橋
小脳
延髄

脳

頸部神経
(8対)

頸部
胸部

脊髄神経
(31対)

胸神経
(12対)

脊髄

腰部

腰神経
(5対)

脊髄円盤

仙骨神経
(5対)

尾骨神経
(1対)

終糸

終脳

間脳
中脳
橋
延髄

小脳

脊髄

図表2-1　延髄の位置

「脳」と「脳神経」はちがうのです。「脳」は中枢神経で，「脳神経」は末梢神経。中枢神経と末梢神経は臨床的にもいろいろ特徴も病態も対処も違ってくるので，きちんと分けておかないといけないんです。ごめんね。

　そして実は，何を隠そう，われらが迷走神経は，何とこの脳神経の1つ，12対ある脳神経の10番目をなしているのです。しかも迷走神経だけは脳神経で唯一，スネ毛が顔面にとどまらず，体幹部にまで広がり，あんまりあちこちウジャウジャ彷徨って迷走するから，う～ん，どうにも解明しきれない！って白旗上げるみたいに「迷走」なんて名前が付いたのが古代ローマ時代。脳神経のなかで最も分布範囲が広く，最も走行距離が長いのが迷走神経です。その分布のさまは，図表2-2のとおり。

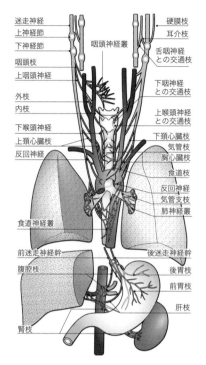

図表２-２　迷走神経の走行路
http://www.anatomy.med.keio.ac.jp/funatoka/
anatomy/cranial/cn10.html をもとに作成

スネ毛どころか，むしろお爺ちゃんの長～い顎ヒゲといった風情ですねぇ。そんな迷走神経（という脳神経＝末梢神経）の出所となる神経核の在処が，「脳」という中枢神経のなかの，延髄という部位なのです。

　先の図表２-１をみると，「脳」と一口に言っても，実はいろんな名前の部分が積み重なっているのがわかりますよね。延髄はその中でも一番下にある。中脳・橋・延髄を合わせてふつう「脳幹」と言いますが［前田1994, p.54］，その脳幹の中でも一番下。

一番原始的な部分です。でも原始的っていうと，すぐまた一番ダメな劣ってる部分みたいに見下されやすいんですが，これまた大まちがいで，「原始的」って他のジャンルでもそうだけど，実は一番大事な部分ではないかな。「脳」でも同様で，一番大事な，一番生命の根幹に関わる作業を担ってる部分が延髄なのです。

　わたし子どもの頃，アントニオ猪木の"延髄斬り"っていう必殺技が流行ってて，すっかり虜になって学校で真似してたら，先生にこっぴどく叱られ……（まあそれはいつものことでしたが……通信簿の「所見」欄なんかロクなこと書いてない！　あはは），いま思えばそれも無理もない。延髄の大事さ，危険さを猪木は知りぬいていても（だからあんなネーミングなんですよね），無知な悪ガキにはその重みは微塵もわかりません。相手の後頭部めがけて右足で美しいキックを繰り出すこの技，リング上では，実は猪木が足の甲でほんのちょこっとだけ相手の後頭部に触れるだけ。あとは相手が迫真の演技で豪快にぶっ倒れるのを，ウブな悪ガキは演技だなんて思いもよりませんでした。延髄はマジで痛めたら，ホントにあの世行きですからね。そのくらい大事な部位なんです。

　脳の一番下にある延髄の位置は，だいたい私たちの鼻の下，口との間ぐらいの高さで，それをそのままずっと後ろ側に回していった辺りになります。この高さで，水平にズバッと一思いに私たちの頭をスライスすると，脳の中から右図（図表2-3）のような姿が現われますよ。本当はもっともっと小さいんですがね。こんなミクロな世界の中に，こんなにいっぱい難しい漢字の名前の付いたパーツたちが犇き合ってるなんて，改めて驚きじゃないですか⁉　これらはどれもこれも，私たちの生命維

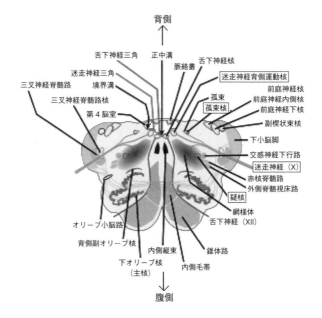

図表2-3　延髄の諸核
（Wikipedia「延髄」に一部加筆修正）

持に不可欠な面々です。ひたすら感謝感謝。そして何より，ま
さにこのなかに，わが迷走神経の神経核もあるのですよー！
￣￣で囲った3つがそれです。迷走神経背側運動核，孤束核，
疑核ですね。

　このうち孤束核は，身体から情報が戻ってくる神経線維（<u>感
覚神経，求心性神経</u>）を受け入れ，後でまた見るけど，これは
これでとても重要な神経核です。なぜなら，どんな情報が戻っ
てくるかというと，私たちの身体のすべての内臓感覚（と味
覚）の情報だからです。言ってみれば「自己」というものを感
じる，一番根源的な感覚情報の集積所なんですね。残る2つの

迷走神経背側核と疑核は，身体に情報を伝える神経線維（<u>運動神経，遠心性神経</u>）を送り出し，ポージェスが２つの迷走神経（核）を見い出したというのは，この２つのことなのでした。

つまり「植物的な迷走神経」は延髄の背中側にある「迷走神経背側（運動）核」（dorsal motor nucleus of the vagus：DMNX）に起始する迷走神経，「機敏な迷走神経」は延髄のもっとお腹側にある「疑核[*1]」（nucleus ambiguus：NA）に起始する迷走神経ということです［PVT, p.136］（このため疑核を「迷走神経腹側運動核」［吉田 1994, p.365］と呼ぶ論者もあります）。「植物的な迷走神経」は延髄の背中側から出るから「<u>背側迷走神経</u>」，「機敏な迷走神経」は延髄のお腹側から出るから「<u>腹側迷走神経</u>」と呼ばれるようになっていったんですね。どうです？　ちっとも難しい話じゃないでしょう？

3　背側迷走神経と腹側迷走神経

さてそうすると，この２つの迷走神経，どんなちがいがあるのでしょうか。これぞ皆さんお待ち兼ねの，いちばん大事なお話。ゆっくり丁寧にいきましょうね。

２つの迷走神経の存在を，ポージェスは脊椎動物の自律神経系の進化に関する研究から確認したと前章末に書きましたが，実際にこの２つは，進化上の新しさ・古さにまずちがいがあります──つまり，植物的な迷走神経＝<u>背側迷走神経</u>（＋迷走神経背側運動核）の方が進化の古い段階（脊椎動物の出現期）からあり，機敏な迷走神経＝腹側迷走神経（＋疑核）は進化の新しい段階（哺乳類の出現期）になってはじめて登場したものなのです。いいかえれば脊椎動物は，爬虫類あたりまでは，植物的な迷走神経＝<u>背側</u>迷走神経（＋迷走神経背側運動核）の１本

で足りていたのに，哺乳類からはさらにもう1本，機敏な迷走神経＝腹側迷走神経（＋疑核）を追加せずにはいられなくなったことになります[2]。

だからポージェスも言いました。「哺乳類でだけ迷走神経は2つの異なる遠心路を含む」[PVT. pp.202-3]。ゆえに「哺乳類はポリヴェーガルである」[PVT. p.27]と。裏を返せば，爬虫類まではモノヴェーガルである，ということになるかな？　じゃあ爬虫類の最進化型たる鳥類は？　そんなツッコミを入れたくなる方々も当然あるでしょう。だけど残念ながら，ポージェスは鳥類についていっさい言及をしておりませんのです。

話を戻しますが，2つの迷走神経の性質のちがいは，こうした経緯から考えていくと，少し見えやすくなってくるのではないかと思います。古い植物的な背側迷走神経は，多くはまだその神経線維も細く，"裸電線" みたいに無髄で絶縁されていないので，伝導速度も遅いのに対して［PVT. p.29；Porges 2007, p.131］，新しい機敏な腹側迷走神経は，多くは神経線維も太く，有髄でしっかり被覆されるので，伝導速度も速いのです（このため前者を「無髄迷走神経」，後者を「有髄迷走神経」と呼ぶこともあります）。私はこれをよく，地上をのんびり走って1駅ずつ停車する在来線の鈍行列車と，高架でグングン途中駅を飛ばして走る新幹線の超特急に対比しています。

するとこれに見合うように，活動に必要なエネルギー（酸素代謝要求）も，前者では低く，酸素低依存的（酸素の摂取も消費も少なくてすむ）なのに対し，後者では高く，酸素高依存的（酸素の摂取も消費も多くを必要とする）となります。なぜ哺乳類になってそうなったかといえば，大脳と心臓が超ウルトラスーパーになり，それだけ多くの酸素エネルギーを必要とする

ようになったからなんですね。

　もし哺乳類で迷走神経が前者だけになったら，とてもじゃないけど酸素が足りなくなって，死の危険すら生じかねない……そう，ポージェスを悩ませたあの「ヴェーガル・パラドックス」の徐脈の危機とは，まさにこの状態なのですね。反対に後者がしっかり働いていれば，そんな危機に陥ることなく，むしろもっと健康に生きることができ，それがRSAとしてあらわれる。迷走神経が一方で徐脈により死の危険もあるというのは，古い植物的な背側迷走神経だけしか働いていない状態，迷走神経が他方で健康の条件になりうるというのは，新しい機敏な腹側迷走神経がしっかり働いている状態と考えれば，ぴったりと辻褄が合うことに，今や皆さんも，深く納得して下さるのではないでしょうか。先の例えでいえば，これはちょうど，東海道新幹線が完全不通になって，東京から大阪に行く乗客の分をすべて東海道本線（と中央本線？）の鈍行列車で賄おうとしたらどういうことになるか⁉　というのとよく似たパニック状況でしょう（飛行機はとりあえずないものとしてのお話ですよ）。

　２つの新旧迷走神経のちがいは，その行き先つまり支配領域にもみられます。古い植物的な背側迷走神経は，迷走神経背側運動核を出ると，最終的に心臓や気管支に行くほか，横隔膜より下の（subdiaphragmatic）たくさんの器官に行きます。つまり，ふつう私たちが"内臓"と呼んでいる一番なじみの器官は，概ね，古い植物的な背側迷走神経の支配下にあるのです（ただし骨盤内臓器，つまり大腸の後半と泌尿器・生殖器はその限りでなく，骨盤神経という仙骨から出る別の副交感神経の支配になります）。これに対し新しい機敏な腹側迷走神経は，疑核を出ると，こちらも最終的に心臓や気管支，さらには肺や

胸腺にも行くほか，主に咽喉部を中心として，こちらはすべて
基本的に横隔膜より上の（supradiaphragmatic）器官に行きま
す［PVT, pp.28, 35；Porges 2007, p.131］。

　私たちの身体の最も古い器官は腸だとは，よく耳にすること
かと思いますが，それは広い意味での腸です。広い意味でのと
いうのは，口から肛門までをつなぐ１本のズンドウの長い管，
腸管のことであり，この腸管がその後の進化の中で必要に応じ
ていろんな部分が縊れたり，膨らんだりして，さまざまな器官
が分化していったその跡に残った部分が，いま私たちがふつう
言ってる（狭い意味での）腸だからです。古い植物的な背側迷
走神経は，この腸管とその古い進化の部分に主に関わっており，
新しい機敏な腹側迷走神経は，その腸管の進化の最も新しい部
分に関わっているともいえるでしょう。なぜなら，後者が支配
する咽喉部とは，このあと第３章でみるように，腸管の最も口
に近い先端部の進化型だった（水生動物の）鰓の，さらにその
（陸生動物での）進化型にほかならないからです*3。

　そしてもう１つ，決して見落としてはならない重要なちがい
として，疑核からの新しい機敏な腹側迷走神経は呼吸のリズム
と同期する（つまり第１章でみたRSAの源になる）のに対し，
迷走神経背側運動核からの古い植物的な背側迷走神経は呼吸の
リズムと同期しないという，注目すべき相違も存在するのです
［PVT, pp.33, 35, 42, 49］。これメッチャ大事ですよー。おかげで，
疑核とそこから出る新しい機敏な腹側迷走神経に媒介されるこ
とで，心臓の拍動は呼吸のリズムと同期し，その結果あの呼吸
性洞性不整脈（RSA）も生じるのですから。とすると疑核は，
迷走神経背側運動核とともに心臓（の拍動リズム）を支配する
循環系の拠点であるだけでなく，迷走神経背側運動核とはちが

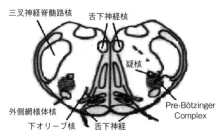

三叉神経脊髄路核　　舌下神経核

疑核

外側網様体核

Pre-Bötzinger
Complex

下オリーブ核　　舌下神経

図表2-4　疑核と呼吸中枢
（横断面）
[Smith et als. 1991, p. 727] より作成

　って，それ自体が呼吸中枢の一環として呼吸リズムを支配する
<u>呼吸系の拠点</u>でもあるのです。
　図表2-4は，図表2-3とほぼ同じものを違う切り口で示し
たものですが，疑核の位置のすぐお近くに，「Pre-Bötzinger
Complex」と書かれた部位があるのがわかりますよね。ドイツ
語が混ざったままで疎ましいですが，「プレ・ベッツィンガ
ー・コンプレックス」と読みます。呼吸中枢ネットワークの中
心をなし，自発的な呼吸リズムを生成して呼吸パターンの雛型
を形成する"天然の呼吸ペースメーカー"のような働きをして
いることが明らかにされてきた注目の部位です [Smith et als.
1991 ; Ganong 2003=2004, p.687]。もちろん疑核自身も，呼吸中枢ネ
ットワークの一員として，この部位と密に関係しています。
　さて，ではでは最後に以上の2つの迷走神経の対比を一覧に
したものを，図表2-5に掲げておきましょう。

図表2-5 2つの迷走神経

	植物的な迷走神経 （vegetative vagus）	機敏な迷走神経 （smart vagus）
系統発生	系統発生的に古い 爬虫類まではこちらのみ （爬虫類までのほぼすべての脊椎動物がもつ）	系統発生的に新しい 哺乳類からさらに追加 （哺乳類以降の脊椎動物がもつ）
起始部	延髄の迷走神経背側運動核に起始 （dorsal motor nucleus of the vagus: DMNX）	延髄（腹外側）の疑核に起始 （nucleus ambiguus: NA） 発生過程で背側運動核から移動して形成
投射器官	主に横隔膜より下位の器官の平滑筋・ 心筋・腺に投射 （主に消化器官）	主に横隔膜より上位の器官の横紋筋に投射 （喉頭，咽頭，軟口蓋，食道上部1/3） ＋（気管支，心臓）
神経線維	無髄神経（ミエリン鞘なし） C線維（伝導速度遅い：1-3m/s）	有髄神経（ミエリン鞘あり） B線維（伝導速度速い：3-15m/s）
	一般内臓性遠心性線維（general visceral efferents） （主に消化器官へ） （ただし，心臓枝もあり）	〈疑核の背側より〉特殊内臓性遠心性線維（special visceral efferents） ・舌咽神経（Ⅸ）・副神経（Ⅺ）も同時に出力 ・三叉神経（Ⅴ）・顔面神経（Ⅶ）と連絡 〈疑核の腹側より〉一般内臓性遠心性線維（general visceral efferents） （NA$_{EX}$）（心臓（洞房結節）・気管支へ）
酸素代謝要求	低い（静的）　酸素低依存的	高い（動的）　酸素高依存的 （とくに大脳・心筋）
心臓機能	心臓では徐脈を発生 （bradycardia） 呼吸との同期なし 心臓への vagal brake のレベル低い （一時的に高い）	心臓では呼吸性洞性不整脈を発生 （respiratory sinus arrhythmia: RSA） 呼吸との同期（心肺機能の結合） 心臓への vagal brake のレベル高い （一時的に低い）
作用特性	受動的・反射的・無意識的	能動的・随意的・意識的
器官機能	消化，栄養摂取（腺からの分泌作用）	摂食（嚥下），呼吸，発声
行動機能	定位反射（orienting reflex） 凍りつき・シャットダウンなど（不動化）	注意反応（attention response） 運動（motion）・情動（emotion）・コミュニケーション（communication）
複合体	迷走神経背側運動核が，延髄の孤束核とともに 「背側迷走（神経）複合体」（dorsal vagal complex: DVC）を形成	疑核が，三叉神経運動核・顔面神経核とともに 「腹側迷走（神経）複合体」（ventral vagal complex: VVC）を形成

第**3**章
背側迷走神経複合体と腹側迷走神経複合体

1　迷走神経複合体ということ

　さてポージェスは，この2種類の迷走神経の相違の意味を，さらに掘り下げてゆきます。それぞれの迷走神経は単にそれ単独で働くのでなく，それぞれが独立の回路において，それぞれ異なる「複合体」をつくっていることに着目するのです［PVT, p.28］。

　ポージェスによれば，古い植物的な背側迷走神経は，「迷走神経背側運動核」を中心に，同じ迷走神経内の「孤束核」（さらに後には「最後野」［PVT, pp.172, 175］）とともに「背側迷走神経複合体」（dorsal vagal complex：DVC）を形成します。他方，新しい機敏な腹側迷走神経は，「疑核」を中心に，迷走神経以外の脳神経（あの脳から出るスネ毛です！）の神経核（「三叉神経運動核」，「顔面神経核」）とともに，「腹側迷走神経複合体」（ventral vagal complex：VVC）を形成します［PVT, pp.39, 48］。これがわが国で"背側迷走""腹側迷走"と略称され，たちまちポリヴェーガルのトレードマークのようになったものですね。

　でも注意して下さい。"背側迷走"・"腹側迷走"とは，「背側

迷走神経複合体」・「腹側迷走神経複合体」のことであり，背側迷走神経・腹側迷走神経のことではありません。日本語で省略語をつくるとき，えてして語句の頭だけを切り取って充てる慣習も災いしているでしょうが（英語では上記の DVC や VVC のように，そうなりません），しかしこれらは繁く混同されています。ところが，背側迷走神経と背側迷走神経複合体，そしてとくに腹側迷走神経と腹側迷走神経複合体を混同すると，おかしな理解が生じてしまいます。なぜなら腹側迷走神経複合体は，（腹側）迷走神経以外の脳神経との緊密な複合体であり，それら（腹側）迷走神経以外の脳神経の働きとの精妙な協働連関だからです。そしてこの単なる腹側迷走神経にとどまらぬ腹側迷走神経複合体，これこそが本章でこれからみていくように，ポリヴェーガル理論の真髄をなすものなのです。

甚だ残念なことに，これまで多くのポリヴェーガル理論の「紹介」が，この混同のまま，この混同の上になされ，そのため少しでも神経解剖学の基礎を知る向きからは，しばしばポリヴェーガル理論は，ほとんどカルト宗教まがいの非科学であるかのような不信のまなざしに晒される憂き目に遭ってきました。その誤解を糺すのに，幸い私の前著がいくらかお役に立てたかとは思いますが（出版直後，私のもとには，待ってましたとばかりにこの種の質問や確認が堰を切ったように殺到し，幸いお答えしたどなたからも，疑念が氷解したとのお返事を頂くことができました），まだ払拭したとは言いきれません。

そこで，そうした苦い事情も背景にふまえながら，この章（と次章）では，単なる背側迷走神経にとどまらぬ「背側迷走神経複合体」，そして単なる腹側迷走神経にとどまらぬ「腹側迷走神経複合体」のもつ意味を考えます。ポリヴェーガルの真

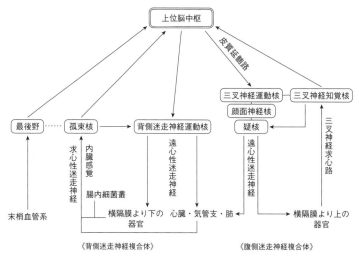

図表3-1　背側迷走神経複合体と腹側迷走神経複合体の位置取り

髄の比較解剖学的根拠となる部分ですから，しっかりと理解して頂きたいと思います。そして理解できるはずと思います。そのために，予め見取図を図表3-1に示しておきますね。

2　背側迷走神経複合体

　では，まずは「背側迷走神経複合体」（dorsal vagal complex：DVC）から行きましょう。これは，延髄の迷走神経背側運動核（dorsal motor nucleus：DMNX）が，やはり延髄で密接な関係をもつ孤束核（nucleus tractus solitarius：NTS）とともに形成する複合体です［PVT, pp.39, 48］。迷走神経背側運動核（DMNX）は各種"内臓"に行く運動神経（遠心性神経）の出力核，孤束核（NTS）は各種"内臓"から戻ってくる感覚神経（求心性神経）の入力核です。さらに1998年からは，

感覚成分に，神経でなく血液を通して体内の化学情報を豊富に受容する最後野（area postrema：AP）*1 も付け加えられるようになりますが [PVT, pp. 172, 175]， もともとこの「背側運動核」「孤束核」「最後野」の3つをあわせて「背側迷走神経複合体」

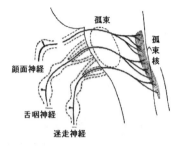

図表 3-2　孤束核への入力
[Williams 1995, p. 1021] を一部改変

（dorsal vagal complex）とする呼称は，すでにポリヴェーガル理論以前から（1980年前後以降），さまざまの神経科学者により［Kalia & Sullivan 1982；Palkovits 1985；Lewis et als. 2002など］しばしば用いられてきたものでした。

　背側迷走神経複合体への入力核である孤束核（NTS）はどんな場所かというと，図表3-2のとおり，顔面神経，舌咽神経，迷走神経などから味覚の求心性神経線維が集まり，加えて求心性迷走神経からほぼすべての内臓感覚の情報が戻ってくる体内で最初の総合中継センターをなす重要な部位です（ただし内臓痛覚は，交感神経系の大・小内臓神経で伝達されます [Wilson-Pauwels et als. 1988=1993, p.125]）。大部分が無髄で（食道由来のものが有髄のB線維なのを除けば，消化管由来の神経線維はすべて無髄のC線維 [野坂 1991, p. 715]），90％以上が意識にのぼりません（B線維とかC線維とかいうのは，神経線維の太さのグレードです。図表3-3を参照して下さいね）。実はこの求心路（感覚線維）が，副交感神経線維の80％を占める迷走神経の，さらにその80％を占めています [PVT, pp.81-2]。つまり迷走神経は，8割が孤束核に戻る求心性神経（感覚神経）線維，

		直　径	伝導速度	機　　能
有髄	A α	15μ	100m/s	骨格筋（α）運動線維，筋紡錘（Ⅰa群）求心線維
	A β	8μ	50m/s	皮膚の触覚，圧覚（Ⅱ群）
	A γ	5μ	20m/s	筋紡錘（γ）運動線維
	A δ	3μ	15m/s	皮膚の温冷覚・痛覚（Ⅲ群）
	B	3μ	7m/s	交感神経節前線維
無髄	C	0.5μ	1m/s	皮膚の痛覚（Ⅳ群），交感神経節後線維

図表3-3　有髄神経・無髄神経の分類 [Erlanger and Gasser 1937] より作成

残る2割が遠心性神経（運動神経）線維です。とすると背側迷走神経複合体において，孤束核に戻ってくる求心性迷走神経の方が重要とすら言えるかもしれません。

　この分厚い求心路から感覚情報を受け取った孤束核は，そこから主に3つの方向へ神経線維を出します：迷走神経背側運動核から末梢へのフィードバック<u>下行路</u>，延髄網様体に直射する<u>水平路</u>，前脳（＝間脳＋大脳）へのボトムアップ<u>上行路</u>です [PVT, p.223]。

　1つ目は迷走神経背側運動核から末梢へのフィードバック<u>下行路</u>。孤束核に集められた内臓感覚の情報は，ただちに同じ延髄の迷走神経背側運動核（DMNX）に直接送られ，背側運動核は即座にこれに反応して運動反射をおこし，横隔膜より下の（骨盤内臓器を除く）広い範囲の内臓（主に消化管）にフィードバックの指令を下送するという関係になっています。血圧や呼吸の反射的な制御にも，隣接する延髄網様体の腹外側野のニューロンとも協同して，この複合体が重要な役割を果たしています [Porges 2003, p.509]。実に，迷走神経背側運動核と孤束核のコンビで，そして他の脳幹諸核との相互接続によって，私たちの知らない非意識のうちに（つまり意識でなく無意識ですらも

なく），たった今この瞬間も，私たちの身体のホメオスタシスのかなりの部分が黙々と維持されているのですよね。のみならず，免疫系の制御や腸内細菌とのコミュニケーションにすら，不可欠の役割を果たしていることが判明してきています［Watkins et als. 1995；Tracey 2002；Forsythe et als.2014；Mayer 2016=2018］。このコンビ，それゆえ背側迷走神経複合体は，いわば自然治癒力の屋台骨なんです。

　なおここで「非意識」（nonconscious）とは，どんな条件下でも原理的に意識にのぼる可能性の全くないものをいい，条件によっては意識にのぼる可能性がある「無意識」（unconscious）と異なるものを指しています［Edelman 1992=1995, p.173；Damasio 1994；Northoff 2016］。

　2つ目は延髄網様体への直射水平路。網様体とは，系統発生的に（神経核よりも）古い構造で，無数の神経細胞が，互いに寄り集まって神経核をつくる以前に，互いに神経線維を出し合い，複雑にシナプスしあって網状ネットワークをつくり，そのなかにかえって神経細胞の方が埋め込まれたようになったものです。これが延髄だけでなく橋，中脳までずっと縦列状に続き，とくに橋・延髄でよく発達して［前田 1994, p.56］，生存上不可欠のさまざまな機能を担っているのですよ。

　延髄網様体に水平的に入った内臓感覚情報は，一方では，1つ目の末梢へのフィードバック下行路に寄与し，たとえば上記のように血圧や呼吸の反射的な制御に関与します。他方では，3つ目の上位中枢へのボトムアップ上行路にも寄与し，網様体の多シナプス性ネットワークのなかで，視覚・聴覚・皮膚感覚など他の感覚モーダルと融合すると，各感覚の特殊性が失われ，非特殊性感覚情報となって上位中枢に伝えられ，大脳での覚醒

や注意を下から賦活する引き金となります：これがいわゆる上行性脳幹網様体賦活系（ascending reticular activating system：ARAS）ですね。

　ここからは，橋の青斑核→ノルアドレナリン系（抗不安薬の標的），中脳の腹側被蓋野→ドーパミン系（抗精神病薬の標的），中脳〜延髄の縫線核→セロトニン系（抗うつ薬の標的），中脳と橋の被蓋野→アセチルコリン系が，いずれも大脳の広汎な領野に投射され，それぞれの仕方で大脳の覚醒度を調節します。いわば意識の内容というより意識レベルの源です（大脳皮質を損傷しても意識を喪失しませんが，中脳橋網様体を少しでも損傷すると消失します［Fischer et als. 2016］）。そしてこのいずれにも孤束核は密に投射するのです。いいかえれば，それ自体は非意識でありながら，上位中枢で「意識」プロセスを成立させるのに必要な（しかし十分ではない）可能要因［Koch 2004=2006, pp.168-9］となっているのが，孤束核なのです。

　3つ目は前脳へのボトムアップ上行路。「前脳」とは終脳（ヒトでいう大脳）と間脳（視床・視床下部など）を合わせたものですが，内臓感覚を上送する孤束核は，この前脳，つまり視床，視床下部から大脳辺縁系，大脳皮質にまで至る上位の中枢をがっちり下から支える部位でもあるのです。とくに視床下部，扁桃体，分界条床核その他の前脳部位には，直接に投射すらし［Ricard & Koh 1978；Nosaka 1984；野坂 1991, p.716］，ポージェス自身もあげるところでは（難しそうな名前が続くけど，ここはどうか堪えて下さいませ），主に橋の傍小脳脚核（または結合腕傍核 parabracial nucleus：PBN）や青斑核，中脳水道周囲灰白質（PAG）を通して，視床下部，扁桃体，そして視床の諸核をへて島皮質，そして前帯状回，眼窩前頭皮質や前頭前皮質，

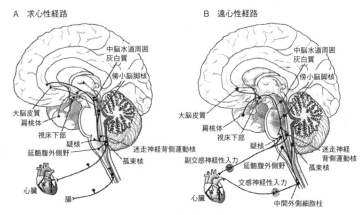

A　求心性経路

中脳水道周囲灰白質
傍小脳脚核
大脳皮質
扁桃体
視床下部
延髄腹外側野
疑核
迷走神経背側運動核
孤束核
心臓
腸

B　遠心性経路

中脳水道周囲灰白質
傍小脳脚核
大脳皮質
扁桃体
視床下部
疑核
延髄腹外側野
迷走神経背側運動核
孤束核
副交感神経性入力
交感神経性入力
中間外側細胞柱
心臓

図表 3-4　中枢自律神経経路
［Kandel 2013=2014, p. 1048］より転載
点線は，傍小脳脚核からのニューロンを示す

また1次体性感覚野の3a野（固有感覚野）など，前脳のあらゆるレベルに直接つながっていきます［PVT, pp.192, 205-6, 220, 223, 271；Porges 2003, p.509］。孤束核は同時にそれらから逆に制御も受け，こうして皮質中枢までを巻き込む「中枢自律神経制御領域」［Benaroch 2004］ないし「中枢自律神経経路」［Kandel 2013=2014, p.1048］の広大なニューラル・ネットワークの礎石として作動しているのです（図表3-4参照）。これらはいわば情動として体験される意識の内容の源であり，この点でも孤束核は，それ自身は非意識的な，「意識」の可能要因なのです。

　すると，腸からの内臓感覚情報を一手に集約する孤束核は，それを大脳の最高次にまで伝え，またそこから制御されることになります。迷走神経は，足並みを揃えてともに進化してきた"頭の脳"（第1の脳）と"腸の脳"（第2の脳）を双方向的に

（というか8割が求心性神経なのだから，大幅にボトムアップ的に）結合する大幹線路だということになります [Gershon 1998=2000, p.18；Levine 2010=2016, pp.144-5, 354；Mayer 2016=2018, p.18]。これがいわゆる脳腸相関（brain-gut axis）ですね。

　しかもその連絡は超高速で，近年，腸上皮細胞の中に見つかった"neuropad細胞"は，求心性迷走神経の端末とシナプス結合する腸管内分泌細胞ですが，腸管内の情報をミリ秒単位で脳幹へ伝達するようです [Kaelberer et als. 2018]；また腸管由来の求心性迷走神経を，光遺伝学という最新の手法で選択的に刺激すると，橋の外側傍小脳脚核から中脳を経て線条体に至る脳内報酬系（ドーパミン系）により，報酬行動が一気に活性化されるとのことです [Han et als.2018]。

　そうしてこのボトムアップの大幹線路を通して，孤束核の内臓感覚は，傍小脳脚核で体性感覚と統合され，次いで視床‐新皮質回路，あるいは島皮質・前帯状回のレベルで一瞬一瞬の「自己感」（sense of self）として意識され，さらに眼窩前頭皮質・内側前頭前皮質のレベルで持続的な「自己意識」（self consciousness）として意識され，そのようにして私たちの「自己」についての意識の最も根源的な源泉であり続けるのです：それはダマシオ [Damasio 1999] やエーデルマン [Edelman 1992, 2004] らの指摘する，「自己」の階層構造にもピッタリと符合します（図表3‐5参照）。ポージェス自身も「自己感」（sense of self）に積極的に言及し [PVT, p.257]，早くから（つまり，ポリヴェーガル理論の成立以前から）「内受容感覚」を「第6の感覚」[*2] [PVT, p.77；Porges & Buczynski 2013a, p.12；PoG, p.142] として重視し，それを「より高次の行動のインフラ」と位置づけていました [PVT, p.78]。内臓感覚に始まる身体感覚が私たちの

40

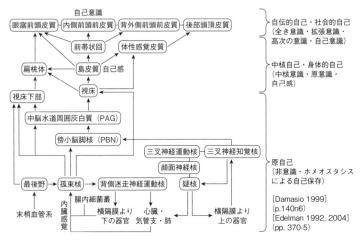

図表 3-5　背側迷走神経複合体とその上行路

「意識」をつくりあげ，「自己」をつくりあげ，私たちの「意識」や「自己」は内臓感覚に始まる身体感覚によって成立するのです。もっと詳しく知りたい方は，ぜひ私の前著［津田 2019,
pp.108, 140-3］をご覧下さいませ。

3　腸内細菌-腸-脳軸

　でもそれだけではありません。ポージェスも言及しているわけではないんですが，この迷走神経を介した脳腸相関の大幹線路は，実は「自己」とそれ自身の身体とのコミュニケーションだけでなく，自己の身体内に共生する他者，何と腸内細菌叢とのコミュニケーションのルートでもあることが，近年明らかになってきています。いわゆる "腸内細菌-腸-脳軸"（microbiota-gut-brain）［Forsythe et als. 2014；Mayer 2016=2018］ですね。
　腸内細菌たちは腸の中で，迷走神経の端末に向けて，私たち

宿主のホルモンや神経伝達物質に酷似した物質を分泌し，迷走神経をその気にさせてその情報を脳に伝達させ，自分たちが腸内で住み心地よくいられるように，脳のニューロンに遺伝子発現レベルまでも変化をもたらすようなのです。たとえば腸内細菌叢は，視床下部における HPA 軸のセットポイントすらをも制御していることが確認されています [Sudo et als. 2004]。HPA軸とは視床下部－脳下垂体－副腎皮質系の略。第6章でみるように，私たちの生体に何らかのストレスがかかると，この3つの部位が次々と CRF － ACTH －コルチゾールといったホルモン分泌を連鎖して対処する，ストレス反応の中枢です。そのセットポイントすらをも制御できるということは，腸内細菌のあり方が迷走神経を通して，私たちのストレス耐性の度合を左右していることを意味しますよね。腸内細菌によるマインド・コントロール⁉　ど，どうしますかっ⁉，みなさん。って，どうするもこうするもないですよね，共に生きてるってそういうことなんだから。

　腸内細菌が私たちのこころを支配する！　これは，最近メディアでもお馴染みのトピックでしょうが，でもここで大事なのは，その腸内細菌によるこころの支配を取り持つものこそ，ほかならぬ迷走神経だってことなのです。現に迷走神経を切断すると，その腸内細菌の影響は，ほぼ壊滅的に消滅してしまいます。最もポピュラーな乳酸菌ラクトバチルス・ラムノサス（*Lactobacillus rhamnosus*）のJB1株を経口投与すると，ストレス惹起性不安・抑うつ関連行動が減弱することが知られていますが，迷走神経を切除するとこの効果はすっかり消えてしまうんですね [Bravo et als. 2011]。

　とはいえ，腸内細菌，断じて侮ることなかれ。1個体単体な

ら，たしかに平均サイズは約1ミクロンのしがない小兵者ですが，ヒト1個体内の腸内細菌となると，少なく見ても100兆個は下らない……。するとその総重量たるや，何と脳や肝臓に匹敵する1～1.5kgにも達します！［Xu & Gordon 2003］　もはや腸内細菌は，脳にも腸にも劣らぬ1個の臓器の如くであり，いわば臓器をかたどる「天然の迷走神経刺激装置」［Collen 2015=2016, p.120］とでも言った方がピッタリの存在なんですね。

　というわけで，ヒト（のみならず脊椎動物全般）と，その細胞数をはるかに上回る腸内細菌叢とは［Savage 1977］，迷走神経を介して「超個体」（superorganism）［Eberl 2010］をなすとも言われ，また「精神－身体－腸内細菌連続体」（mind-body-microbial continuum）［Collins & Bercik 2009；Gonzalez et als. 2011；Heijtz et als. 2011］とも言われたりします。"私の身体，私の身体"って私ら気軽に言うけれど，ホントのところ，持主はいったい誰なんでしょうねえ。

　こうして背側迷走神経は，これら異種共生生物たちの織りなすミクロな超複雑性社会に開かれ，それらと「究極の社会的ネットワーク」（ultimate social network）［Ackerman 2012］を形成しているものとみなければなりません。次にみる腹側迷走神経複合体が，同種生物の親密な個体と「社会的関与システム」を展開するとすれば，背側迷走神経複合体は異種共生細菌との，いわばもう1つの「社会的関与システム」をなすということはできないでしょうか。すると迷走神経は，"頭の脳"と"腸の脳"を双方向的に結合する大幹線路であると同時に，同種個体との「社会的関与システム」と異種共生生物たちとの「超個体的システム」を双方向的に結合する大幹線路ともなってくるのです。

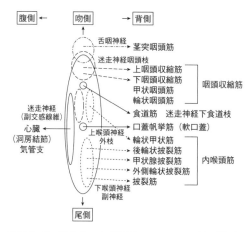

図表 3-6　疑核内の支配運動ニューロンの配列模式図
[Bieger & Hopkins 1987; 吉田 1994; 2000] により作成

4　腹側迷走神経複合体

　さあ，今度はポリヴェーガル理論の本命中の本命，延髄の**疑核**（nucleus ambiguus：NA）の出番です！　図表3-6に模式図を示しておきましたが，まず（腹側）迷走神経の起始部として，その<u>腹側</u>（延髄の腹側にある疑核自体の腹側）からは，心臓（洞房結節）や気管支・肺（さらには胸腺）に向かう有髄の迷走神経「内臓性運動成分」（副交感線維）が出力します：心臓（洞房結節）の活動を抑制し，気管支を収縮させる「ヴェーガル・ブレーキ」（vagal brake）です。洞房結節とは，心拍リズムの発生源で，いわば心臓に備わる"天然のペースメーカー"ですが [PVT, p.136]，ここで自発的に発生する活動電位は，安静時に100〜120回/分とみられます（心臓への迷走神経・交感神経を外科的・薬理的に遮断するとそうなる）。これにブ

レーキをかけ，私たちのふつう正常とされる 60 〜 70 回/分レベルにまで遅くするのが「ヴェーガル・ブレーキ」の役割です（逆にもし 120 回以上/分に高める必要があると，交感神経が作動します）。

その背側（延髄の腹側にある疑核自体の背側）からは，咽喉部に向かう有髄の迷走神経「体性運動成分」（副交感線維ではない）が出力します。そして疑核背側はさらに，他の脳神経である舌咽神経（第Ⅸ脳神経）・副神経（第Ⅺ脳神経）の有髄神経線維の起始部ともなっています。というか，疑核の所ではこれら 3 つの神経は互いに癒合しており，頭蓋骨の外に出る頸静脈孔の所ではじめて明確に分化するようなので，「迷走神経群」と一括されることもあるほどです。

なかでも副神経は，その名の通り，迷走神経の運動性線維の副枝で，爬虫類（トカゲ，カメ）以降にはじめて独立したものです（ヘビでは退化）。魚類ではまだ明瞭でなく，迷走神経の一部をなしています［Romer & Parsons 1977=1983, pp.462-3；村上 2015, p.106］。

そのうえ疑核（NA）は，さらに別の脳神経の神経核である三叉神経（第Ⅴ脳神経）運動核・顔面神経（第Ⅶ脳神経）核と密接に連絡しあい，ポージェスによれば，三叉神経の求心性線維が 1 次感覚入力を送る所でもあり［PVT, pp.39, 48, 98, 161；Porges 2007；Porges 2018b, p.56］，またその吻側（＝上側）に近接し相互にやりとりする顔面神経核もまた，1 次感覚入力を送ってもいる所なのです［PVT, pp.39, 42, 48, 98；Porges 2007；Porges 2018b, p.56］。この事実に鑑みポージェスは，疑核・三叉神経運動核・顔面神経核をあわせて，「腹側迷走神経複合体」（ventral vagal complex：VVC）を形成するものと規定したのでした［PVT, pp.39, 48, 160]。

　つまり「腹側迷走神経複合体」は，三叉神経（第Ｖ脳神経），顔面神経（第Ⅶ脳神経），舌咽神経（第Ⅸ脳神経），迷走神経（第Ⅹ脳神経），副神経（第Ⅺ脳神経）の５つの脳神経からなる複合体です。脳神経は 12 対あるのでしたが，そのうち５対が１つの「ファ

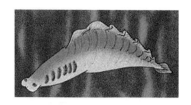

図表 3-7　ハイコウエラ
（Haikouella lanceolatum：海口虫）
Wikipedia Haikouella より転載。
澄江生物化石群から見い出された，
推定５億４千年前（古生代カンブリア紀前期）
の，脊椎動物の祖先に最も近いとされる生物。
半索動物門または脊索動物門の二説がある。

ミリー」[PVT, p.27；Porges 2018b, p.53] をなすようにして，「腹側迷走神経複合体」を構成するのです。

　なぜこの５対なのでしょうか？　それもそのはず。実はこの５つの脳神経は，水生脊椎動物時代から鰓（えら）の働きを共に司ってきた，「鰓弓（さいきゅう）神経」（branchial nerves）として一括される古くからの同志たちなのです。まさに「ファミリー」のきょうだいのような間柄です。

　どのくらい古くからの好誼（よしみ）かというと，鰓弓は，いま遡れる限り最も太古の脊椎動物の化石，つまりカンブリア紀のバージェス頁岩累層や中国雲南省の澄江（チェンジヤン）生物群から発見された無顎類メタスプリッギナ（Metaspriggina walcotti）やハイコウエラ（Haikouella lanceolatum），ハイコウイクチス（Haikouichthys ercaicunensis），ミロクンミンギア（Myllokunmingia fengji-aoa）などからも確認されていますから（図表３−７のハイコウエラ君，ちゃんと鰓の孔が６つも開いてるでしょう？），文字どおり脊椎動物のはじめ，何と年数にして約５億 2000 万年余前から存在してきたことになります[Shu et als. 1999, p.186；村上

46

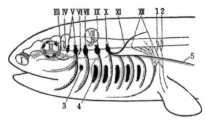

図表 3-8　原始魚類の鰓と脳神経
[Portmann 1976=1979, p. 116] より作成

右側の凡例：
I〜XII　脳神経
1, 2　真の脊髄神経
3　噴水孔（呼吸孔）
4　第一鰓裂
5　迷走神経（X）の腸枝

2015, pp.48-9, 65, 88]。すごいことですよね。

　しかも以後これまでの間，地球上の生物は，実に少なくとも5度の大量絶滅の危機に見舞われました（そして今は6度目！しかもその元凶たるや私たちヒト⁉）。にもかかわらず，毎度の大絶滅を潜り抜けるたびに，ほぼすべての脊椎動物が，鰓弓神経ファミリーを構成する三叉神経運動核・顔面神経運動核・舌咽神経運動核・迷走神経運動核を，前後に整然と配置する構造を，発生のはじめから備えるに至ったのでした［村上 2015, pp.91, 130-1]。

　脳神経全体としてみても，3億8000万年前に生存していたとみられる総鰭類（シーラカンスの仲間）の絶滅種エウステノプテロン（Eusthenopteron）の脳の化石からは，12対の脳神経がヒトと共通の場所から出てくるのが判明しています［出村 2019, p.50]。図表3-8から，すでに原始魚類において，脳神経12対が私たちのそれとほぼ同じように揃っていたことを，明瞭に見て取ることができます［Portmann 1976=1979, p.116]。

　この図で，V，VII，IX，Xの神経がいずれも鰓を司り，XIがXの側枝になっているのがわかると思います。これらは鰓孔の開閉運動に関与し，どの神経もつねに協同で鰓孔を閉じる動き

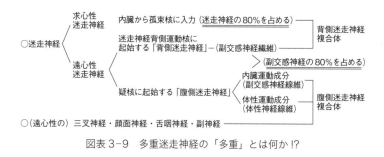

図表3-9　多重迷走神経の「多重」とは何か!?

を一糸乱れぬタイミングで作動させる必要がありましたから，互いに緊密に連動しなければなりませんでした。他方この図には描かれていませんが，Xは心臓（「鰓心」（Kiemenherz））も司っており，魚類では鰓を通過する水流のリズムと心拍のリズムとが多くは1：1の比例関係にありましたから〔安間ほか 2007, p.61〕，以上それぞれがどれも互いに「シナジー的」（synergistic）に連動しあって作動していたことになります。この絶妙な連動性こそが，やがて哺乳類で「腹側迷走神経複合体」となっても，その働きの最も核心的な部分であり続けるであろうことを是非とも心に留めておいてください（それはちょうど，交感神経系と四肢の骨格筋が「シナジー的」に連動しあって作動するのと類比されています）〔PVT, pp.40, 190, 270；Porges 2007, p.123〕。

　以上より，「多重迷走神経理論」の「多重」とは何を意味するかってことについて，ここで図表3-9のようにまとめておくことができるでしょう。

　さて先の図表3-7と3-8でもう1つ気づかれたかもしれませんが，鰓はもともと初期の魚類では，今の魚たちのように鰓蓋もなく，剝き出しのまま5〜7対の鰓孔（鰓裂）で形成され

ていたんですね。各鰓孔（鰓裂）間には，4〜7対の「鰓弓」（branchial arches）という柔らかい骨（鰓弓骨）と，それを動かす小さな筋肉（鰓弓筋）があり，その1つ1つを神経（鰓弓神経）が支配する構造でした。それらの神経の集まりは「鰓脳」（Kiemenhirn, branchencephalon, gillbrain）ともいわれて，延髄の起源（ということは「中枢神経の発祥の地」）とも目されます［三木 1968, p.168；1989, pp.164, 175-6；1997, p.128；2013, p.176］。第1の鰓弓（顎弓）を司るのが三叉神経，第2の鰓弓（舌弓）を司るのが顔面神経，第3の鰓弓を司るのが舌咽神経，第4以降の鰓弓を司るのが迷走神経でした。副神経は（爬虫類以前では）まだ迷走神経から分化していません。

　ここに「腹側迷走神経複合体」の原型があるのがおわかりですよね。ではこの原型が，一体どうやって，哺乳類にしかないとポージェスの言う「腹側迷走神経複合体」に辿り着いたのでしょうか？　それを知っておくことが，「腹側迷走神経複合体」の理解にとっても，そして臨床的に使うためにも，決定的に重要と思います。なので章を改めて，じっくり学ぶことにしましょう。まずはここまでのところ，ポリヴェーガル理論でも一番ややこしい箇所ではありましたが，大丈夫でしたか？　ちょっと難しかったかな？　もし難しかった方は，他を読んだ後でもいいから，本章にもう一度戻ってきて，ゆっくり読み直してみてね。

第4章

哺乳類革命
〜統合された社会的関与システム〜

1 鰓弓神経から腹側迷走神経複合体へ

　前章では，「背側迷走神経複合体」と「腹側迷走神経複合体」のそれぞれの構成を立ち入って詳しく考察しました。「背側迷走神経複合体」が迷走神経内の「迷走神経背側運動核」と「孤束核」（さらに後には「最後野」）によって形成されるのに対し，「腹側迷走神経複合体」は「疑核」を中心に，迷走神経以外の脳神経の神経核（「三叉神経運動核」，「顔面神経核」）も合わせて，三叉神経（第Ⅴ脳神経），顔面神経（第Ⅶ脳神経），舌咽神経（第Ⅸ脳神経），迷走神経（第Ⅹ脳神経），副神経（第Ⅺ脳神経）の5つの脳神経からなる複合体として形成されることを確認しましたね。そしてこの5つの脳神経が連合するのは，約5億2000万年前からの鰓弓神経としての協働関係に淵源することも確認しましたね。ではこの鰓弓神経は，どのようにして「腹側迷走神経複合体」へと進化してきたのでしょうか？その跡を見定めることによって，「腹側迷走神経複合体」の本態を炙り出していこう，というのが本章のねらいです。

　本章はこの本の中で最長を占め，思わず息切れしそうになるかもしれません。ときどき深呼吸をしてくださいね。ややこし

くはあっても，決して難しい話ではありません。それどころか
むしろ，私たちのこの身体に刻み込まれた億年単位の歴史，そ
の知られざる驚きの由縁にふれて，進化のロマンの一端に心打
たれてみるのも妙味ではないでしょうか。

　まあ，ロマンとまでは言わずとも，でも皆さん，何だか深遠
な気分に捉われてきませんか？　そもそも私たちは，いま鰓な
ど持っていません（胎生期のほんの一時期，受胎30〜39日ご
ろに確かに姿を現わす痕跡を除いては……これはこれでまた深
遠な気分に捉われますが）。今は持っていないのに，遠い昔に
は間違いなくあり，あった頃に働いていた関係性が，もうなく
なった今の時代にも根強く働きつづけている……。それが「腹
側迷走神経複合体」なのです。その壮大な不思議の旅が本章で
すよぉ。

2　有顎革命・上陸革命

　その旅の入口として，まずこう問うことから始めてみましょ
う——鰓は何のためにあったのかと。もちろんそれは，水生生
活にはなくてはならないものでした。口から水を取り込んでは
鰓孔（鰓裂）から吐き出し，そのたびごとに，呑み込んだ水に
含まれる餌を絡め取り（"鰓による捕食"），また同時にその通
路（鰓弁）の表面の鰓膜で，O_2–CO_2のガス交換を行なう……
つまり鰓は水生動物の摂食器官であり，かつ呼吸器官だったの
です。

　しかしシルル紀に入る4億3000万年頃前，この鰓にも最初
の劇的な変化が訪れます。軟骨魚類（サメ類・エイ類）の登場
とともに，脊椎動物の鰓は，その最前列（第1鰓弓）が変形し
て顎へと姿を変え（つまり顎の骨は鰓弓骨の後身です），顎に

は同時に歯が生えて，摂食機能が鰓から顎に移譲されます。第2鰓弓もそれに伴ない，上半分は上顎と頭蓋の骨格を連結する支柱に用いられ，第2鰓孔も鰓としての機能は失って，「偽鰓」[Romer & Parsons 1977=1983, pp.287, 380] の「呼吸孔（噴水孔）」としてだけ残ることになりました。そして，残る第3鰓弓以後の鰓領域が，以後専ら呼吸器官としてのみ働くことになります。

　顎の獲得により脊椎動物は，“顎による捕食”を行なうれっきとした捕食動物となり，魚類の世界に食うもの／食われるものの対立を招き入れ，それがさらに今度は被食側の硬骨魚類に脊椎の硬骨化による遊泳速度の上昇も招いて，一気にめざましい多様な適応放散を可能にしました [村上 2015, p.249]。その進化のなかで，体幹も前後軸方向に拡大が進み，終脳（私たちの大脳に相当しますが，魚類では大半は嗅脳です）も前方へ向けて拡大します [同, p.67]。それまで，どれほどのどかな牧歌生活だったかはともかく，魚類のライフステージに巻き起こった一大革命，いうなれば〈有顎革命〉の勃発です。

　ところが事態はそこに留まりません。やがて3億6000万年頃前（デボン紀中～後期）[長谷川 2014, p.126；酒井 2015, p.113] になると，脊椎動物（両生類の祖先となる肉鰭類）はさらに，植物・昆虫に続いて〈上陸革命〉を敢行します。「それは生命40億年の歴史のなかでも最大級の出来事であった。たとえ将来，人類が地球以外の惑星に移り住むことがあったとしても，海から陸地へ移り住んだ生きものの飛躍とは比較にならない出来事であっただろう。」[須田 2007, p.1] ……そこまで言いますかぁー‼っていうほどこれは，大きな大きな出来事なのでした。

3 上陸による身体の革命

　事実，彼ら水生動物由来の身体は，陸に上がると大変革を余儀なくされました。なにしろ生きる場が，水中から空気中へと全取っ替えですからね。鰓呼吸は肺呼吸に変わり，呼吸器官専用となっていた鰓は完全に退化し消滅してしまいます。鰓孔は第1の穴（呼吸孔）（〈有顎革命〉以前の第2鰓孔）が耳の穴として残る以外はすべて閉鎖し（私たちの耳の穴は，何とこの鰓孔の唯一の名残です），鰓弓骨も顎骨のほかは，喉頭をつくる舌骨，甲状軟骨（人体最大の軟骨，いわゆる"のどぼとけ"），輪状軟骨，披裂軟骨，気管軟骨などに姿を変え，こうした限られた領域に押し込められてしまいました（逆にいえば喉頭の軟骨群も鰓弓骨のもう1つの後身です）。喉頭の内部には，甲状軟骨と披裂軟骨を連結する鰓弓筋由来の筋肉を本体として声帯が［Sataloff 1992=1993, p.87］，異物を阻止する一種の防衛器官として生じてきます［Shubin 2008=2013, pp.286-90；有田 2006, pp.225-6］。

　異物？　一体どんな毒物かと思いきや，その最たるものは水でした。水生もいけるし肺呼吸もいける両生類（の特に幼生）は，かえってそれゆえに，肺に水が浸入する危険とつねに背中合わせだったのです（肺呼吸中にその危険を，声帯のギリギリ水際ではね返そうとするオタマジャクシの必死の反応の，ヒトも皆やる再演が"しゃっくり"です：ヒック，ヒック‼［Shubin 2008=2013, pp.286-90；有田 2006, pp.225-6；津田 2019, pp.100-1]）。さらにカエルや少数のトカゲは，この声帯に，吐く息をぶつけたその衝撃波を共鳴させることで，発声というそれまでにない新しい機能を付け加えました［Romer 1959=1981, p.154；Romer & Parsons 1977=1983, p.303］。カエルは，ヒトの声帯とかなりよく似た1対

の声帯（気管の隆起線）をもち，喉頭の鳴囊で共鳴させることによって大声にしているのです：クワッ，クワッ。こうして声とは，ひいては私たちヒトの話し言葉まで含めて，もともと鰓弓を構成していた筋肉に由来する振動音にほかならないのです［三木 1982］。

　他方，鰓なき後にポッカリ空いた何もない空間は咽頭となり，咽頭と喉頭を合わせて「のど」をつくります。咽頭の空間も，鰓の時代の広さに比べると，次第に縮小していきますが，代わりに周囲にできたさまざまの新しい器官と通じて，新たな地位を獲得します。

　まず咽頭の上部（口腔天井）には鼻孔の奥が開通します（内鼻孔）。鼻の穴って，もちろん魚にもみんなあるけど，「のど」まで通ることはなかったんですよね。なぜって鼻呼吸じゃないんだから。その代わり嗅覚器としては，とってもスグレモノでした。それが咽頭に通じて，さらに呼吸に関与し始めるのです。咽頭の下部には，背側には食道が伸長して目立ってくる一方，腹側には，鰓の後末端だった咽頭の盲囊が膨らんで肺となり（反対に盲囊が背側に膨らんだのが魚の鰾です）［Hughes 1969=1973, pp.48-9］，咽頭から肺の間は，先にみた（鰓弓由来の）軟骨で守られた喉頭（と声帯）−気管−気管支が新たに分化し，こうして鼻から咽頭，咽頭から（喉頭・気管を通って）肺までを一気に貫く，気道が開通します。鰓呼吸に代わる鼻呼吸，そして肺呼吸の始まりです。〈上陸革命〉最大のコンポーネントというべき，「呼吸革命」［三木 2013, pp.149, 158］の成立です。

　咽頭には，さらに最上部に耳管というもう1つの穴も開き，その先には中耳が生じます（〈有顎革命〉で「偽鰓」となった第2鰓孔の名残，「呼吸孔」の後身です）。中耳は，水中よりも

音の伝導が悪い空気中から効率よく聴音するために，新たな聴覚器官として内耳に接続し，さらにその性能を上げるために，（皮膚の一部が変容して）鼓膜，そして爬虫類からは鼓膜の陥没とともに外耳道ができます。耳ってこんなふうにできてきたんですね。

　さて，こうして硬い骨組みの鰓がすっかりなくなると，この部位全体に生じた新たな身体構造が，柔らかい「くび」なのです。魚には「くび」はなく（頸椎なしに胸椎から始まる），両生類でも短いですが（頸椎がまだ1個しかなく，カエルでは二次的に退化した［馬場 2021, p.42］），爬虫類になると明確に存在し（頸椎が複数ある），長い首を伸ばして餌を捕まえる“首による捕食”が可能になりました［後藤 1999, p.22］。こうして「くび」は陸上動物の象徴［三木 1968, p.138；1997, p.66］，〈上陸革命〉の勲章なのです。水と一緒に食物を吸い込むことができなくなったので，頭部を効果的に操るために，新しい顎や嚥下システムとともに，「くび」を進化させる必要が生じたのです［Drew 2017=2019, p.109］。

　ところで皆さん，「くび」があるとはどういうことでしょう？どう定義できますか？　それはズバリ，頭部と胴部の区別が生じること，双方がそれぞれ独立に動く自由を獲得することではないでしょうか。頭部を固定したまま胴体だけを自由に動かせ，胴体を固定したまま頭部だけを自由に動かすことができること。まさに爬虫類がはじめてその自由を獲得しました（魚にはゼッタイ不可能です…両生類もまだ心許ないです）。それに伴ない爬虫類以降，頭部を自由に動かすために，頭動筋である僧帽筋・胸鎖乳突筋の支配神経として，副神経が迷走神経の副枝から独立します。僧帽筋・胸鎖乳突筋って，難しそうな名前です

が，私たちも "肩が凝った" "首が凝った" というときに，必ず問題になるあの筋肉ですよー。ああ，肩や首が凝るのも「腹側迷走神経複合体」の不具合なのかぁ……。そういうことなんですねぇ。

「くび」なき時代の「くび」の筋肉（頸直筋）の前身は，鰓弓筋の基部のところで鰓弓の骨格の腹側を覆い，鰓孔を閉じる鰓弓筋に拮抗して鰓孔や口を開くいわゆる鰓下筋でした［岩田2013, p.105］（これも三叉神経・顔面神経支配だったようです［西原 2016, p. 118］）。その上端は，〈上陸革命〉に際し，さらに舌（舌筋）となって独立してゆきます［三木 1989, p.164；三木 2013, p.175；後藤 1999, p.48］：魚の時代には口の底にあって，動かすこともできなかった舌を，陸上で積極的に餌をとるために，口中に突入させ，敏速に動かせる新たな捕食器として駆使するようになるのです：舌ってこうしてまず何より，"口の中の手"，"手なき時代の手"，"第三の手" だったのですよね［岩田 2013, pp.105-6］（舌による捕食［後藤 1999, p.22］）。私たちも "喉から手が出るほど欲しい" なんて夢中になってるとき，こんな時代の再演かもしれませんぞ。この舌の独立に合わせて，第3鰓弓を支配していた舌咽神経も，（咽頭に加えて）舌根の運動と感覚に職務を移していきます。

4　哺乳類革命

こうして〈上陸革命〉により新たに生じた身体構造の大変革は，両生類以降少しずつ進行していき，爬虫類をもって〈上陸革命〉はさしあたり完遂され，ひとまず到達点に達します。しかしまだまだ進化は止まりません。2億2500万年頃前に出現し始めたとみられる哺乳類が，さらにそれを独特な形に発展さ

せるのです。哺乳類をもって，鰓弓神経のあの協働関係は，いよいよ「腹側迷走神経複合体」という新たな協働関係へと落ち着くのです。

3度目の大絶滅期にして史上最大の大絶滅期だった2億5200年前のペルム紀末，陸地がたった1つの超大陸「パンゲア」に集結していた時代，現在のシベリア辺りの火山の大規模爆発に発する極度の地球温暖化と，それまで最大35％あった酸素濃度が15％前後にまで低下するというあまりにヤバすぎの酸素濃度激減により（現在は約21％），海生生物の最大96％，三葉虫はじめ全生物種の90〜95％が絶滅したといわれ，陸の雄・爬虫類においても，この過酷な超低酸素状態に適応できたわずかな動物だけが，辛くも生き延びることができました。その1つが「気嚢」をもった爬虫類群（竜弓類）で，これは恐竜そして鳥類に進化し，またもう1つは「横隔膜」をもったキノドンらの一群（獣弓類）で，これが哺乳類の祖先となったのです［野村 2018, pp.426-7；村上 2015, pp.40-1］。6500万年前の5度目の大絶滅期に恐竜が絶滅するまでは，その陰に隠れて細々と夜というニッチ，夜行性という戦略で生存を保っていた哺乳類は，恐竜亡きあと堂々と白昼の表舞台にも躍り出て，地球上の最も広い多様な環境に適応する進化を遂げるに至ります（それでも2014年の調査によれば，哺乳類は今なお70％近くが夜行性ですが［Drew 2017=2019, p.310］）。こうしてここでもまず，呼吸をテコにして新たな革命，〈哺乳類革命〉が生じることになります。

他方の鳥類の進化も看過できませんが，ポージェスはすでにみたように，鳥類については全く言及していません。主に陸上で生存発展した哺乳類と，主に空中で生存発展した鳥類とは，共通する特徴と相違する特徴とを鮮やかに分け持っています。

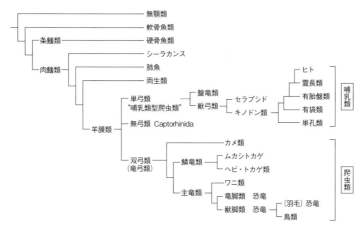

図表4-1 爬虫類と哺乳類
[Clack 2000＝2000, pp. 26-50; 村上 2015, pp. 39-45] より作成

ここでは両者の進化の共通点と相違点も視野に収めながら，哺乳類にスポットを当てていくことにしましょう。

　念のため，爬虫類・哺乳類・鳥類の関係を示す系統図を掲げておきますね（図表4-1）。ポリヴェーガル理論でも実は曖昧の感を免れないのですが[*1]，単純に爬虫類から哺乳類が進化したのでなく，爬虫類と哺乳類の共通祖先から爬虫類も哺乳類も進化してきたのであり，さらにその爬虫類から進化した恐竜から鳥類が進化したことに注意して下さい。したがって，厳密には鳥類は（高度に進化した）爬虫類なのですが，ポリヴェーガル理論では爬虫類というとき，そこに鳥類は含めて考えられてはいないようです。

5　肺と横隔膜

　まず，〈上陸革命〉で獲得した肺呼吸の機能が，哺乳類では

さらに大きく発展しました。あのあまりにヤバすぎる酸素濃度激減の危機に対応するためですね。肺は膨大な数の微細な肺胞の集合体となって大きく膨張し，表面積を激増させて，ガス交換の効率を飛躍的に向上させました。それを背後から強力に支持する，哺乳類で新たに現われた構造が**横隔膜**です。横隔膜は胸腔と腹腔を完全に分け隔て，肺は胸に，胃腸は腹に収められ，爬虫類までは胴体一枚だったのが，哺乳類では胸と腹に二分されるようになりました［後藤 1999, p.22］。その結果，ポージェスに言わせれば，迷走神経にも，横隔膜より上に行く迷走神経と，横隔膜より下に行く迷走神経の区別ができたというわけでした［PVT, p.212］。

　肺って，実は唯一，他の内臓とちがって筋肉をもたず，自ら動くことができないんですね。なので両生類はまず，それに対し頰と口を使って肺に空気を出し入れする仕組みをつくりました。爬虫類は，もっと強力に，肺を収めた胸腔を直接膨らませて呼吸する方法を編み出しました：でもまだ肋骨を持ち上げるだけです；哺乳類は，それをさらに**横隔膜と肋骨**によって行なうようになりました［Hughes 1969=1973, pp.71, 76；Drew 2017=2019, p.113］。肋骨は，魚類では全長にわたり，爬虫類では，それに肋骨のない頸椎を付け加え，哺乳類ではじめて肋骨が腰椎から退化し（胸椎のみに残り），おかげで肋骨なき後の空間を占める横隔膜が，固有の機能を発揮できるようになったのでした。

　横隔膜を呼吸運動（吸気）に使う動物って，実は哺乳類だけなんです［Shubin 2008=2013, p.36］。横隔膜は上陸時に出現してはいたものの，はじめは文字通りの膜にすぎず，哺乳類ではじめて筋肉，それも横紋筋からなる頑丈な構造になりました。他の動物でも，似たような筋性の装置はありますが，どれもみな哺

乳類の横隔膜とは相同物ではありません [Hughes 1969=1973, p.80]。そして横隔膜は，他の横紋筋とちがって，その拮抗筋（つまり呼気の専用筋肉）をもちません[*2]［三木 1989, p.164；2013, p.164］。では横隔膜のルーツはいずこに？

3で先述のとおり，「くび」なき時代の「くび」の筋肉（頸直筋）の前身・鰓下筋が，〈上陸革命〉ではその上端を舌（舌筋）に提供したのでしたが，〈哺乳類革命〉では，今度は下端の一部を分かち与えることになったのが横隔膜なのです［三木 1989, p.164；三木 2013, p.175；後藤 1999, p.48］（図表4-2）。そのため，未だに横隔膜を司る横隔神経は頸髄（C_4）に起始します。そしてC_4で横隔神経は，

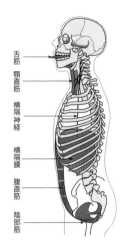

図表4-2　横隔膜の由来
［三木 1996→2013, p. 119］による。横隔膜の筋肉は，舌と同じ前頸壁の直筋系に由来し，支配神経は頸直筋や腕の筋肉と同じ頸神経の枝（横隔神経）である。逆にいえば，前頸壁の直筋系の上端が舌となり，中央部が頸直筋となり，下端が横隔膜となったのだった。横隔膜の下部はさらに，腹壁の直筋系である腹直筋が続き，陰部筋につながって終わる。

疑核とその周囲の呼吸中枢から下行性投射を受けます。

6　心臓と恒温性の安全空間

「心肺機能」という言葉もあるように，肺の機能は心臓の機能と切り離せません。この革命では，肺呼吸とともに心臓が，魚類の1心房1心室（直列式の単式循環）から肺魚・両生類とカメの2心房1心室，多くの現生爬虫類での不完全な2心房2心室を経て，哺乳類（と鳥類・ワニ）で完全な2心房2心室

（体循環・肺循環の並列式の完全複式循環）になります。おかげでやっと，肺から戻った酸素化血を全身から戻った脱酸素化血と混濁せずに，直ちに全身に送出できるようになりました。えっ，爬虫類まではちがうんですかぁ!?　そうなんですよね。爬虫類の動きが鈍いのも少し共感できるでしょう？

　こうして，哺乳類（と後に鳥類）のもう1つ重要な特徴である，恒温化（爬虫類までよりはるかに高温での一定の体温の保持）が可能になります。動物界の中で，分類群全体が恒温性を獲得したのは，哺乳類と鳥類だけです（マグロのような大型回遊魚類や飛翔性昆虫は，筋肉活動で発生する熱で環境温を上回る高い体温を維持しますが，哺乳類と鳥類は，自分の代謝を通じて熱を産生する内温性の能力の獲得によってそうします）。こうして哺乳類（と鳥類）は，水より温度変化の速い空気の充満する世界で，変転めまぐるしい温度変化に束縛されることなく，また昼夜の気温差に依存することなく，環境条件から相対的に独立して，それまでより広い温度ニッチに進出し，自由に即座に動き回れる恒温性という安全空間を手に入れたのでした。ここに初めて空気中で安定した生活を獲得したわけで，〈哺乳類革命〉を〈上陸革命〉の完成形とみてもいいでしょう。そして完成形となることで，〈哺乳類革命〉はそれを超える新たな独自の革命ともなったのでした。

　生体内で働く多くの酵素の最適温度も，ちょうど哺乳類・鳥類の体温域である 30 〜 40℃ です [Hugues 1969=1973, p.92]。お見事！　ほとんどの哺乳類の体温は，35℃〜38℃ の間で一定値に保たれてますもの [Drew 2017=2019, p.282]。ただし今日の体温レベルで恒温化したのは，最近の説では恐竜絶滅後のようですが（それまでは34℃ほど）[Lovegrove 2014]。

　高温になれば汗腺で発汗して放熱し，低温になれば筋肉のふるえで発熱し，体毛（鳥では羽毛）で空気を閉じ込めた断熱材で蓄熱します。おかげで低温になっても体温を維持できるため，大型爬虫類が高温の昼間に占めていたテリトリーを低温の夜間に使えるようになり，低温下では動けない昆虫や爬虫類，それらの卵などを餌にできるようになりました［北浜 2009, p.19］。でもそれを維持するには，たえず暖かい身体で働きつづけ，沢山のエネルギーを消費し続けねばならないので，哺乳類は酸素代謝要求のさらなる高度化を余儀なくされます。

　哺乳類の基礎代謝率（BMR）は，同じ大きさの爬虫類の約10倍にもなり［Drew 2017=2019, p.287］，同じ大きさの爬虫類の約10倍もの餌を食べなければならず［Ibid., p.246］，最大20倍ものカロリーを消費しています［Ibid., p.280］。

7　哺乳と咀嚼

　そんなわけで恒温性の獲得は，その必要を充たすために，哺乳類に咀嚼と吸乳という新たな摂食様式を生み落としました。そして咀嚼も吸乳も，まさに「腹側迷走神経複合体」によってこそ成り立つ営みです。

　すべての哺乳類がその名のとおり母乳による哺乳を行ない，そのために必須の乳腺をもつことはよく知られていますね（一方，乳首は，カモノハシのような最も原始的な哺乳類である単孔類にはなく，腹部の体毛の生え際の，まだ汗腺のような乳腺から滲み出る白い汗のミルクを，子は夢中で舐め取るんです；カモノハシはまだ卵胎生——胎内に子でなく卵を宿し，かといって産卵するのでなく，胎内で卵から孵った子どもを産み落とす出産方式——でもあるので，哺乳は胎生よりも先行すること

になりますね)。

　哺乳類の目印ともいうべき乳腺ですが，実は初めから栄養分泌器官だったのでなく，最近の説得力ある注目すべき研究によれば，哺乳類の祖先がまだ卵生だったとき，恒温性の獲得により，乾燥しやすくなった卵に，(恐らくは抗菌作用も備えた [Blackburn et als. 1989]) 水分を送り続ける汗腺 (アポクリン腺) に似た分泌腺だったものが，やがて卵から孵った子がこの分泌液を舐めるようになったのに伴ない，分泌液の栄養価を高めて徐々に栄養供給源へと進化し，卵生が完全に胎生に進化した時点で，栄養供給源のみの役割に限定されるに至ったとみられます [Oftedal 2012]。

　哺乳類は (絶滅した哺乳類型爬虫類の単弓類ディメトロドンやトリナクソドンなどを踏襲して)，はじめて口腔内での食物の咀嚼を可能とした動物です。恒温性を維持するには，食糧からできるだけ迅速かつ効率的に，徹底的にエネルギーを解放する必要があり，その第一段階が咀嚼なのです [Drew 2017=2019, p.246]。咀嚼により食物を細かく嚙み砕けば，消化が速いので代謝が高くなり，恒温的に活発に活動することができますし，おかげで寒冷地でも暮らしやすくなります：反対に両生類や爬虫類は大きな餌を丸呑みするしかないので，消化に時間がかかり，代謝速度が遅く活発に動けず，寒い地域や寒い時間が苦手で，おのずと行動範囲が制限されてしまいます [日本顔学会 2015, p.36；馬場 2021, pp.60-2]。

　でもそのためには，哺乳類は，爬虫類から口の構造そのものを抜本的に大改造せずにはいられませんでした。想像してみても下さい。爬虫類の口では，おっぱいを吸うことはもちろん，食物を咀嚼することすら，文字通りとうてい "歯が立たない"

ですよね。爬虫類はそれなりに強靱な顎はもっていますが（口
を大きく開けるためです），歯が弱いし，口の周りが柔らかく
ないから，咀嚼ということ自体ができず，すべて食物は丸呑み
です。吸乳に至っては全くもってのほかです（その必要もない
んですが）。両生類となると，歯もなければ顎も大して強くな
く，口の周りが柔らかくないから，もちろん丸呑みです。

　ところが哺乳類の口の構造は，咀嚼と哺乳保育に伴なって，
それまで爬虫類にはなかった柔らかい頬を新たに備え（爬虫類
では剥き出しだった上下の顎骨の間に，頬筋が張るようにな
ったのです［後藤 1999, p.22］），それにさらに**口唇**（側壁），**軟口
蓋**（天井）が加わり，それら柔らかい壁に囲まれた**口腔**が鼻腔
と隔てられた閉鎖空間になり（その仕切りとなる軟口蓋は二次
口蓋とも呼ばれます），**気道と食道の完全な分離**が実現します。
おかげで哺乳類は，動物ではじめて口腔内での食物の咀嚼を可
能とする構造を手に入れました。今や，口の中にいっぱい食物
を頬張っても，平気で息ができるのです！　って，そんなこと
がなぜそんなに大事なんでしょう？　申すまでもありませぬ。
哺乳類は生まれ落ちてまずおっぱいを吸いながら呼吸もしなけ
ればならないからであり，長じて成熟後も，大量の食物を食べ
ながら大量の酸素を呼吸することで，恒温化を維持し，酸素代
謝要求の上昇に応えねばならないからなのでございます［Romer
& Parsons 1977=1983, pp.209-10］。

　これと並行して，歯の構造も，哺乳類ではじめて門歯（切
歯）・犬歯・臼歯（大臼歯・小臼歯）に分化し（同形歯→**異型
歯**），口を単なる狩りの道具でなく，不可欠の消化器官にしま
した［Drew 2017=2019, p.248］。とくに臼歯は精巧に進化し，単に
嚙み切るだけだった祖先の歯に徹底的な咀嚼という機能を追加

しました［Ibid., p.249］。そのうえ哺乳類の歯は，爬虫類までのように生え変わることがなくなり（乳歯・永久歯の二生歯性），代わりにどの歯も歯根膜（歯周靭帯）で補強された弾力性ある頑丈な釘植歯となって，咀嚼に耐える構造になっています（爬虫類では，ワニが釘植歯をもつ以外は，歯根（セメント質や象牙質）と歯槽骨が石灰化癒合した骨性癒着歯なので咀嚼困難です）。また哺乳類の成体の歯は，上下の歯が完全に嚙み合うのも特徴です［Ibid., pp.200, 251］。

　おまけに咀嚼に働く下顎骨と咀嚼筋（三叉神経支配）も大きく発達し，なかでも咬筋は哺乳類の特徴となります（それを支持する頑丈にせり出した頬骨弓も，哺乳類の特徴です［Le Gros Clark 1970=1982, p.40；Drew 2017=2019, pp.252-3］）。下顎骨も，哺乳類では嚙む力のパワーアップに耐えうるように，たった１枚の構造に進化します：爬虫類では下顎骨はまだ何と３つの骨，両生類では多数の小さな骨の集合体にすぎません。嚙むだけでもう，砕けてしまいそう。。。

　さらに口腔の内部には，３大唾液腺（耳下腺・顎下腺・舌下腺）が揃い，嚥下前から消化活動が開始されることになります——胃腸に次ぐ第３の消化器官としての口の成立です［宗廣 2011, pp.73, 89］。交感神経が働くほど，舌下腺から粘液性の唾液を出し（ゆえに歯石としてたまりやすい……ってことは，交感神経過剰の方が歯石はたまりやすい!?），副交感神経が働くほど，耳下腺から漿液性の唾液を出します［同 pp.65, 67］。副交感神経は，顔面神経・舌咽神経・迷走神経のこれまた「腹側迷走神経複合体」による支配です。

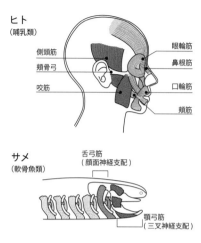

図表4-3　鰓弓筋から表情筋へ
［出村2019, p. 51］を改変。

8　顔の改造

　以上みてきた，哺乳類における吸乳と咀嚼という新たな摂食様式の獲得は，今度は顔の外表面に，<u>顔面の皮筋</u>（しかも横紋筋），つまり顔面筋もしくは**表情筋**（facial muscle）の発達を促します（霊長類以降は特に文字通りの「表情筋」となってきます）。ヒトでは総勢22種43個のこの筋肉は，元はと言えば，軟骨魚類の舌弓（第2鰓弓由来）を構成する筋肉が，哺乳類において頭部表層に広がったものですよ—[*3]［Romer & Parsons 1977=1983, p.462］（図表4-3を参照）。だから支配神経もすべて第2鰓弓由来の顔面神経。鰓弓神経時代に，鰓孔を<u>閉じる</u>動きをしていたその得意技を生かし，顔面筋／表情筋に対しても，開口部を<u>閉じる</u>動きを甲斐甲斐しく担います（たとえば眼輪筋[*4]，口輪筋）。

　このうち例えば頬の筋肉は，臼歯で食物をよく嚙むとき，食物がこぼれ落ちるのを防ぐだけでなく，舌と協力して食物を上下の歯の間にうまく押し込むのに必要です（時々間違えて舌や頬を嚙んでしまうくらい，舌–頬–歯の三者連合は必須です）[日本顔学会 2015, p.36；馬場 2021, pp.61-2]。それを頬筋が裏打ちし，口輪筋が唇を閉じて口蓋が完成したことで，私たちは息をしながら乳を飲み，ゆっくり咀嚼することもできるようになったのです[日本顔学会 2015, p.37；馬場 2021, p.62]。

　鳥類はこれとは反対の運命を辿り，進化の過程で空を飛ぶことに適応した結果，重い歯を完全に消失し（歯は骨より比重が大きい），口で咀嚼することを放棄し，硬タンパク質で軽量の嘴を獲得して，餌をついばみ丸呑みするようになりました。嘴は前方に突出した顎が角質の鞘に覆われたもので，咀嚼を放棄して純粋に食物採取の器官と化したものです（咀嚼が必要な場合には，鳥では「筋胃」とも呼ばれる胃の中の筋性器官「砂嚢」で，砂礫を使って食物をすりつぶします……あっ"砂肝"!?ピンポーン！　そうなんですね）。このため咀嚼に伴なう顔面の筋肉の発達は，鳥には全く必要ありませんでした。かわりに声の表情で勝負です。

　ちなみに，鳥類にはなく哺乳類には特徴的な「皮筋」（skin muscle）とは，筋肉の少なくとも一端が（骨でなく）皮膚につながっている（そのため皮膚を動かすことができる）横紋筋の総称で，哺乳類では顔面の皮筋だけでなく，体幹皮筋も最高度に発達しているのが特徴です：ご存じのとおり，ウマやウシは胴体に群がるハエを，この体幹皮筋をビクッと動かして追い払い続けますよね。イヌも雨に濡れると，胴体の皮膚をブルッと震わせ，水滴をまき散らしてますね。霊長類以降になると，

体幹皮筋は退化してゆきますが（ヒトでは首の前側の広頸筋と手の平の小指側の短掌筋しかなく，あとはいっさい退化），顔面皮筋は発達しつづけます。反対に両生類や爬虫類は，ヘビの体幹を例外として，一般に皮筋がほとんど発達しておらず，皮膚を動かすことはできません；顔面にも目や鼻や口を開閉させる以上の筋肉はなく，筋肉と皮膚の結合もほとんどなかったので，顔にも表情を作れません。

　哺乳類の顔にこれほど皮筋が発達したのは，上記のとおり，咀嚼の発達と吸乳の必要に応じたからでした。しかし，いったん作動し始めると，それらの筋肉の微細な動かし方が，次第に顔の表情，目の表情，声の表情などをつくるものとして，個体間での情動の表現と伝達の格好の手段ともなってゆくのでした。さらに哺乳類の社会がますます複雑化する霊長類以降，体幹皮筋は退化してゆくのに顔面皮筋は発達し続けてきたのは，まさにそれがみるみるコミュニケーション・メディアとしての役割に比重を移していったからにほかなりません。哺乳類が身体全体の姿勢や声で専ら交流したとすれば，サルはそれと顔を組み合わせ，類人猿は顔を姿勢からより独立させ，ヒトになると顔が固有の意義をもつようになりました〔Cole 1998=2011, pp.82, 340-1〕。反面，当初の目的だった咀嚼の力はといえば，ヒトではとくに，ホモ・エレクトゥスによる火の使用や石器製作以降の加熱調理という「文化的進化」（cultural evolution）で消化機能を外部化するにつれ，情けないほど劣化してゆきました〔Henrich 2016=2019, pp.104-10, 428〕）。

　顔面筋の咀嚼・吸乳機能から，表情筋の情動コミュニケーション機能へ——たとえば，口の回りの筋肉は，頬の筋肉や舌の筋肉と協働して，〈上陸革命〉で獲得されていた発声に，多彩

68

で豊かなニュアンスを織り込んでいきました。口の回りや鼻の周囲や頬や目の周りの筋肉は，次第に顔や目に多彩な表情を織り込んでいきました。大頬骨筋と眼輪筋は喜びの笑いを，皺眉筋は怒りで眉を顰（ひそ）めるのを，上唇鼻翼挙筋は嫌悪の顰（しか）め面を，という具合に（各筋肉の部位は，図表4

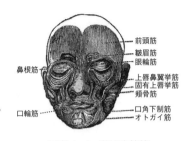

図表4-4　顔面表情筋
※顔には22種43個の筋肉がある
チャールズ・ベルの図譜をダーウィンが
転載したもの
[Darwin 1872=1931, p. 42] より転載

－4で照合して下さいね）。その長大な歴史の果てに，今や私たちヒトの脳は，ヒトの顔に対して，この宇宙に存在する他の何よりも強烈に反応するに至りました。

　しかもその反応の際，私たちは相手の表情に接すると，どんな表情であれ，それだけで暗に相手と同じ表情になってしまうのであり，これはこの方向での研究の草分けウルフ・ディムバーグ（ディンベリ）による表情筋の筋電図測定研究によると，500ミリ秒以内の速さ（怒り顔→皺眉筋では400ミリ秒以内，笑顔→頬骨筋では300ミリ秒以内）でほとんど反射的に（閾下呈示でも）生じ，さらに他者の顔の信頼度は100ミリ秒の間に判断されます [Dimberg 1982；日本顔学会 2015, pp.288, 290]。反対に，表情筋にボトックスを注入して弛緩させると，他者の顔の表情認知能力が有意に低下します [Hennenlotter et als. 2009]。こうして表情は，単に感情を外に表出するだけでなく，相手の表情も動かし，相手の脳をも動かすコミュニケーションの媒体なのです[*5]（同じことは声でも生じるのを14でみましょう）。「顔には，自分自身ではなく，他者を動かす唯一の骨格筋がある。」

[Smith & Scott 1997, p.229]

　ただし，表情が真に表情として機能するようになったのは，ポージェスの想定する哺乳類からというより，霊長類以降に生じるさらにもう一段進んだ解剖学的変化を俟たねばなりませんでした。具体的には，<u>上唇の歯肉からの分離</u>（イヌやネコが笑うに笑えないのは，この分離がないからなのです！），<u>顔面の無毛化による皮膚の露出</u>，そして何より，そうした表情の微細な変化を識別できる<u>視覚の発達</u>等々です[*6]。すなわち，表情の真の確立は〈哺乳類革命〉でなく〈霊長類革命〉を要したというのが正確であるように思われます。しかし今は先を急がず（この論点に関心ある方は，私の前著［津田 2019, pp.159, 176-7, 527-8］をご参照くださいませ），〈哺乳類革命〉に本筋を戻して，顔の表情に起こった変化が声の表情の変化にも生じた事実に照準を移すことにしましょう。

9　発声の獲得

　3でみた，〈上陸革命〉で一部の両生類（カエル）や爬虫類（少数のトカゲ）に生じていた，鰓弓筋由来の喉頭（声帯）の筋肉を用いて行なう**発声**という新しい機能は，〈哺乳類革命〉を経て，ほぼすべての哺乳動物で採用されることになり，生存上さまざまの場面でなくてはならないコミュニケーション手段となりました。

　鳥類（とくに鳴禽類）も哺乳類同様，空気が喉頭を通ることで声を生じ，口（嘴）の開き具合で音の周波数を操り，微細な神経のコントロールを必要とし，さらには同種個体の声を聞いて経験を通じて歌を学び，声の出し方にも文化的な差異すら生じるのですが［Karpf 2006=2008, p.56］，しかし喉頭はあっても声

帯はなく，声を出すのは鳴管という別の特殊器官です。さらに鳥類と哺乳類以外となると，ほとんどの脊椎動物が発声することができません。せいぜい先にみたトカゲとカエル，あとは（鰾で音を出す）少数のガマアンコウぐらいなものです。ただし，発声器官は動物ごとにちがいはあれど，それを制御する神経系のメカニズムはどの脊椎動物でも共通で，どの系統でも菱 脳と脊髄の間にある（ということは延髄周辺の）神経核群が発声に関わります [村上 2015, pp.132-3]。

　発声は，もともと両生類や爬虫類では，専ら発情したオスがメスに交尾を呼びかけるサインとして用いられましたが（その証拠に，ヒトでもなお，喉頭は男性ホルモンの影響で大きくなり，男でより顕著に“声がわり”が生じます）[後藤 1999, pp.60-1]，恐竜にまで至る爬虫類全盛の時代を夜行性の小動物としてサバイバルしなければならなかった哺乳類にとって，オス－メス間の生殖のためは無論のこと，広く同種動物どうしの情報伝達（餌の在処から敵の所在に至るまで），なかでも親－子間の養育，さらには子どもどうしの「あそび」において（第10章でみるように，哺乳類の子どもたちは，お互い飽きもせずホントによく遊びます！），発声はゼッタイになくてはならないものとなっています。

　たとえば母から子への呼びかけでは，有蹄類などではかなり声が重要ですし，ブタでは授乳と母の声とが結びついています [小原 1979, p.87]。子から母への呼びかけでも，とくに生後間もないか弱い子どもにとって，巣から遠く離れることは致命的な事態ですから，「セパレーション・コール」がほとんどの哺乳類の子にみられ（ネズミなど齧歯類では超音波を用います），これを耳にした母親は否応なく回収行動に駆り立てられずには

いません［Branchi et als. 2001］——この反応は，録音した音でも
引き起こせますが，人工的に合成した超音波音では起こせない
ので，自分の子どもの発する超音波パターンをしっかり識別し
ているのが窺えます［Uematsu et als. 2007］。

10　発声の解剖学

　声にこれだけ用途がいろいろ増えたっていうことは，つまり
哺乳類の発声が，それだけ状況に応じた声の調子（プロソディ）のちがいを使
い分けられるようになったっていうことですよね。

　獰猛な爬虫類たち，ひいては恐竜には聴こえない高周波数域
での音声によるコミュニケーションによって，哺乳類は着実に
同種動物間でのみやりとりできる安全空間の維持を確固たるも
のにしたのです。でも一体どんな身体の仕掛けで⁉

　そのためには，ここでもまた，発声を生じる喉頭の構造を見
ないといけません。発声とは，私たちの吐く息を，喉頭の軟骨
群のなかに張られた声帯にぶつけ，そこに生じた衝撃波（これ
を喉頭原音といいます）を，そこから上の声道（咽頭・口腔・
鼻腔）に共鳴させ，さらに舌や唇・歯，ないし頬や顎の動きで
微細な変化を加えることで（構音），生じるものです［Sataloff
1992=1993, pp.86, 88；和田 2012, pp.14, 16-9］。多くの楽器と理屈は同
じ。アコースティック・ギターなら，弦をボロ〜ンと振わせる
のが声帯の振動，空洞のボディを通じて人に聞こえる音にする
のが声道に相当します（ボディの中に砂袋を詰めると，ちっと
も音が聞こえませんよー）。エレキギターだと，空洞の代わり
に電気で増幅してるだけですね。さらにヒトのように言語を話
すとなると，喉頭，声門，軟口蓋，顎，唇，舌を同時にコント
ロールし，呼吸のリズムと声帯の動きをうまく同期させないと

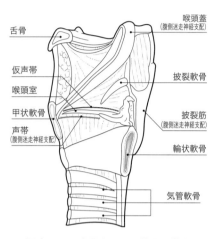

舌骨

喉頭蓋
（腹側迷走神経支配）

仮声帯

喉頭室

甲状軟骨

声帯
（腹側迷走神経支配）

披裂軟骨

披裂筋
（腹側迷走神経支配）

輪状軟骨

気管軟骨

図表4-5　喉頭をつくる軟骨の構造

いけません（"Hello, How are you?" と言うだけで，100個以上の筋肉を一気に連動させるんです）［Karpf 2006=2008, p.113］。

　言語を話すのにも，言語以前の言語として大事な役割を担う声の調子は，抑揚（声の高さが上下するパターン）とアクセントが主な要素ですが，それらは声帯の振動数で決まり，したがって声帯の厚さ・長さ・緊張度によって決まります：たとえば，声帯が長く薄く張りが強いほど，（基本）周波数が高くなり，声も高くなる可能性があります［Ibid., pp.41-3］。この声帯の振動（基本周波数）が咽頭・口腔・鼻腔の共鳴腔に響いた結果（共鳴周波数）が，実際に他個体に聞こえる声の高さです[*7]。

　この哺乳類の発声において，喉頭をつくるさまざまの軟骨は（図表4-5），鰓弓骨の再利用であることは，すでにみましたね。その軟骨群の中に張られる声帯は，内喉頭筋群と呼ばれる5つの筋肉で構成されますが，これもまた鰓弓筋由来です。そして，それらの調節を行なうのは，哺乳類ではじめて明確な形をとる

ようになった（腹側）迷走神経の，さらにその分枝である上喉頭神経外枝（→輪状甲状筋）と，もう1つの分枝である下喉頭神経ないし反回神経（→輪状甲状筋以外の内喉頭筋群のすべて）の協同作業なんです。反回神経の方が内喉頭筋群の大部分を制御し［Sataloff 1992=1993, p.90］，甲状腺の中を通過して両側の声帯を動かす役割を担います[*8]［米山 2011, p.17］。どの筋肉も分類上は随意筋ですが，実際には自分の意志で制御するのはとてもムリ，意識的に発声する場合でも，これらの筋肉そのものを意識して動かすことはできません［同, p.76］。でもこれら内喉頭筋群による喉頭調節が，フル稼働して，多彩な声の変化を創り出すのです[*9]［同, p.80］。

　喉頭は，実は目の周りの筋肉を除くと，人体で一番神経が集まっている部位で，手や顔よりも多いほどなんですね［Karpf 2006=2008, p.35］。そしてその喉頭を支配する神経といえば，何といっても（腹側）迷走神経。有髄のB線維が大半を占める（腹側）迷走神経の枝のなかでも，声帯を支配する反回神経は，ヒトではとくに神経線維が太く，例外的にAβ線維レベル（直径8-10μ）が支配的という，自律神経線維の口径としては破格の域にまで達しています［Schnitzlein et als. 1958, pp.655, 660］（B線維とかAβ線維とかは，神経線維の太さのグレードです。図表3-3を参照して下さいね）。これはヒトにおける言語獲得を抜きには考えられないでしょうが，少なくとも有髄の（腹側）迷走神経支配がどれほど俊敏かつ精細な声の表情を創出するのに必須の装置であるかが窺われるはずです。

　（腹側）迷走神経の支配領域は，心臓・気管支・気管・肺・胸腺などを別にすると，ほとんどこの咽喉部，とくに声帯に限られます。たったそれだけの一神経に，なぜそんなに大騒ぎを

しなければならないのか⁉　なるほどそうですよね。でもそこにこそまさに，単なる腹側迷走神経ならぬ「腹側迷走神経複合体」たる所以があるのです。そもそも声帯は，発声するのを直接に司るのは腹側迷走神経だとしても，つねに同時に三叉神経が下顎と軟口蓋の動き，顔面神経が口唇，舌咽神経が咽頭，そして舌下神経が舌の運動を司ることで，はじめて発声は成立します。筋肉レベルでいえば，内喉頭筋群のほかに，さらに咽頭筋や舌筋，咀嚼筋，表情筋などが連動し，さらには腰筋，腹筋など全身の筋肉まで連動して，私たちの声は生じるのです［米山 2011, p.77］。それらのシナジー的な連動の核になっているのが腹側迷走神経ということなのですね。まさに腹側迷走神経複合体であることによって，全身への連動の源として，腹側迷走神経は固有の重要な意味を担うのです。

11　耳の改造

　さて，同種動物どうしの音声によるコミュニケーションの安全空間が成立できるためには，このように同種動物どうしだけがやりとりする特定の種類の声を発声できるだけでなく，同時にまた，相手が発するその特定の種類の声を聴声できるのでなければなりません。そのためには，〈上陸革命〉がすでに創出していた聴覚システムの構造に，〈哺乳類革命〉は新たな進化を付け加える必要がありました。驚くべきことに，それは何とあの咀嚼の進化と表裏一体のプロセスなのでした。咀嚼？　これまた意表を突く出来事ですね。

　哺乳類における咀嚼の発達の鍵を握るのは，顎の骨の大がかりな再編成です。そもそも顎骨は，図表4-6でその変転ぶりを辿れるように，原始軟骨魚類が〈有顎革命〉で第1鰓弓・第

2鰓弓を変形して顎を獲得して以来，上顎の方形骨，下顎の関節骨，それを支持する舌顎骨で形成されてきたのですが，両生類以降の〈上陸革命〉で，顎関節が頭蓋骨と側頭筋でより頑丈に支持されるようになると，まず上顎と頭蓋を連結する支柱だった舌顎骨（第2鰓弓由来）が用済みになって，中耳（第2鰓孔由来）の耳小骨・アブミ骨（爬虫類・鳥類では耳小柱とも呼ばれます）に聴覚器官として転用されました（アブミ骨の小ささとその位置とが，空気中の振動を捉えるのにうってつけだったのですね [Shubin 2008=2013, p.247]）。さらに〈哺乳類革命〉では，顎関節にかかる力の変化により，方形骨（上顎）−関節骨（下顎）も次第に縮小し [Ibid., pp.98, 244]，歯骨（上顎）−鱗状骨（下顎）に顎関節を移譲すると，自身はやはり中耳のツチ骨・キヌタ骨に転じて聴覚器官に転用され，都合アブミ骨・キヌタ骨・ツチ骨の3つで中耳のなか（鼓室）に連結して，耳小骨連鎖を形成するようになりました [PVT, p.206；Romer 1959=1981, pp.61-2, 128, 149；Romer & Parsons 1977=1983, pp.74, 193-6, 210, 220-2, 285-7, 438-40；三木 1992, p.279]。つまり中耳の再編成は，何と顎の再編成と相携えて進む，二人三脚の歩みだったのですね。

　もっとも，この顎骨からの耳小骨の分離，その前方への（方形骨−関節骨から歯骨−鱗状骨への）顎関節の再編成は，それまで顎関節の支持に拘束されていた頭蓋骨の解放でもあり [PVT, p.206]，おかげで頭蓋骨，特にその中に包まれる大脳は，大きく膨張する足がかりをつかみ，大脳新皮質（neocortex）が優位になっていきます。新皮質は，乳腺や体毛，耳小骨連鎖と同様に，哺乳動物を定義する特徴です。この哺乳類における大脳新皮質のめざましい発展が，やはり哺乳類においてめざましく発展した延髄レベルの「腹側迷走神経複合体」と，どう関

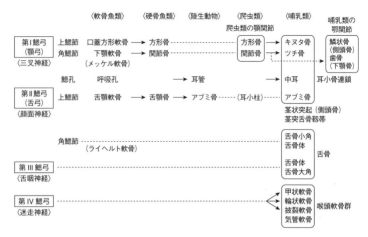

図表 4-6　鰓弓骨の行方

連しあうのか——これはでも，重要すぎて本書では割愛です。
えーっ，それこそ知りたいことなのに〜という方。前著の第
10章以下で詳しく考察しましたので，是非そちらを！

　さてこうして，哺乳類は中耳に３つの耳小骨を持つようにな
ります：両生類・爬虫類はたった１つだけ（アブミ骨を）持ち，
魚類は１つも持たなかったものです［Shubin 2008=2013, p.241］。３
つの骨はみな身体で最小の骨ですが（とくにアブミ骨は，ヒト
でも高さ4mmしかなく人体最小です），いずれも先にみたように，
鰓弓骨のなれの果てだったことを思い出して下さいね。鰓弓骨
は，その一部が〈上陸革命〉とともに喉頭の軟骨に転身し，発
声に関与するようになったのでしたが，別の一部が〈哺乳類革
命〉でさらに聴声にも関与し，音声の発信と受信，つまりそれ
までほぼ無縁だった聴覚系全般に関与して，中核的な役割を果
たすようになったのです。

　以上の鰓弓骨の上陸後の変転ぶりをここでまとめておくと，

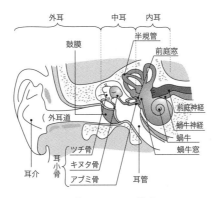

図表 4-7　耳の構造

図表4-6のようになります。

　こうした変転の末に聴覚器官となった中耳は，その入口には〈上陸革命〉から集音選択効果を高める**鼓膜**を備え，鼓膜を爬虫類〜哺乳類にわたって次第に皮膚の奥へと沈めながら**外耳道**という共鳴腔を生成し，その外耳道の入口には〈哺乳類革命〉で集音効果を高める**耳介**を創出しました。こうして哺乳類特有の精巧な耳ができあがったのです（図表4-7参照）。

　この耳の構造により，鼓膜（eardrum＝耳の太鼓！）を揺さぶる音の振動は，テコの原理でぐんぐん増幅されていきます：まず外耳道が音の共鳴器となって約2倍強められ，それが鼓膜で約30倍に増幅され，さらに耳小骨連鎖で約3倍ほど増幅され，内耳の前庭窓から蝸牛部に至る頃には合計180倍にもなるのです。すごいですよね。

　でもそれだけじゃありません。外側から鼓膜，内側から内耳（蝸牛）に挟み込まれた中耳の耳小骨連鎖は，外側からツチ骨につく<u>鼓膜張筋</u>（<u>三叉神経</u>支配）と内側からアブミ骨につく<u>アブミ骨筋</u>（<u>顔面神経</u>支配）に，鼓膜の張力の具合と耳小骨連鎖

の締まり具合を調節されることで，通過する音声に対するフィルターの役割を果たすのです。音量の点でも周波数の点でも，同種動物どうしの音声コミュニケーションのために，最適のレベルに絞り込むためのフィルターです（音の大きさや周波数の変化は，何とナノ（＝10^9）レベルまで捉えることができます*10 [Karpf 2006＝2008, p.37]）。種ごとにそれぞれ異なる最適の周波数帯域をもっており [PVT, p.209]，この周波数帯域の音には重みづけがなされます（同じ音圧の音でも，この帯域内の音の方が大きく聞こえる）[PVT, pp.209, 252]。そんな超絶の仕掛けが隠されているんですね。

　しかもポージェスも深く依拠する画期的な研究によれば，「この２つの筋は骨格筋であり，骨格筋としては身体の中で最小だが，随意筋ではない。」[Borg & Counter 1989＝1989, p.88] つまり意識的コントロールなしに作動します。両者は互いに相反する拮抗的な作用をもっており，ツチ骨につく鼓膜張筋が収縮すると，ツチ骨を鼓膜から内側に引き離し，鼓膜を緊張させるのに対し，アブミ骨につくアブミ骨筋が収縮すると，アブミ骨を内耳の前庭窓（図表４−７参照）から内側に引き離します。しかし両者は同時に収縮し，そうすると鼓膜と耳小骨連鎖，耳小骨連鎖と前庭窓の間が広がって音の伝わりが悪くなり，音量としては巨大音（自分自身の声も含む）から内耳を保護し（正常人でのその反応域値は 70 〜 95dB），また周波数としては（背景の音響空間に溢れる）低周波音をカットして，低振幅の高周波音を選択的に吸収し高周波側に可聴音域を広げます[PVT, p.206]（耳小骨連鎖をもたない爬虫類や鳥類の聴覚は 10000Hz 以下に限られますが，哺乳類は数万 Hz，時には 10 万 Hz を超えるはるかに高い周波数の音を聴くことすらできてしまうので

す［Allman 1999=2001, p. 64]）。音刺激が内耳の蝸牛に達すると，その信号が橋にある上オリーブ核から顔面神経核をへて<u>アブミ骨筋の反射</u>，そして三叉神経運動核をへて<u>鼓膜張筋の反射</u>を引き起こすのです：この両反射はまとめて，「音響性耳小骨筋反射」（stapedial muscle refrex）と呼ばれます。顔面神経麻痺（ベル麻痺）で聴覚過敏や耳鳴りが生じるのも，この反射の欠如によるようです。

　ここで注目してほしいんですが，<u>鼓膜張筋は三叉神経支配</u>，<u>アブミ骨筋は顔面神経支配</u>ですから，これまた三叉神経と顔面神経による「腹側迷走神経複合体」のシナジー的連動なんですよね。腹側迷走神経は直接関与してなくても。しかもアブミ骨筋は哺乳類から出現したものです。鼓膜張筋がつくツチ骨も哺乳類から出現したものです。これに比べ，爬虫類に加え鳥類には，耳小骨連鎖は存在しません。哺乳類はあくまで陸上で外敵の接近をいち早く察知し，身を隠したり走って逃げる必要があるけれども，空に避難できる鳥類は，聴覚より視覚で餌や敵を見つける方向に進化したからです［酒井 2015, pp.130, 143]。

　さらに付け加えるなら，中耳だけでなく耳介もまた，<u>迷走神経</u>の最初の枝が分岐し，鼓膜と外耳道から入力情報を刻々と得るほか，<u>三叉神経第3枝の耳介側頭枝</u>，<u>顔面神経の迷走神経耳介枝への連絡枝</u>，そして鼓膜内面からは<u>舌咽神経の鼓室神経叢</u>も関与する部位です［Wilson-Pauwels 1988=1993, p.147]……あたかも往年の鰓弓神経ファミリーが一堂に会して，旧交を温め合う「腹側迷走神経複合体」の同窓会場のように！　一方，鳥類には耳介もなく，風切音を防ぐために，「耳羽」と呼ばれる羽毛で耳が覆われているだけです。

12 声の安全空間

　こうして哺乳類は，とりわけ同種動物の音声だけを選択的に集音するフィルターとしての性能を磨き上げ，爬虫類の骨伝導では聴こえない高周波域の空中を伝わる音声で，同種動物どうしが安全にコミュニケートできる可能性を手に入れることができ，視覚の使えない夜間に安心して活動できるようになりました ［PVT, pp.206-14, 251；Porges 2003, pp.507-8；Allman 1999=2001, p.66；村上 2015, p.46］。仲間どうし，つがいどうし，親子どうしが，危険な捕食動物に聞かれる心配なく，安心して互いにやりとりすることができるようになりました。なかでも最も安全・安心を保証するのは，哺乳類の脆弱な子どもに対する，母親の声の（高）周波数域とみられます ［Porges 2017b, pp.261-2, 267］。ヒトでもなおそれは，依然として，母親の子守唄の声ではないかとみられます[*11] ［PVT, pp.210, 252；Porges & Pregnel 2011, p.6；Porges & Buczynski 2011, p.13；Porges & Buczynski 2013a, p.7；PoG, pp. 71, 93, 188］。これをポージェスが臨床に応用したものが，LPP から SSP に至る，聴覚を用いた迷走神経刺激療法でした。どんなものなのか，本章の 15 でふれましょう。

　もっとも爬虫類にしてみれば，こうして念入りに確保された，私たち哺乳類の同種どうしの声の安全空間は，聞き捨てならない（でも聞こえない！）怪しい密談謀議にちがいありません。だからこそこれがまさに，哺乳類の打ち立てた画期的な特性，「社会性」の母胎となることができたのでした。高周波音は波長が短いので，近距離でないとすぐ消散し，低周波音は波長が長いので，遠距離まで伝播しますから，前者はいっそう近接する（例えば母子間の）社会的コミュニケーションに好適です

[PVT, pp.210-1]。

　しかも哺乳類の社会の欠かせぬ要点は，<u>個体識別に基づく社会</u>であることです。同種他個体の声による<u>個体識別</u>は，やはり哺乳類の専売特許である<u>高周波域</u>でこそ専らなされます……唐突ですが，実はこれを逆手に取っているのが，いわゆる "オレオレ詐欺" なんですね。ご存じでしょうか。電話での通話は，データを軽くするために，4000Hz以上の音域をカットしているため（多くの会話は500〜4000Hzの範囲に収まる），個体識別をしにくいのです（相手が風邪ひいて鼻声だったりすると，誰だかわかんないことありますよね〜）。おまけに，加齢により聴き取りにくくなる声も，高周波域の音の方からと来てますんで。

　ほかにも耳小骨連鎖のおかげで，哺乳類は餌となる昆虫の<u>高周波音</u>も分析できるようになり，真暗の夜でも，いとも容易に捕まえることができるようになりました［Allman 1999=2001, p.64］。子どもが危険を知らせるときに出す<u>高周波音</u>も，素早く聞き取ることができるようになりました［Ibid.］。逆に<u>低周波音</u>は，哺乳類にとって，今なお生得的に危険の兆候です［PVT, pp.247, 257-8；PoG, p.91］。そんなときは耳小骨連鎖と鼓膜の緊張を緩め，爬虫類など捕食者と結びついた<u>低周波音</u>まで可聴域を広げて，危険に備えます（どの動物でも，概して<u>低周波音</u>は身体が大きいことを示し，身体が大きいとは強いことを示します。イヌでもヒトでも，身体が大きくなるほど声が低くなりやすいですね。声帯や声道が長くなるからです）。このため<u>高周波音</u>の優先は安全の確保される状況に限定されねばならず［PVT, p.211］，こうして声の安全空間は「社会」という安全空間を必需とします。反対に，危機状況でもないのに<u>低周波音</u>の危機モードから切り

替えられないとすれば，これが臨床的にも重要なことに，ポージェスによればいわゆる「聴覚過敏」なのです[*12]。

　以上は哺乳類の社会性において，**聴覚が嗅覚や触覚に劣らず大きな決め手になること**も意味するでしょう。ポージェスによれば，「哺乳動物の社会的コミュニケーションは，かなり聴覚に依存している。」[Carter, Harris & Porges 2009=2016, p.232] 現に，哺乳類（mammals）の定義では，ふつう乳腺（mammary gland）（→乳頭）をはじめ体毛，耳介（，陰嚢）等々の存在が重視されますが，それらの痕跡の失われる化石記録においては，中耳の耳小骨の下顎骨からの分離こそが，今日，哺乳類を識別する最も有力な特徴とされるのです——ポージェスもこの事実に強く依拠します [PVT, pp.203, 286]。そうして**嗅覚や触覚よりも聴覚をこそ，哺乳類の特性として最も重視すること**になります[*13]。

　夜行性の臆病な動物であった哺乳類にとって，昼間に目を閉じて眠れるためにも，聴覚だけが唯一手遅れになる前に危険を警告してくれる感覚系です。ネコの脳波がフラットになるまで麻酔にかけ，そこに犬を招き入れてワンワン吠えさせると，脳波はたちまちまた急上昇するんですよね [Levinson 1990]。私たちヒトも，眠るとき最後まで活動をやめないのが聴覚であり，目覚めたら最初に動き出すのも聴覚であり，そして人生が終わるときも最後まで残るのも聴覚だと言われています [Karpf 2006=2008, p.36]。胎児の時も，私たちの五感のうち発生上最も早く発達し完成するのも，たしかに聴覚なのです [小西 2003, p.63]。

13　免疫系と上咽頭

最後にもう1つ，横隔膜より
上とされる腹側迷走神経の支配
領域として，心臓や気管・気管
支・肺，そして咽喉部に加えて，
ポージェスが2003年頃より「胸
腺」も挙げるようになっている
［PVT, pp.219, 266；Porges 2003,
p.506］ことを指摘しておきまし
ょう。

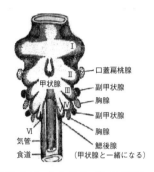

図表4-8　ヒト胎児（約6週令）
の鰓嚢（I〜VI）と，
そこから生ずる腺組織
［小林 1980, p. 131］より転載

　胸腺（thymus）は私たちの免疫系の総中枢で，T細胞（T
リンパ球）を厳しく教育して一人前に分化させる役割も担って
います（T細胞のTは"thymus"の頭文字から取られました）。
HIVが危険なのは，こうして送り出された免疫系の司令塔と
もいうべきヘルパーT細胞（CD4）に感染し死滅させてしま
うからなのですね。ところで実はこの胸腺，元はと言えば，
（第3の）鰓嚢（branchial pouch），つまりあの第3鰓弓と第4
鰓弓の間のくびれから発生する器官であり，発生初期から（第
4鰓弓を司る）迷走神経の支配を受けているのです。すなわち
腹側迷走神経は，免疫系の総中枢とも切っても切れない不可分
の関係にあるのです！

　ちなみに胸腺のみならず，咽喉部の内分泌系・免疫系の諸器
官は，鰓嚢（鰓弓間のくびれ）に発生するものが少なくありま
せん（図表4-8のとおり）［小林 1980, pp.108, 130-1, 148, 294］。第1
の鰓嚢は鼓室（中耳腔）と耳管を形成しますが，第2の鰓嚢は
口蓋扁桃腺，第3の鰓嚢は下上皮小体（副甲状腺）と胸腺，第

4の鰓嚢は上上皮小体（副甲状
腺）と鰓後腺（甲状腺に合体して，
その傍濾胞細胞＝C細胞となる）
を形成し，すべてひっくるめて
「鰓性器官」と総称されるほどで
す［Sadler 2010=2010, pp.282-4, 302；
Shubin 2008=2013, p.136]。甲状腺は，
鰓嚢でなく舌表面の上皮の増殖に
由来しますが，発生の過程で気管
輪の前面の高さまで下降してきて
鰓後腺と合体します［Sadler
2010=2010, p.303]。第2鰓嚢（第2

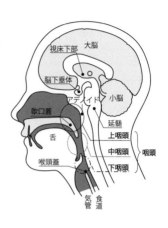

図表4-9　上咽頭の位置

鰓弓と第3鰓弓の間のくびれ）から発生する口蓋扁桃腺には舌
咽神経（第3鰓弓由来）の枝が来ます。甲状腺はその中を（腹
側）迷走神経の分枝たる反回神経が通ります［米山 2011, p.17]。

　こうしてみるなら，鰓嚢由来のこれら重要な内分泌系・免疫
系諸器官も，鰓弓神経由来のファミリーであった「腹側迷走神
経複合体」の，少なくとも親戚メンバーぐらいの参加資格は認
めてやってもいいのではないでしょうか。

　いやそればかりではありません。これら独立化した器官にと
どまらず，とくに上咽頭部（図表4-9）——PCR検査する時
のあの"鼻の奥"の場所ですよぉ——には三叉神経第2枝（上
顎神経），顔面神経の副交感神経由来の翼口蓋神経節，そして
舌咽神経，腹側迷走神経と，ここでもまた「腹側迷走神経複合
体」がほとんど一堂に会し，しかも求心性の舌咽神経・迷走神
経の無髄神経線維も豊富にここから戻っていくのです［進1992]。

　この上咽頭部を刺激すると，さまざまな諸症状（耳鼻咽喉科

の局所症状のほか，頭痛・肩こり・首こり・上背部痛，慢性
咳・慢性痰などの呼吸器症状，自律神経障害や一連の「機能性
身体症候群」から各種自己免疫疾患まで）に著効を示すことが
わかっており，それはほかならぬこの国で「上咽頭擦過療法」
ないし「Bスポット療法」として行なわれ［山崎 1961；堀口 1966；
堀口 1984］，後に本章の **15** でみるように，既存の「迷走神経刺
激療法」（VNS）と並ぶ，いわば日本発の迷走神経刺激療法と
して展開してきたものです。そしてその効果の機序については，
今日ほかならぬポリヴェーガル理論（についての拙著の解説
［津田 2019］）が大幅に用いられている［堀田 2021］ことも付け加
えておきましょう。

14　統合された社会的関与システム

　さてここまで「腹側迷走神経複合体」の神経解剖学的な根拠
とその働きの具体的なありさまとを詳しく見てきました。呼吸
のリズム，心拍のリズム，頭部の傾き・回転，顔の表情（アイ
コンタクト[*14]），発声，聴声，そして内分泌・免疫系から上咽
頭の働き……。これらがそれほどに重要な，ポリヴェーガル理
論の死命を制する部分だからです。

　しかもここで同時にもっと重要なことは，これら1つ1つが
どれも互いに他と連動して働き，連動せずには働けず，つねに
シナジー的な統合のうちにあることです。呼吸と心拍のリズム
の同期（RSA！）や発声と聴声の表裏一体（声を出すことは
自分の声を聴くことであり，他者の声を聴くことは自分の内な
る声を発することである）はもちろんのこと，呼吸のリズムが
おだやかであれば，心拍のリズムもおだやかであり，そうであ
れば顔の表情も柔らかになり，ゆったりと相手に頭を向け，柔

らかく抑揚に富んだ声を発し，またそんな仲間の声を聞き分け，おまけに内分泌系や免疫系もおだやかに安定し……おお何たることでしょう，その実にどの１つも他に背くことはきわめて難しいのです。現に私たちは，おだやかな心拍のリズムで金切り声を上げたり，にっこり微笑みながら怒声を浴びせたり，息を荒らげながらやさしく小首を傾げたり，そっぽを向いて抑揚に富んだ声に聞き入ったりなど，どんなに頑張ってもできないのですよねぇ。

　反対にパーキンソン病の患者さんが，訓練等で顔の筋肉を再び動かせるようになってくると，声やボディランゲージも一緒に生気を取り戻してきますよー。

　これらの驚くべき連動を背後で支えるのは，「腹側迷走神経複合体」を構成する三叉神経（第Ⅴ脳神経），顔面神経（第Ⅶ脳神経），舌咽神経（第Ⅸ脳神経），迷走神経（第Ⅹ脳神経），副神経（第Ⅺ脳神経）５つの脳神経の連動であり，これをもってポージェスは，「腹側迷走神経複合体」の「統合された社会的関与システム」（integrated social engagement system）と呼ぶのです〔PVT, pp.56-7, 59, 124-5, 189-90, 202, 204-5, 270, 288；Porges 2003, p.511〕。あるいは「脳－顔－心臓回路」（brain-face-heart circuit）〔PVT, pp.249, 265-6〕，さらに2009年以降は「顔－心臓コネクション」（face-heart connection）〔PVT, pp.57, 124, 126, 204, 249, 265-6, 286；Porges 2007, p.121；PoG, pp. xⅵ-ⅶ, 138；Porges 2018b, pp.54-7〕とも。そしてその統合の度合は，心拍と呼吸の同期の産物にほかならぬ，あのRSAにて測定可能です。

　この統合のさまを，あらためて発声と聴声の表裏一体ということで考えてみましょう。ちょうど8で表情知覚のときにみたのと全く同様に，私たちは誰かに向けて発声するとき，同時に

自分の声を聞いており，たえず自分の声を聴覚で確かめながら
発声しています：そうして自分の話した声の，発音や声の大き
さを聴覚が１つ１つ瞬時に判断して，次の音への指令を出し，
無意識のうちに100以上もの筋肉を動かして，声帯周囲の筋肉
や口腔，唇の形，呼気流の速度や量を調節するのです（これが
いわゆる「聴覚フィードバック」ですね）。反対に他者の声を
聴くとき，私たちは自分の中で秘かに声を発しており，たえず
自分の内なる声でなぞりながら相手の声を聴いています。発声
あるところに聴声あり。聴声あるところに発声あり。けだし至
言ですねぇ。

　ではそのとき神経系で何が起こっているか？　声を発するの
に喉頭で声帯筋の緊張具合を調節する腹側迷走神経と，声を聴
くのに中耳で鼓膜張筋・アブミ骨筋の緊張具合を調節する三叉
神経・顔面神経とが，たえずシナジー的に連動し，「腹側迷走
神経複合体」をなしているということです。自分が声を出して
腹側迷走神経を働かせているとき，鼓膜張筋・アブミ骨筋も働
きますし（聴声に働くアブミ骨筋は，発声のために喉頭筋群を
制御する回路とも共通の要素を含んでいます［Borg & Counter
1989=1989, p.94]），他者の声を聴いて鼓膜張筋・アブミ骨筋を働
かせているとき，腹側迷走神経も働くのです［PVT, pp.202, 212]。
のみならず，アブミ骨筋を司る顔面神経は口輪筋や前方開口の
２つの表情筋も制御し，鼓膜張筋を司る三叉神経は口を横に引
く咬筋も制御します。ひいては，顔面の他の筋群の制御とも連
動するでしょう［Porges 2003, p.511]。そのうえ，これらの連動は，
さらに心臓－呼吸の連動的調節機能（RSA！）とも密接に連
動するというのが，ポリヴェーガル理論の核心部分でした。私
たちは何と，一息一息声を発する／聴くたびごとに，それと意

識することなく，そのつど文字通り「腹側迷走神経複合体」の
シナジー的な協同関係を実現しているのです。そしてその実現
度は，RSA にて測定可能です。これが「統合された社会的関
与システム」ということです。

15　迷走神経刺激

　だったらこれって逆に，この5つの脳神経のどの1つを刺激
しても，「腹側迷走神経複合体」全体の連動性，すなわち「社
会的関与」システムを起動することができるってことにもなっ
てこないでしょうか⁉　そう，まさしくそうなんです。迷走神
経そのものを刺激しなくても，迷走神経はおろか，「腹側迷走
神経複合体」全体まで刺激できてしまうっていう耳寄りなお話
が，現にありえてしまうのです。

　もちろんすでに以前から，（求心性）迷走神経そのものを電
気刺激することで，脳の病変の治療に役立てようという，その
名も「迷走神経刺激療法」（VNS）なる試みはさまざまに行な
われてきました。ていうか今では，医学的にもてんかんやうつ
の治療に応用され，保険診療も着実に進んでいるのですね（詳
しくは前著をご覧下さい［津田 2019, pp.163-6]）。ただ電気刺激の
デバイスの関係上，オペをしないといけません。そこで以前か
ら，オペなしでも迷走神経以外の刺激から迷走神経，ひいては
「腹側迷走神経複合体」全体にアプローチする手立ても追求さ
れてきました（もっとも VNS 陣営も負けずに，つい最近，オ
ペなしで行なえる「非侵襲性迷走神経刺激療法」（NVNS）を，
まずは喘息や群発頭痛・片頭痛で実用化し始めていますが）。

　何よりポージェス自身が，専ら中耳への聴覚刺激による三叉
神経・顔面神経の活性化をとおして「腹側迷走神経複合体」に

働きかける臨床応用に尽力してきているのは，折にふれてみてきたとおりです。1990 年代末に開始された"Listening Project Protocol"（LPP）から，2016 年以降の"Safe and Sound Protocol™"（SSP）に至る臨床応用研究がそれです［Porges 2003, p.511；Porges & Buczynski 2011, pp.21-4；Porges, Macellaio, et als. 2013；Porges, Bazhennova et als. 2014；PoG, pp.87-92］。フランスの耳鼻咽喉科医アルフレッド・トマティスの「トマティス・メソッド」にも非常によく似ており，基本パターンは主に女性のヴォーカル音楽を次々に 1 回 60 分，連続 5 日間ヘッドフォンで聴くだけのものなんですが（最近は 1 回の時間や 5 日間の間隔は，クライエントに応じて適宜調整されます），その音源にはコンピュータ変換が施され，母親の子守唄にみられるような周波数帯域が誇張され，抑揚に富み調子の変化に富んだ歌声になるよう調節されています。主に ASD 児を対象に行なわれ，ポージェスによれば約 200 人中 60％の子で聴覚過敏が顕著に改善し，そのほか言葉の遅れ，叫声や平板な口調などにも効果が得られたとのことです［PVT, pp.18, 217-25；Porges 2003, p.511；PoG, pp.87-92］。近年はトラウマ・サバイバーにも適用が始められ，あわせて 2020 年からは，プログラム構成も洗練されたうえ（基本プログラムを"Core"とするほかに，準備プログラムとして"Connect"，フォローアップとして"Balance"の 3 種類の編成），スマホ配信で聴けるアプリも開発され，自宅にいながら体験できるようにもなりました。実は私，これ時々 BGM にしてこの原稿書きました〜♬

　また，ポリヴェーガル理論に立脚するボディセラピーを展開するスタンレー・ローゼンバーグは，とりわけ副神経を中心に働きかけるボディワークをとおして「腹側迷走神経複合体」を

活性化する方法を開発してきています［Rosenberg 2017=2021］。
13でみた，日本発の迷走神経刺激療法である山崎春三や堀口
申作による「上咽頭擦過療法」ないし「Bスポット療法」もま
た［山崎 1961；堀口 1966, 1984；堀田 2021］，その予防的な簡略版で
ある「鼻洗浄療法」（つまり生理的食塩水による"鼻うがい"）
も含めて，上咽頭への刺激で<u>三叉神経</u>・<u>顔面神経</u>・<u>舌咽神経</u>・
<u>迷走神経</u>の活性化をとおして「腹側迷走神経複合体」に働きか
ける，効果的な方法とみることができましょう。より古くは，
わが東洋医学において，胸鎖乳突筋付近に刺鍼して通電すると
いう，最もシンプルで非侵襲的な<u>迷走神経</u>（＋<u>副神経</u>？）電気
刺激療法がとっくの昔から存在してきたことも見逃せません。

　いずれにせよ，これらどの治療技術も，多かれ少なかれ「**腹
側迷走神経複合体**」の統合された「**社会的関与**」システムを賦
活するものである点では，どれも共通しているのです。「腹側
迷走神経複合体」のどの一角を刺激するだけでも，その複合体
の統合された全体を活性化し，そうして身体全体，心身全体を
整えることができるのですね。

第 5 章

交感神経／副交感神経
〜自律神経系とは何か〜

　さてこうしてポリヴェーガル理論は，副交感神経の80％を
占める迷走神経が2種類あるという発見に基づき，「背側迷走
神経複合体」「交感神経系」「腹側迷走神経複合体」の3つの成
分からなる新たな自律神経理論を展開することになります。早
速そこへ一目散に飛んで行きたいところですが，その前にまず，
その意義をよく知るためにも，ポリヴェーガル以前の伝統的な
自律神経論，そしてそれをとおして，自律神経なるものがそも
そもどういうものなのかについて，理解を深めておきたいと思
います。そうしておくと，ポリヴェーガル理論もより奥行き深
く理解することもできるでしょう。

1　自律神経というシステム

　「自律神経（系）」っていう名前は，草創期の神経学者ラング
レーによって1898年に命名されました［鈴木 2015, pp.4, 6］。それ
までは，動物の植物的な部分（内臓！）を制御する神経という
意味で，1807年にライルの名づけた「植物神経系」という名
称がよく使われてたんです［安田 1993, pp.25, 103；鈴木 2015, pp.4, 6］。
ポージェスも，背側の迷走神経をはじめ「植物的な迷走神経」
と呼んでいた（前章）のを思い出して下さい。こんなちょっと

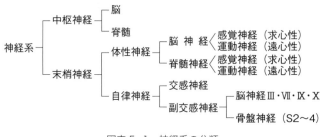

図表5-1　神経系の分類

した呼び名にも，自律神経の伝統的な部分をより強く受け継いでいるのが背側迷走神経であるっていう片鱗が窺われます。この植物的な部分を，私たちの意識的な意志とは独立に，「自律」的に制御している神経だというので，この「自律」的な働き方の方が，「植物」的という対象の種類よりも重視されて，ラングレーによって「自律神経」と呼ばれるようになったのでした。

　しかし「自律神経」という以上，自律神経ではない神経もあるわけですよね。それは「体性神経」といわれます（図表5-1を参照）。「自律神経」と「体性神経」を合わせると「末梢神経」，第2章でスネ毛とか言ってたものです。もっともあそこで，スネ毛として図表2-1に描かれたのは「体性神経」の方だけで，「自律神経」のスネ毛は図示されませんでしたが。「末梢神経」のスネ毛に対して，「中枢神経」が脳と脊髄。「中枢神経」は「中枢神経」の中どうしでだけつながり合うものを言いますが，「中枢神経」から外に出て身体各部に行くのが「末梢神経」ということになります。

　その「末梢神経」のうち，「体性神経」は基本的に身体外部の環境と関わるのに必要な対外的な情報処理を行なう神経系で，

大きくは「感覚神経」（求心性神経）と「運動神経」（遠心性神経）に分かれます。「自律神経」は，むしろ基本的に身体自身をそのつどの状況において最適な状態（ホメオスタシス～アロスタシス[*1]）に維持するのに必要な情報処理を行なう神経系で，さまざまな性格のちがいから「交感神経」と「副交感神経」（とさらにその両者からも自律的な「腸（管）神経系[*2]」）に区別され，「交感神経」と「副交感神経」は拮抗的に働くことが見い出されました［鈴木 2015, p.6］。これも1905年，ラングレーの業績です。これが今日に至るまで一般にもよく知られる，伝統的な「交感神経系／副交感神経系の対抗的二元論」の起源です（別名"バランス理論"とか"シーソー理論"とも呼ばれます）。

　ただラングレーは，その際，どちらの場合も自律神経は遠心性しかない神経として定義していたのですが［同, pp.6, 12, 48；佐藤・鈴木 1992-6, (3) p.9］，その後多くの研究の結果，今では自律神経も遠心性と求心性，つまり体性神経と同様に「感覚神経」と「運動神経」をもつことが定説になりました。

2　交感神経と副交感神経

　では「交感神経」と「副交感神経」はどのように性格がちがうのでしょう。「副交感神経」線維なんてものはないんだ，と主張する研究者もあるのですが，でも両者の間には，少なくとも4つの異なる特徴をあげることができます。

　第1に出所がちがいます。「副交感神経」線維は脳幹（中脳・延髄）と仙髄（つまり脊髄の仙骨部分）から，「交感神経」線維は胸髄・腰髄（つまり脊髄の胸部・腰部）から出力します。このため前者は頭仙系（cranio sacral !），後者は胸腰系とも

呼ばれます。

　第2に行程もちがいます。自律神経系では，そこから出た神経線維がどちらも途中で神経節でいったん中継されるのですが（体性神経系の末梢神経では神経節の中継なく直行する），その神経節が，「副交感神経」線維では出所から遠く（標的器官に近く），「交感神経」線維では出所に近く（標的器官には遠く），つまり前者では神経節に至るまでの節前線維が長く（神経節を出て以降の節後線維が短く），後者では節前線維が短い（節後線維が長い）のです。だから前者では，各器官の働きが比較的独立し，後者では各器官の働きが比較的連動しやすくなります。ラングレーがはじめて「交感神経」と「副交感神経」を区分したときに，基準としたのもこの特徴でした［Gershon 1998=2000, pp.30-3］。ちなみにどちらにおいても，節前線維は髄鞘化されて伝導速度は速く，節後線維は髄鞘化されておらず，伝導速度は遅いので［Ibid., p.31］，「交感神経」よりも「副交感神経」のほうが効果の発現が速く正確ということになります［Ibid., pp.31-2］。さらには「腹側迷走神経」のように，「副交感神経」には節後線維も髄鞘化されている場合があって，いっそう伝導速度は速くなりうるのです。

　第3に分布様式がちがいます。前者は消化管をはじめとする内臓臓器との関係が深いのに対し，後者は血管（動脈）に沿って走り，側枝も出すというように，血管と密接な関係をもっています。

　第4に出口の様子もちがいます。各々の神経線維の終末で放出される神経伝達物質が，おおむね前者ではアセチルコリン（コリン作動性神経線維），後者ではアドレナリンまたはノルアドレナリン（アドレナリン作動性神経線維）とちがっています。

```
    ┌─────────────┐          ┌─────────────┐
    │   交感神経系   │          │  副交感神経系  │
    └─────────────┘          └─────────────┘
```

能動性（activity）　　　　　　　受動性（passivity）
環境に働きかけるモード　　　　　　環境から退くモード
環境を変える　　　　　　　　　　環境が変わるのを待つ
自分の方が動く（アクセル）　　　自分を静かに保持する（ブレーキ）
制御可能性　　　　　　　　　　　　　持続可能性
緊張・覚醒　　　　　　　　　　　　　弛緩・鎮静
自由・自律　　　　　　　　　　　　　静穏・安寧
闘うか・逃げるか　　　　　　　凍りつき〜シャットダウン

図表5-2　自律神経系の２つの成分

交感神経系と副交感神経系の２つの成分からなる。
互いに相反する働きをもつが，どちらも生存のために必要。

　以上のように両者は，まず物質的な次元でも，明確に４つの
異なるあり方を示しています。しかし，さらに機能的にみると，
「交感神経」は身体が環境に能動的に関わろうとする時に，そ
の身体を動きやすく支えるのに働くとすれば，「副交感神経」
は身体が環境から受動的に退いて，その身体を静かに支えるの
に働くという決定的なちがいがあります（図表5-2）。

　「交感神経」は一般に緊張・覚醒で特徴づけられますよね。
それは能動的に環境に働きかけるモードだからです。自分の方
が活発に動いて環境を変えようとするので，しばしば「アクセ
ル」に譬えられますが，その本懐は制御可能性（controlabili-
ty），いわば自由・自律にほかなりません。追い詰められた状
況になると，それは"火事場のバカ力"，さらには"闘うか逃
げるか"として現われます。"闘うか逃げるか"だけをみると，
「交感神経」は悪者にされやすいですが，もし「交感神経」が
働かなければ，私たちは朝のすっきりした目覚めも失わねばな
らないでしょう。

　反対に「副交感神経」は，一般に弛緩・鎮静で特徴づけられ

ますよね。それは受動的に環境から退くモードだからです。自分は動かずに環境の方が変わるの待ち，その自分を静かに保持しようとするので，しばしば「ブレーキ」に譬えられますが，その本懐は持続可能性（sustainability），いわば静穏・安寧にほかなりません。追い詰められた状況になると，それは"凍りつき"，さらには"シャットダウン"として現われます。"凍りつき"や"シャットダウン"だけをみると，「副交感神経」は悪者にされやすいですが，もし「副交感神経」が働かなければ，私たちは夜のゆったりした眠りも失わねばならないでしょう。

3　リズムとバランス

　もちろんどちらも生存のためにゼッタイに必要であり，どちらもそのつど最適な身体の状態を実現するために欠かせず必要です（ですからメディアによくある「交感神経」＝悪玉説みたいなのには，くれぐれも惑わされないで下さいね！）。さて，互いに相反しながら，しかもどちらも欠くことができないとすれば，そこに生じるのは2つの間のリズムとバランスでなければなりません。そんなわけで自律神経系は，このリズムとバランスが円滑に維持されること，つまり「交感神経系」の能動的に環境に関わる緊張・覚醒と，「副交感神経系」の受動的に環境に関わる（環境から退く）弛緩・鎮静とが，どちらも等しい重みをもって行ったり来たりできることが非常に重要になってきます（図表5-3）。

　実際，「交感神経系」と「副交感神経系」のリズムは，どの個体にも共通して，何も手を加えずとも，自然界のさまざまなリズムと多重に連動して，バイオリズムを形成しているのです。たとえば昼間（私たち昼行性の動物では活動時間）と夜間（私

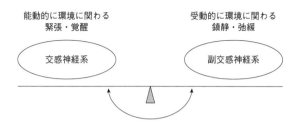

能動的に環境に関わる
緊張・覚醒

交感神経系

受動的に環境に関わる
鎮静・弛緩

副交感神経系

図表5-3　自律神経系のリズムとバランス

交感神経系と副交感神経系の2つの成分からなり，
両者のリズムとバランスによって成立するとされてきた
（そのリズムによって環境との関わり方が変化する）

たち昼行性の動物では休息・睡眠時間），寒冷時（基本的には冬）と温暖時（基本的には夏），気圧の高い時（大気中酸素濃度が濃い時）と気圧の低い時（大気中酸素濃度が薄い時）[*3]，青色側（とくに朝日）の光と赤色側（とくに夕日）の光[*4] などの交代に合わせて，自律神経系では「交感神経系」と「副交感神経系」の交代が生じます。いわゆる「概日リズム」(Circadian Rhythm) その他のリズムですね。さらにもっと短い周期でも，昼間も夜間も，約90分周期で「交感神経系」と「副交感神経系」が交代するリズムもくり返されています。こちらは「超日リズム」(Ultradian Rhythm) といわれています（図表5-4）。

「超日リズム」で最初に見つかり，最もよく知られているのは，睡眠のリズムですね。1952年にクレイトマンが発見したレム睡眠 [Aserinsky & Kleitman 1953] が，図表5-5のように約90分周期で反復し，約90分周期で眠りが浅くなったり眠気が来たりするのは，みなさん経験上よくよくご存じのことですよね。

ところが，睡眠中に覚醒によく似たレム睡眠が生じることか

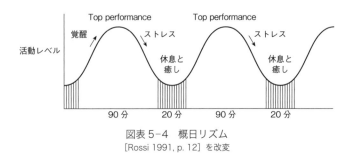

図表 5-4　概日リズム
[Rossi 1991, p. 12] を改変

ら，逆に覚醒中に睡眠によく似た休息期があってもおかしくは
ないのではないかと直感したクレイトマンは，「休息 – 活動基
本周期」（Basic Rest-Activity Cycle：BRAC）の仮説を提起し
[Kleitman 1963]，これをまず消化機能のリズムから発達してき
たものとみていたようですが [堀 2000, p.10]，以来，後続の研究
者たちにより，実際に絶食中のヒトでの胃の収縮周期が，デ
フォルトで放置しておくと 80–140 分の範囲であること，そして
腎機能による尿量や尿中電解質濃度も，心拍数も，瞳孔径も，
90 分周期のリズムで増減することなどが続々と明らかになっ
てきたのです [Kripke 1982；Lavie 1982]。さらには，私たちの注
意力・集中力もだいたい 90 分周期であることは，セミナーや
授業を受けるときの休憩時間のタイミングで痛感済み。これを
超えるとどんなに睡魔が襲ってくるか，これまた皆さんよ〜く
ご存じのところですよね（苦笑）。

　しかし以上は，基本的に，どの個体にも共通に作動するリズ
ムです。ところが多くの場合，個々の個体は，他の個体と関係
なく，そのつど自分の必要に応じて，「交感神経系」／「副交
感神経系」のスイッチをたえず切り替えます。環境に働きかけ，
自分の方から環境を変える必要があるときは（能動的対処），

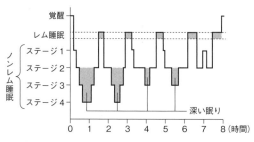

図表5-5　睡眠の超日リズム（Ultradian Rhythm）

「交感神経系」にスイッチを入れ，全身のエネルギーを動員して消費し（異化作用），反対に，環境に働きかけるよりも，自分を保持する必要があるときは（受動的対処），「副交感神経系」にスイッチを入れて，全身のエネルギーを節約して保存します（同化作用）。この分け隔てなき往復運動が，自律神経系の健全な（心地よい）働き方です。そして，どちらかに行きっ放しになったり，両者を乱高下したりするのが，病んだ（心地よくない）働き方のときです。

4　身体レベルの反応の諸相

　では「交感神経系」が働くとき，「副交感神経系」が働くとき，それぞれ身体はどのような生理的反応を示すでしょうか？詳細は図表5-6のとおりですが，いくつかのポイントでまとめてみると，こんなふうに言うことができます。

　まず身体運動の原動力となる骨格筋（体性筋）が，能動的に動く「交感神経」では緊張し，受動的で動かない「副交感神経」では弛緩します。そして緻密な身体運動を遂げるために，注意のあり方が，「交感神経」では集中し亢進し（瞳孔が散大して多くの光を受容し，かつ毛様体筋が弛緩して遠くまでを見

図表 5-6　交感神経系と副交感神経系の各器官への影響

		交感神経	副交感神経	
眼	瞳孔	散大	縮小	Ⅲ
	眼球	突出	後退（？）	
	毛様体筋	弛緩	収縮	
涙腺		軽度分泌	分泌	Ⅶ
唾液腺		軽度分泌（粘稠性）	分泌（漿液性）	Ⅶ, Ⅸ, Ⅹ
心臓	心拍数	増加	減少	Ⅹ
	心筋	収縮力増加	収縮力低下	
	刺戟伝導系	速度増加	速度減少	
気道・肺	気管支	拡張（筋弛緩）	収縮（筋収縮）	Ⅹ
	腺	分泌抑制	分泌促進	
	呼吸運動	吸気	呼気	
肝臓	グリコーゲン	分解（糖新生）：異化作用	合成：同化作用	Ⅹ
	胆汁分泌	抑制	促進	
胃腸	蠕動運動	抑制（平滑筋弛緩）	促進（平滑筋収縮）	Ⅹ
	腺	分泌減少	分泌促進	
	括約筋	収縮	弛緩	
膵臓	膵液	分泌抑制	分泌促進	Ⅹ
	インシュリン	分泌抑制	分泌促進	
副腎髄質		カテコールアミン分泌	―	
腎臓	尿生成	抑制	促進	Ⅹ
	ホルモン	レニン分泌	―	
膀胱	排尿筋	弛緩	収縮	pelvic
	括約筋	収縮	弛緩	
生殖器	陰茎	弛緩	勃起	pelvic
	射精	促進	―	
	陰核	弛緩	勃起	
	膣	分泌抑制	分泌促進	
	子宮	収縮増強	弛緩	
汗腺	分泌	促進	―	―
	濃度	濃くなる	薄くなる	
立毛筋		収縮（鳥肌が立つ）	―	―
血管	全身血管	収縮（ノルアドレナリン作動性）	―	―
		拡張（コリン作動性）	拡張（顔面の皮膚・粘膜, 生殖器官など）	Ⅶ, pelvic
	冠血管	拡張	収縮	Ⅹ
	脳血管	収縮	拡張	Ⅶ
骨格筋	血流量	血流増加	―	
	糖	グリコーゲンの分解	―	
皮膚		血管収縮	血管拡張（前額～眼窩部）	Ⅶ
皮下脂肪		減少（異化作用）	増加（同化作用）	
白血球	総数	増加	減少	
	性状	単球・顆粒球増加	リンパ球増加	

る），「副交感神経」では<u>拡散</u>し<u>低下</u>します（瞳孔が縮小して受容する光を絞り，かつ毛様体筋が収縮して近くだけを見る）。全身にエネルギーを動員する心臓の活動は，「交感神経」では亢進し（頻脈・動悸・血圧上昇），「副交感神経」では低下します（徐脈・血圧低下）。同様に酸素を取り入れる呼吸の活動も，「交感神経」では亢進し（気管支拡張・呼吸促迫・吸気優位），「副交感神経」では低下します（気管支収縮・呼吸緩徐・呼気優位）。反対に身体運動時には妨げになる内臓（主に消化器・泌尿器）の活動は，「交感神経」では低下し，「副交感神経」では亢進します。同時に平滑筋（内臓筋）も，「交感神経」では弛緩し，「副交感神経」では緊張します。結果として，「交感神経」では体温上昇，ほてり，発汗が生じ，「副交感神経」では反対に，体温低下，冷え，むくみが生じるでしょう。

　単純明快ですよね。図表5-6を受験勉強の丸暗記みたいにムキになって覚え込まなくても，原理さえ飲み込めば覚えるのも朝飯前ですよ〜。要は，一番極端な〝闘うか逃げるか〞の時に身体の各部位はどう働くかを考えるのです。これが「交感神経」で，それを反対に裏返すと「副交感神経」になります。これをしっかり頭に入れておくと，ポリヴェーガル理論の理解の基礎となるだけでなく，自分自身や身近な親しい人の〈からだ〉と〈こころ〉の絡み合う問題をみるうえでも，強力な助っ人になってくれること請け合いデス！

　ただし，ポリヴェーガル理論の立場からこれを用いるときには，スタンスが少し異なるので，ちょっとだけ注意が必要です。すでに前章でみたとおり，ポリヴェーガル理論は副交感神経（迷走神経）にさらに2種類を考えるのでしたね。植物的な迷走神経とはじめに呼ばれた<u>背側迷走神経</u>の方が，かつて植物神

経系と呼ばれていた伝統的な自律神経系の副交感神経の性格を受け継いでいます。なのでポリヴェーガル理論は，交感神経系／副交感神経系のシーソーのような二元的対抗関係（バランス）を否定するのではないのですが，ただ交感神経系／副交感神経系の関係をむしろ交感神経系／背側迷走神経複合体の関係とみなし，さらにその両者の関係の背後に働く腹側迷走神経複合体（社会的関与システム）の作用を重視するのです。ですからこの表を見る時には，「副交感神経」のところを，おおむね背側迷走神経複合体の方の働きとして理解して下さい[*5]。では具体的に，背側迷走神経複合体と腹側迷走神経複合体，そして交感神経系はどのように作動するのでしょうか？　それをいよいよこれから第6章で検討することにしましょうー‼

第**6**章

‼‼‼‼‼‼‼‼‼‼‼‼‼‼‼‼‼‼‼‼‼‼‼‼‼‼‼‼‼‼‼‼‼‼‼‼‼‼‼

自律神経の３段階論

〜「ポリヴェーガル」のダイナミズム〜

1　自律神経の階層的三元論

　迷走神経は副交感神経系の 80％を占めます［PVT, pp.81-2］。その迷走神経が第２章で詳しくみたように，「背側迷走神経複合体」・「腹側迷走神経複合体」の２種類のシステムをつくるとすれば，副交感神経系には，"背側迷走"の副交感神経系と，"腹側迷走"の副交感神経系の少なくとも２つがあることになり，これにもう１つの自律神経系の交感神経系を加えると，自律神経系には合わせて３つのサブ・システムがあることになります。交感神経系と副交感神経系の２つからでなく，副交感神経系がさらに２つに割れて，「交感神経系」と「背側迷走神経複合体」，「腹側迷走神経複合体」の３つからなるのが，ポリヴェーガル理論によれば自律神経系というわけですね。

　1994 年の講演で２種類の迷走神経の存在を打ち出したポージェスは，1997 年，「情動」という画期的な論文において（2011 年の著書では第 10 章に所収），新たな理論として「情動のポリヴェーガル理論」（polyvagal theory of emotion）［PVT, p.151］を表明した際，「背側迷走神経複合体」・「腹側迷走神経複合体」の２つのシステムに「交感神経系」を加えた，自律神

	I 不動化システム (immobilization system)	II 可動化システム (mobilization system)	III 社会的関与システム (social engagement system)
神経系	背側迷走神経複合体 (無髄の迷走神経)	交感神経系 視床下部-下垂体- 副腎系（HPA軸）	腹側迷走神経複合体 (有髄の迷走神経)
系統発生	軟骨魚類以降の ほぼすべての脊椎動物 (爬虫類までは適応的)	硬骨魚類（ふつうの魚） 以降	哺乳類以降
反応戦略	生の脅威(life-threatening) への反応	危険（dangerous） への反応	安全（safe）への反応
酸素代謝 要求	節減（入力も出力も低い）	フル動員 (入力も出力も高い)	状況により制御（減少／増加）
生理反応	心拍数・気管支（−） 胃腸（＋）	心拍数・気管支・血管 収縮・発汗・副腎髄質 (＋) 胃腸（−）	心拍数・気管支（＋／−） 発声・表情筋（＋／−）
情動反応	凍りつき（freezing）反応 シャットダウン反応 (死んだふり，血管迷走神 経性の失神)	闘うか逃げるか (fight or flight) 反応	社会的コミュニケーション， 社会的行動
	防衛的行動（defensive behavior）		向社会的行動 (prosocial behavior)
下位運動 ニューロン	迷走神経背側運動核（延髄）	脊髄	疑核（延髄）

図表6-1　自律神経系の3つの発展段階（stages）／階層構造（hierarchy）

経系の3つの発展段階（stages）／階層構造（hierarichy）論を
提起しました［PVT, p.158；Porges 2001, p.130］。

　それは通時的にいえば，系統発生的に脊椎動物の進化が順次
たどってきた自律神経系の時系列上の3つの発展段階（stag-
es）［PVT, pp.54, 121, 151, 190, 193, 203, 218, 267, 268］であり，共時的
にみれば，1つの個体の中で古いシステムから新しいシステム
へと順次積み上がってきた，自律神経系の3つのシステムの階
層構造（hierarchy）［PVT, pp.55, 57, 155, 204, 265, 283］でもありま
す。古い方から新しい方へ積み重なる，ちょうど地層みたいな

感じですね。この3つのシステムの（1997年時点での）ちがいは，図表6-1のようにまとめることができます。

　これによりポリヴェーガル理論は，長く伝統的なパラダイムであった，キャノン以来の交感神経系の線形一元論（覚醒理論）［Cannon 1932］でもなく，ラングレー以来，今日の定説となっている交感神経系／副交感神経系の対抗的二元論（シーソー理論，バランス理論）でもなく，「背側迷走神経複合体」・「交感神経系」・「腹側迷走神経複合体」の3つのシステムの階層的三元論という新たなパラダイムを切り開くことになったのです［PVT, pp.158, 263-5；Porges 2001, p.130］。それをこれから詳しく見ていきましょう。

2　背側迷走神経複合体の不動化システム

　まず，最も古く・最も下位のシステムは，（無髄の迷走神経を軸とする）「背側迷走神経複合体」による「不動化」（immobilization）のシステムです。最初期の脊椎動物だった無顎類（円口類）に胚胎し，その次の〈有顎革命〉を経た軟骨魚類（サメやエイの仲間）以降，ほぼすべての脊椎動物に共有されました［PVT, pp.156-7；Porges 2001, p.128；Romer & Parsons 1977=1983, p.458］。第2の段階は「交感神経系」による「可動化」（mobilization）のシステムです。ポージェスによれば硬骨魚類（私たちがふつう"魚"と呼ぶものは大体これです）以降［PVT, p.156；Porges 2001, p.128］，ということはもっと正確にいうと，〈上陸革命〉後に再び海に戻った硬骨魚類と，そして上陸を遂げていった両生類以降で確立し，さらに哺乳類以降にも大きな意味をもつようになりました[*1]［PVT, p.156；Porges 2001, p.128；Romer & Parsons 1977=1983, p.458］。最後に，最も新しく・最も上位のシ

ステムは，（有髄の迷走神経を軸とする）「腹側迷走神経複合体」による「社会的関与ないし社会的交流」（social engagement）のシステムです。哺乳類ではじめてあらわれた，つまり〈哺乳類革命〉によって獲得されたシステムです［PVT, pp.156-7；Porges 2001, p.128］。

「背側迷走神経複合体」による「不動化」（immobilization）のシステムは，まだあまり酸素を要求しない・かつ消費しない低代謝条件で環境に反応するシステムです。捕食行動も自ら獲りに行くよりは受動的に待って獲る形をとり，自ら動くとき，例えば水中を泳ぐ場合でも，無呼吸［PVT, p.31］で徐脈という，酸素を節約するために恰好の「潜水反射」（diving response）*2 が作動します；陸上でもしばしば変温動物は，低温環境を凌ぐために長期的に無呼吸を維持できます［Hughes 1969=1973, p.85］。できるだけ全身のエネルギーを使わずに，「非社会的」（asocial）に［PVT, pp.59, 192, 272, 275, 278；Porges 2005, p.43］個体内での鎮静・弛緩を維持しようとするのです。だから爬虫類は，危機状況でもただちに凍りつき（freezing），もしくは／さらには体内機能をシャットダウン（shut-down）する虚脱（collapse）の反応でしのぎます（1997年時点でのポージェスは，後に第11章で検討するように，凍りつきとシャットダウン＝虚脱とを区別していません）。

典型的な見やすい例は，ズバリ図表6-2のとおり，オポッサムなど脆弱な動物が頻繁に示す，いわゆる「死んだふり」（death feigning）でしょうね*3。かといってこれも，短期間に限らないかぎり，"死んだふり"のつもりがホンモノの死と化してしまう危険と背中合わせです［PVT, pp.275, 287］。そこでヒトの場合，もっとマイルドな"死んだふり"として，直接には

シャットダウンによる脳への酸素化血の減少の帰結として [PoG, pp.161-2]，**失神**（syncope）ないし**気絶**（fainting）*4，そして（2009年あたりから次第にポージェスの言及がふえる）**解離**（dissociation）*5 などが用いられるようになり

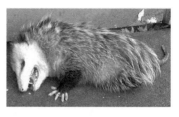

図表6-2　オポッサムの死んだふり
Wikipedia "Apparent Death" より転載

ました。いずれも自分は動かずに，環境の方が変わるのを待つ<u>受動的な</u>戦略ですね。こうして「背側迷走神経複合体」は，「生の脅威」（life-threatening）に<u>受動的に</u>対処します。あるいは逆に，<u>受動的に</u>対処するほかないと心身が判断する問題事象が「生の脅威」ということもできましょう。これが，<u>能動的に</u>対処できると心身が判断する単なる「危険」（dangerous）とのちがいです。「背側迷走神経複合体」の「不動化」システムがめざすのは，何ができなくてもとにかく生命だけは維持しようとする<u>持続可能性</u>，そんな意味での<u>静穏</u>といってもいいかもしれません。その<u>静穏</u>の反対が「生の脅威」です。

　なお「生の脅威」とは，ここで暗黙に前提されているであろう<u>物理的な生の脅威</u>はもちろん最重要であるとして，さらに高等な哺乳類になればなるほど，<u>社会的な生の脅威</u>も劣らず重要になってくることを付け加えておかねばなりません。社会的な生の脅威とは何か？　それは恥辱（アイデンティティやプライドの喪失も含む）であり，さらに分解すれば孤立・疎外・排除であり，無力・隷従・被支配です。そのとき物理的な生命は仮に無傷でも，社会的な生命は根底から毀損されます。〈トラウマ〉の問題を考えるとき，この視角は不可欠となるでしょう。

現代日本社会など，さしずめそのカタログみたいなものですよ
ね。いじめ<u>然り</u>，各種ハラスメント<u>然り</u>，虐待<u>然り</u>……etc.
etc. いずれも物理的な死の脅威も孕みますが，社会的な死の脅
威がまずすでに<u>重大</u>なのです。

3　交感神経系の可動化システム

　「交感神経系」による「可動化」（mobilization）のシステム
は，反対にたくさんの酸素を要求し・かつ消費する<u>高代謝条件</u>
<u>で</u>環境に反応するシステムです。可動化するために，全身のエ
ネルギーをフル動員しなければならないからです。捕食行動も
自分の方から<u>能動的に</u>動いて獲りに行き，困難な課題に遭遇し
ても，自ら<u>能動的に</u>乗り越えようとします。捕食される側に回
るなど危機状況になると，全力で「闘うか逃げるか」（fight or
flight）の反応で対処します*6。「闘う」のは相手を打ち倒し，
「逃げる」のは相手のいない場所に移動することですから，自
ら<u>能動的に</u>環境を変えようとする究極の形態ですね。こうして
いずれの場合も，自分の方から環境に働きかけ，環境を変えよ
うとする<u>能動的な</u>戦略です。おしなべて「交感神経系」は，
「危険」（dangerous）に対して<u>能動的に</u>対処するシステムとい
うことができますが，ではその「危険」とは何かというと，逆
に，<u>能動的に</u>対処できると心身が判断する問題事象ということ
ができます。<u>受動的に</u>対処するしかないと心身が判断する「生
の脅威」とのちがいはそこにあります。「交感神経系」の「可
動化」システムがめざすのは，どんな状況であろうとも，とに
かく自身のコントロールの下におこうとする<u>制御可能性</u>，そん
な意味での<u>自由</u>といってもいいかもしれません。その<u>自由</u>の反
対が「危険」です。

　ただしここでも「危険」とは，そこに暗黙に前提されているであろう<u>物理的な</u>危険はもちろん最重要であるとして，さらに高等な哺乳類になればなるほど，<u>社会的な</u>危険も劣らず重要になってくることを付け加えておかねばなりません。社会的な危険とは何か？　社会が発達すればするほど，異種動物との捕食関係で餌食になる危険（<u>物理的な危険</u>）は減少するかわりに，そのぶん社会内での同種動物どうしの敵対関係の危険（<u>社会的な危険</u>）は増大していきます。各々の社会的な地位も居場所も，たえず危険に晒されます。しかもそれは，奪われたら奪い返すべきものと思念されており，その分だけ「生の脅威」でなく「危険」なわけですが，だからこそまたいつまでも終わりなく紛糾し続けます。多少とも強烈な〈ストレス〉の問題を考えるとき，この視角は不可欠となるでしょう。これまた現代日本社会は，そのカタログみたいなものですよね。職場でも学校でも近隣でも，そして家族や親密な仲間関係でも……。

4　腹側迷走神経複合体の社会的関与システム

　「腹側迷走神経複合体」による「社会的関与ないし社会的交流」（social engagement）のシステムは，先行する2つのどちらのシステムともちがって，<u>能動的</u>（active）でなく<u>自発的</u>（spontaneous）［PVT, pp.15, 18, 56, 59, 122, 191, 210, 220, 246, 250-3, 265, 271-1, 280, 296；PoG, p.8, 16-9, 87, 112-3, 191］，<u>受動的</u>（passive）でなく<u>受容的</u>（receptive）［PVT, pp.203, 284］，近年注目の概念で一語にまとめれば「<u>中動的</u>[*7]」に作動し，最大限の酸素を要求しながらも（哺乳類における大脳と心筋のめざましい発展による[*8]）・最小限の消費で済ます<u>最適代謝条件</u>で環境に反応するシステムです。

　そんなことが可能になったのも，ひとえに哺乳類以降において，顔面諸器官の動き，つまり顔の表情，頭の傾き，発声と聴声，アイコンタクト[*9]……など，最小限の酸素消費量で最大の適応的効果をもたらす「信号行動（signaling）[PVT, pp.159, 161, 169, 172, 189, 248；Porges 2001] や「象徴的な接近行動」（symbolic approach behaviors）[PVT, p.181] を使えるようになったおかげです[*10]。

　たとえば誰かにこっちに来てもらいたいとします。腕をつかんで力ずくで引っぱって来ようとするなら，かなりの物理的エネルギーが要りますよね。でももし，柔和な表情で，軽く小首をかしげ，相手の眼を見つめて，抑揚豊かに軽やかな声で，「来て～！」と一言いえば，おのずと最小限のエネルギー消費で相手が近くに来てくれるかもしれません。その酸素代謝削減効果たるや，たしかに莫大なものですよね！　物理力にとって代わるこの社会力こそが，まちがいなくその削減効果の源泉にほかなりません（なぜ社会力というかというと，この削減効果が成立するためには，「信号」や「象徴」の意味が理解されねばならず，理解されるためには，その意味が社会的に共有されていなければならないからです）。

　こうして哺乳類は，画期的なことに，同種動物における[*11]個体間での鎮静・弛緩というものを手に入れるのです。これをポージェスは「安全」（safe）[*12] と呼びました。「腹側迷走神経複合体」は「安全」を可能にし，また逆に，「安全」を感じられるときに「腹側迷走神経複合体」は作動します。「腹側迷走神経複合体」の「社会的関与」システムがめざすのは，他者との安らかな共存が約束されるような「予測可能性」（predictability）[PoG, p.105]，そんな意味での安全なのです。そしてここ

に想定されるのは，特定の（予測可能な）他者との二者関係（dyad）[PVT, p.188；Porges 2005, pp.35-6；PoG, pp.9, 49, 231] の関わりです。

　ポージェスの言によれば，「爬虫類とちがって，哺乳類の神経系は，単に危険で脅威的な文脈のなかで生存するために進化してきたのではなく，安全な環境（safe environment）のなかで社会的相互作用と社会的絆を増進するために進化したのだ。」[PVT, pp.121, 203-4]「**安全な環境**」（safe environment）ということが切実な必要性をもつようになったこと自体，哺乳類の新しさなのです。故にそれは哺乳類にとっての健康の条件でもあり，ヒトにとっても同様。ポージェスは「**私たちが安全であるとき，マジカルなことがおこる**」（When we're safe, magical things occur.）[PoG, p.141；Porges & Buczynski 2013a, p.12]；したがって，「**この安全感こそが治療なのだ**」（This feeling of safety is the treatment.）[PoG, p.187]，と言うのです。第11章でさらに詳しくこのことを考えましょう。

5　高覚醒・低覚醒・最適覚醒（耐性の窓）

　こうして，「背側迷走神経複合体」は低代謝条件で環境の「生の脅威」に受動的に作動する「不動化」システムであり，「交感神経系」は高代謝条件で環境の「危険」に能動的に作動する「可動化」システムであり，「腹側迷走神経複合体」は最適代謝条件で環境の「安全」に中動的に作動する「社会的関与」システムであるとまとめることができます。

　生物学的視点をあくまで重視するポージェスは，このように酸素代謝要求の度合から３つのシステムを分類するわけですが，これをもう少し心理学的視点からまとめると，図表６-３のよ

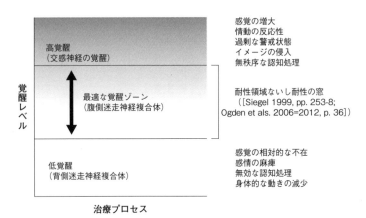

図表 6-3　覚醒レベルの 3 段階と耐性領域
[Paulsen 2009＝2012, p. 195] を改変

うに，覚醒の度合から説明することも可能です。すなわち，
「背側迷走神経複合体」は低覚醒，「交感神経系」は高覚醒，
「腹側迷走神経複合体」は最適覚醒において生じ，また各々そ
れらをもたらすということですね。

　これはわかりやすく，臨床的にも使いやすいので，ポリヴェ
ーガルの解説として内外に広く知られているものですが，実は
もともとポージェス自身が発案者ではありません。著名な脳科
学者ダニエル・シーゲルが，前頭葉レベルでの自律神経系の制
御について行なっていた分類を，トラウマ心理セラピストのパ
ット・オグデンがポリヴェーガルの解説に敷衍したものなんで
す [Siegel 1999；Ogden et als. 2006＝2012]。この説のメリットは，何
といっても，最適覚醒のゾーンを（ストレスやトラウマに対す
る）「耐性領域ないし耐性の窓」（window of tolerance）と位
置づけ，低覚醒や高覚醒にある状態を最適覚醒の状態に戻すこ
と，さらには最適覚醒のゾーンの幅を広げていくこと，そうし

た明瞭な臨床的課題に道筋をつけたことにあったと言っていいでしょう。

　たとえば最適覚醒の幅が狭いほど，私たちは曖昧さに動揺し，葛藤に翻弄され，劇的な回復を渇望するでしょう。最適覚醒の幅が広いほど，私たちは曖昧さと共存し，葛藤を抱え持ち，地道な回復を享受するでしょう。

6　身体レベルの反応の諸相

　さてそれでは，こうした3つのシステムのちがいは，具体的に私たちの身体にどんな生理反応のちがいを引き起こすのでしょうか？

　「背側迷走神経複合体」による「不動化」（immobilization）のシステムは，前章でみた副交感神経の働きのそのまま復習になるのですが，代謝レベルの「ブレーキ」として，まず心拍数を減少させ（徐脈），血圧を下げ，気管支を収縮し，呼吸を浅く少なくし，（迷走－インシュリン系によって）血糖を低下させて，酸素代謝を低下させるように設計されています。その結果，体温低下（冷え）やむくみ，筋弛緩や脱力（平板な声や表情），瞳孔の縮小，注意力の拡散（放心）や低下等が生じますが，同時にそんな中でも生存できるように，痛覚の閾値を上昇させ［PVT, pp.179, 275］（「不動化」を多用する動物は，体表上の痛覚受容器の密度が低くなる傾向があります），胃腸の活動も昂進させて栄養吸収を確保します。排泄活動も高まります。とはいえ「不動化」を主軸とする動物は，危機状況が去ると，直ちに難なく戻って来れるので，そもそも平時と危機時の身体状態の間の敷居が低いのですね。爬虫類は目覚めてても，よ〜く見ないと，眠ってるんだか区別がつかないですものね。

　「交感神経系」による「可動化」（mobilization）のシステム
も，前章でみた交感神経の働きのそのまま復習になるのですが，
反対に代謝レベルの「アクセル」として，心拍数を上昇させ
（頻脈），血圧を上げ，気管支を拡張し，呼吸を促迫し，（骨格
筋以外の）血管を収縮させ，血液凝固（ケガをしても出血を抑
えられる）や発汗を促進し，視床下部－脳下垂体－副腎系のス
トレス反応（HPA軸）を昂進して血糖を上昇させて，酸素代
謝を増進させるように設計されています。その結果，体温上昇
（ほてり），筋緊張やふるえ（険しい声や表情），瞳孔の散大，
注意力の集中や亢進等が生じますが，さしあたり負担になる消
化活動や排泄活動は抑制する（つまり不動化システムの働きを
抑制する）など，ただちにムダなく酸素代謝を上昇させ，全身
のエネルギーを動員する（mobilization！）のに特化した仕組
みになっています。まさに全身体総動員体制ですねー。

　「腹側迷走神経複合体」による「社会的関与」（social en-
gagement）のシステムは，代謝レベルの単純な「ブレーキ」
でも「アクセル」でもありません。もちろん中軸をなす腹側迷
走神経は，第3章でみたように，それ自体が心臓に対する「ヴ
ェーガル・ブレーキ」ですから，立派に「ブレーキ」ではある
のですが，この「ブレーキ」は，"全か無か"方式でなく，微
細なグラデーション方式の調節を行なう［PVT, p.103］，いわば
「チューニング・ダイアル」式の「ブレーキ」なのです。従っ
て，たえずそのつどの状況ごとに，心拍数も血圧も気管支径も
呼吸のペースも最適なレベルに調節し，酸素代謝を最適の水準
に保つ一方，それと連動して発声や顔の表情もたえず最適な水
準になるよう制御できるのですね。平穏な状況ではブレーキを
効かせて，心拍数を遅くし，代謝レベルを下げ，交感神経（－

副腎）系の影響を抑制して（つまり<u>可動化システムの働きを抑</u><u>制して</u>），「穏やかな」（calm）内臓状態を維持します。なので，多くは落ち着いた心拍と血圧，深くゆったりとした呼吸（呼気が吸気より長く，RSAが上昇する），ゆるやかな顔の表情，抑揚に富んだ声などを生じるのですね。まさに第4章でみた「統合された社会的関与システム」の，穏やかさのシナジー的な連動です。

　しかし何か起こると，ブレーキを緩めて，交感神経－副腎系よりも迅速に，「<u>交感神経－副腎系を活性化することなしに</u>」[PVT, pp.157, 160, 170, 219, 266, 269；Porges 2001, pp.129, 131]，心拍数を早め，代謝レベルを上げて，対処行動を促進します。みなさん，ここで下線部にぜひ注意して下さい！　何か起こっても，交感神経を差し置いて，まず腹側迷走神経（複合体）が作動するのですね。ポリヴェーガル理論において，何か危機が生じると，ただちに交感神経が働くのではありません。また，腹側迷走神経（複合体）は安全な日常でだけ働くのではありません。危機の起こり始め，それはまだギリギリ安全の範囲内とも言えましょうが，そこではまず腹側迷走神経（複合体）が対応可能な範囲（＝「ヴェーガル・ブレーキ」を緩めることで対応できる範囲）まで対応し，それでは及ばなくなったら，はじめて交感神経にバトンが渡されるというのです。

　実際のところ，第4章でみたように，もともと「ヴェーガル・ブレーキ」は，洞房結節のペースメーカーの心拍ペース（安静時に100〜120回／分程度）を抑制して，ふつう正常とされる心拍ペース（60〜70回／分程度）を実現しているのですから，そのペースメーカーのレベルまでブレーキを緩めるまでは，交感神経系を必要とせずに心拍数を上げることができる

（そしてそれを超えて120回以上／分に高める必要が出てくると，交感神経にバトンタッチする）のでした［PoG, p.146 ; Porges & Buczynski 2013a, p.16］。そうでしたよね。しかも，そもそも心臓迷走神経枝は，交感神経枝よりも瞬発的に作動することがわかっています。両者をそれぞれ実験的に刺激すると，前者はほぼ1拍以内に心拍数に変化が現われるのに対し，後者は最大約5秒の潜時をおいて心拍数が増加しはじめ，20-30秒で安定したピーク水準に達するのです［PVT, pp.32-6 ; 澤田 1996, p.78］。

7　ポリヴェーガル理論の2本の大黒柱

以上ここまで詳しく見てきた「背側迷走神経複合体」「交感神経系」「腹側迷走神経複合体」の3つのシステムをもって存立するのが自律神経系である，そう主張するのがポリヴェーガル理論です。そしてこの3つのシステムのうち，「背側迷走神経複合体」「交感神経系」の2つを「防衛行動」（defensive behavior），「腹側迷走神経複合体」を「向社会的行動」（prosocial behavior）として区別します。このことは従来の交感神経（覚醒・緊張）／副交感神経（鎮静・弛緩）の二元的対抗関係に比べて，どんな新たな視点を自律神経の理論に提供したでしょうか？

副交感神経が2つに分けられたことで，同じく「鎮静・弛緩」であるものが，以上みてきたように，一方の「背側迷走神経複合体」では「生の脅威」をもたらす環境で，社会的な関わりのないままに個体内で維持される「非社会的」な「鎮静・弛緩」となり，むしろ「防衛行動」（defensive behavior）となるのに対して，他方の「腹側迷走神経複合体」では「安全」な環境で，社会的な関わりのあるなか，個体間で享受される「鎮

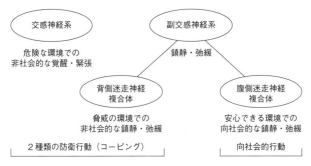

図表6-4　ポリヴェーガル理論の骨格

静・弛緩」となり，むしろ「向社会的行動」（prosocial behavior）となります（図表6-4参照）。

　するとポリヴェーガル理論が切り開いた新しい地平として，2本の柱を挙げることができます。まず第1に，「防衛行動」が，従来は専ら「交感神経系」による「危険」な環境での個体内の「非社会的」な「覚醒・緊張」（闘うか逃げるか！）のみで考えられてきたところに，「背側迷走神経複合体」による「生の脅威」をもたらす環境での個体内の「非社会的」な「鎮静・弛緩」（凍りつき〜虚脱！）が加わり，2種類の異なる防衛行動が存在すること。そして第2に，従来は専ら大脳皮質のレベルでのみ捉えられてきた社会的な関わりが，「腹側迷走神経複合体」による「安全」な環境での個体間の「向社会的」な「鎮静・弛緩」によって，自律神経レベルですでに捉えられることです（これをポージェスは2001年に，「よりグローバルな社会神経系（social nervous system）の部分」として位置づけました*13 [Porges 2001, p.124]）。このことが身体論一般にとってもつ意義を，決して侮ってはなりません。これまで，生物学的身体を高唱する者はその社会性を捨象し，社会的身体を高唱する

者はその生物性を捨象してきたからです。

　この2つの柱こそが，ポリヴェーガル理論を最も特徴づける2本の大黒柱といえましょう。そして第1の柱は，ストレスやトラウマの発生機序に新たな視点を与えるとすれば，第2の柱はストレスやトラウマへの対処や治療に新たな視点を与えるように思われます。

8　3層構造のダイナミズム

　ではこの2つの防衛行動システム（「背側迷走神経複合体」と「交感神経系」）と，1つの向社会的行動システム（「腹側迷走神経複合体」）は，互いにどのように関わり合うのでしょうか？　ここでポリヴェーガル理論は，3つのシステムを，地層のように個体内の階層構造としても捉えていたことを思い出してください。一番下に一番古い「背側迷走神経複合体」の「不動化」システム，その上に「交感神経系」の「可動化」システム，そして一番上に一番新しい「腹側迷走神経複合体」の「社会的関与」システムですね。

　図表6−5に沿ってみていくと，まず哺乳類の生活は，平穏な「安全」な日常が恙なく回っているとき，基本的に一番上の「腹側迷走神経複合体」の「社会的関与」システムに依拠しています。2つの防衛行動システム（「背側迷走神経複合体」と「交感神経系」）は「腹側迷走神経複合体」の下で制御され，適度な形で——“闘うか逃げるか” でなく適度に能動的に，“凍りつき” でも “虚脱” でもなく適度に受動的に——作動しています。少々の問題が起こっても，先にみたように，「腹側迷走神経複合体」が「ヴェーガル・ブレーキ」を緩めることで対処できるのです。

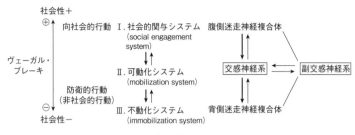

図表6-5　自律神経系の3層構造

　ところがその限界を超えるような「危険」が生じると，「腹側迷走神経複合体」に代わって，一段下の「交感神経系」の「可動化」システムが前面に出て，（能動的に）対処することになるのですね。とはいえ，「危険」に「交感神経系」が対処するのは，少しも病理ではなく，むしろ「適応的な防衛行動」（adaptative defensive behavior），健全な「能動的な対処行動」なのです。順当に進めば，「交感神経系」は能動的に環境を変えるその本性に従って，瞬発的に可動化してトラブルを解決し，解決するやただちに退いて，再び「腹側迷走神経複合体」にバトンを返すのです。

　しかし状況がもっと深刻で，「交感神経系」の能動的な対処でも太刀打ちできぬ，「生の脅威」を帯びるようなものだったら？　そのときは「交感神経系」でなく，もう一段下の「背側迷走神経複合体」の「不動化」システムが前面に出て，（受動的に）対処することになります。しかしここでもまた，「生の脅威」に「背側迷走神経複合体」が対処するのは，少しも病理ではなく，むしろ「適応的な防衛行動」（adaptative defensive behavior），健全な「受動的な対処行動」なのです。順当に進めば，「背側迷走神経複合体」は受動的に環境が変わるのを待

つその本性に従って，粘り強く不動化してトラブルの解消を待ち，解消するや段階的に（「交感神経系」を経て）再び「腹側迷走神経複合体」に戻っていくのです。

　しかし問題は，「危険」な状況で「交感神経系」の「可動化」システムに入ったまま，「危険」の長期化・慢性化により，あるいは「危険」が客観的にはすでに去ってもなお，いつまでも戻って来れない状態に陥ってしまうことです。これがいわゆる（慢性的な）〈ストレス〉の状態ではないか，とポージェスは考えます［PoG, p.141；Porges & Buczynski 2013a, p.12］。"闘うか逃げるか"も，それ自体としては少しも病理ではありません。ただそこからいつまでも戻って来れない状態が続くとき，いわゆる病理として現象するのです。

　同様に，「生の脅威」が漂う状況で「背側迷走神経複合体」の「不動化」システムに入ったまま，「生の脅威」の長期化・慢性化により，あるいは「生の脅威」が客観的にはすでに去ってもなお，いつまでも戻って来れない状態に陥ってしまうことは，さまざまな不具合をもたらします。これがいわゆる〈トラウマ〉の状態ではないか，とポージェスは考えます［PoG, pp.54, 103, 141；Porges 2018a, p.xxii］。"凍りつき"も"虚脱"(シャットダウン)も，それ自体としては少しも病理ではありません。むしろポージェスもくり返し強調するには，これほどの危機状況でも身体が引き起こす，「英雄的な」（heroic）反応ですらあります[*3]［PoG, pp.vi, 104, 122, 151, 176-7］。ただそこからいつまでも戻って来れない状態が続くとき，いわゆる病理として現象するのです。現にPTSDは，生体にとって必要な防衛反応から生じる，「異常な状況に対する正常な反応」ですが，短期間なら正常な現象でも，もっと長い期間にわたって軽減することなく持続し，通常の生

活を妨害するようになった時は，障害と捉えて治療の対象とみなければなりません［森 2005, p.16］。

　「腹側迷走神経複合体」の「安全」（予測可能性）を喪失し，「交感神経系」の「可動化」（能動的な制御可能性）だけで必死に克服しようと努め続けている状態がいわば〈ストレス〉であったとすれば（よく頑張ってきました！），「腹側迷走神経複合体」の「安全」（予測可能性）を喪失し，「交感神経系」の「可動化」（能動的な制御可能性）も喪失して，残った「背側迷走神経複合体」の「不動化」（受動的な持続可能性）だけで必死に生存しようと努め続けている状態がいわば〈トラウマ〉である（本当によく頑張ってきました！）……そんなふうに言えるかもしれません。

　ここで重要なのは，ストレスもトラウマも，その出来事自体でなく，出来事に対する生体の反応にこそ本質があるということです。ストレスが，ハンス・セリエにとって，外的な出来事（ストレッサー）自体にでなく，それに対する身体内部の反応（生理学的状態）によって定義されるべきものであったように（第1章の＊6参照），トラウマもまた，ポージェスにとって，DSM における PTSD の診断基準（A 基準）に反して＊14，外的な出来事（トラウマ事件）自体にでなく，それに対する身体内部の反応（生理学的状態）によって定義されるべきものなのです［PoG, pp.22, 112, 165, 203；Porges & Culp 2010, p.59；Porges & Buczynski 2013b, pp.19-20］。そのうえで，ストレスとトラウマでは，作動する神経系がちがうだけです：つまり，ストレスでは主に交感神経系の「可動化」システムが作動し，トラウマでは主に背側迷走神経複合体の「不動化」システムが作動するということですね。

9　指揮者としての腹側迷走神経複合体

　ここまでをまとめると，3つのシステムは図表6-6のように分類できるでしょうか。

　では，「背側迷走神経複合体」と「交感神経系」がそれ自体の健全な本性を発揮して，適度なリズムとバランスで働くのはどんなときか？　それは近年のポージェスによれば，どちらもが最上位にある「腹側迷走神経複合体」の制御の下に作動している時です。いいかえれば，この「腹側迷走神経複合体」による「社会的関与」のシステムのもとでこそ，「交感神経系」（による「可動化」のシステム）と「背側迷走神経複合体」（による「不動化」のシステム）の間の最適な，いわゆる「自律神経のバランス」が現出する［PoG, pp.4, 6 ; Porges 2018b, p.61］――これをポージェスは，「ホメオスタティック・ダンス」（homeostatic dance）［PoG, p.172］とも呼んでいます。このダンスを「チアリーダー」のように応援し，「コンダクター（指揮者)」のように調整し，「交感神経系」の可動化システムと「背側迷走神経複合体」の不動化システムをホメオスタシス実現のためにシナジー的に統合するのが「社会的関与」のシステムということなんですね［PoG, pp.128-9 ; Porges & Buczynski 2013a, p.4］。「ホメオスタティック・ダンス」，さあみなさんは，毎日，踊ってますかー⁉　もちろん踊ってますよねぇ，毎日快調だったらの話ですが……わはは。

　さて，ふつう自律神経系（防衛システム）の「コンダクター」といえば視床下部ですが，それを押しのけて，ここでは「腹側迷走神経複合体」が，「社会的関与」システムとして自律神経系の「コンダクター」の地位に置かれています。疑核も視

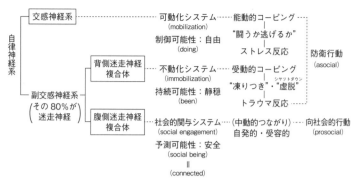

図表6-6　自律神経の3つのシステム

床下部からの入力を密に受けると述べられるのですが［PVT, p.28］。ポリヴェーガルの自律神経理論は，概して視床下部にあまり重きを置かないのが目を引く特徴です（第9章でみるように，オキシトシン・バソプレッシンとの関連で，室傍核・視索上核に言及するのをほぼ唯一の例外として）。

　とすると，単に自律神経系の3つの段階の最上位にあるというにとどまらず，「コンダクター（指揮者）」のように*15，「腹側迷走神経複合体」は，「背側迷走神経複合体」や「交感神経系」に対して，一段高いメタの位置，ヒエラルヒー上の特権的な地位におかれていることになりますね［津田 2019, p.192］。それは哺乳類ではじめて発達した「腹側迷走神経複合体」が，他の2つのシステムとはちがって，やはり哺乳類で飛躍的に発達した大脳皮質と促進的に連動する（他の2つは抑制的に連動する）関係にあるからとみられます。哺乳類への進化とともに現われる，皮質による皮質下構造の制御（cortical regulation of subcortical structure）［PVT, p.194；Porges 2005, p.45；Carter, Harris & Porges 2009=2016, p.235］とポージェスが呼ぶものです。この大

脳皮質との関係はしかし，第４章でもお断りしたように，私の前著を参照して頂きたく思います。

10　個体発生での自律神経の３段階

　本章の最後に，自律神経系の３つのシステムが系統発生的な進化の発展段階であり，また個体内での階層構造をなすものでもあることの必然的な帰結として，個体発生的な発達段階にもなることをみておくことにしましょう。ポージェスの言葉によれば，「人間の胎児の自律神経の発達は，より広い系統発生の進歩を鏡映する（mirrors）」［PVT, p.127］というのですね。個体発生は系統発生を鏡映する，と。

　心臓を支配する自律神経系でみると，まず背側迷走神経，つまり迷走神経背側運動核に起始する遠心性の無髄の迷走神経は，系統発生では最も古く現われたのでしたが，個体発生でもやはり子宮内で最も早くから発展するシステムとされています。ヒトの心臓って，受胎後3-4週（約23日後）にはすでに鼓動を始めるのですよ［Changeux 1983=1989, p.317］。すると背側迷走神経はそれに向けて，受胎9週でもう発達しはじめるようです［永野 2020, p.17］。他方，系統発生的には最も新しい腹側迷走神経，つまり疑核に起始して心臓の洞房結節に向かう遠心性の有髄の迷走神経である心臓抑制性の副交感神経性線維（つまり「ヴェーガル・ブレーキ」）は，胎児でもやはり最も遅く発展し，むしろ出生後最初の１年によく発達するとのことです。これらに対し，交感神経の発達は，意外にもまだあまりよくわかっていないとポージェスは言いますが，恐らくこの両者，つまり迷走神経の有髄神経と無髄神経の中間ぐらいのどこかの時点で発達が始まるのではないか，としています［PVT, p.128］。実際，受

胎 17 週で発達しはじめるようです［永野 2020, p.17］。

　最近注目の原始反射との関係でも，最も初期の背側迷走神経
の段階が「恐怖麻痺反射」と，次いで交感神経の段階が「モロ
ー反射（抱きつき反射）」と，それぞれ関連が深いのではない
かとも推測されています。

　最も遅く発展する腹側迷走神経については，重要なのでもう
少しみておくと，疑核もたしかに，ニューロンの成熟じたいは
決して遅くなく，妊娠 8-9 週には開始し，12.5 週にはほぼ完了
するとのことです；ただ，そこに発する神経線維は，（迷走神
経背側運動核からの場合とはちがって）心臓の組織へはまだ届
いておらず，有髄化も妊娠 23 週ではまだ始まらず，胎生期の
最後の 3 ヶ月，受胎 24-40 週になってようやく直線的に増加
しはじめ，生後 1 年（特に最初の 3 ヶ月）の間に活発に継続さ
れていくようです［PVT, pp.126, 128；Porges 2007, p.121］。注目すべ
きことに，ヒトの胎児では受胎 33 週をこえると呼吸性洞性不
整脈（RSA）が出現することが，わが国の研究でも報告されて
います［安間ほか 2007］。ポージェスは，32 週以前に生まれた早
産児の自律神経系は，いわば爬虫類の特徴をもった自律神経系
だと述べています［PoG, p.131］。また，早産児に母親の声を録音
したものを聴かせると，無呼吸や徐脈などの心肺機能のリスク
を減らす効果があらわれるのは，やはり受胎後 33 週以降であ
ることも明らかとなっています［Doheny 2012, p.3］。

　このため，哺乳類の子どもの迷走神経は，出生時にはまだ部
分的にしか有髄神経にはなっておらず，迷走神経の有髄神経の
総数は，妊娠 24 週から増加しはじめ[*16]，30-32 週からほぼ生
後 6 ヶ月までの期間に最大の増加を示したあと，青年期まで少
しずつ増加していくのです（同時にこれと比例して，無髄神経

の数は減少していくようです）［PVT, p.122；Porges 2007］。こう
してポージェスによれば，総じて哺乳類の自律神経系の特徴は，
胎生期の最後の3ヶ月に発展しはじめ［PVT, p.126］，つづく出
生後の最初の1年間に激増することにあります［PVT, p.126］。
ちなみに，腹側迷走神経の成長の最盛期とみられる生後6ヶ月
頃までには，「ミラーニューロン・システム」も成立すること
が確認されています［Shimada & Hiraki 2006］。

　ここで見落としてならないのは，腹側迷走神経は出生時には
完成し終えることなく生まれてくるということです。いいかえ
れば，私たちは腹側迷走神経（複合体）が完成してからこの世
に生まれ落ち，それからおもむろに他者との社会関係に入って
いくのではなく，未完のまま生まれてきて，あとは実地で現実
の他者との社会関係を進めるなかで腹側迷走神経（複合体）は
完成していくということなんですね。神経系が社会性をつくる
のではなく，現実の社会関係が神経系を育てる……新生児の愛
着関係の重要性があらためて注目されるゆえんです。

　ただし愛着関係といっても，（狭義の）愛着理論がいうよう
に，養育者との関係だけに限定する必要はないと思いますよ
（第9章の＊2を参照）：それは母親（的人物）との二者関係に
限らず，複数の養育者（父親，周囲の成体，異世代のきょうだ
い）との「愛着の絆」，そして仲間（友だち，同世代のきょう
だい）との「あそび」も含む，複数の愛着関係からなります。
結果さらに，これら複数の二者関係どうしが複雑に交錯しあっ
て生じる，三者関係も欠かせないでしょう。それが霊長類以降
の哺乳類の〈社会〉の実相です。ポリヴェーガル理論の枠組
でいうなら，「愛着の絆」は第9章でみる「腹側迷走神経複合体」
と「背側迷走神経複合体」のブレンド，「あそび」は第10章で

みる「腹側迷走神経複合体」と「交感神経系」のブレンドに当たるとみられます。養育者（母親？）との関係で躓（つまず）けば，もうそれだけでうまく育たなくなるというほど，「腹側迷走神経複合体」はヤワではないのです。さもなくば，大人たちの愚かな確執の闇のなか，人生の少なくとも最初の3年間全く母親に育てられなかったこの私が，今こうしてこの社会のなかにいるはずもありません！

　他方，興味深いことに，疑核（や顔面神経核・三叉神経運動核）を上位の皮質から随意的に制御する**皮質延髄路**は，妊娠24–28週に有髄化が開始し，<u>出生時にはほぼ完成しています</u>；ところが，並走して四肢・体幹の横紋筋を随意的に支配する**皮質脊髄路**の方は，少なくとも就巣性（しゅうそうせい）動物では [Portmann 1951=1959, p.40]，出生時にはまだ有髄化がすべて完成していないんです；その結果どうなるかというと，皆さんご存じのとおり，新生児は手足はまだちっとも自由に動かなくても，ある程度随意的に微笑んだり，顰（しか）め面をしたり，じっと見つめたり，声を出したり，おっぱいを吸ったり，嚥下したりすることができ，それによって養育者を引きつけたり，栄養摂取を確保したりできるのです [PVT, pp.15, 189；Porges 2005, p.36；Sarnat 2003, p.4]。

　このようにして，<u>自律神経系の発達に並行して，個体は自立＝自律してゆくのです</u>。ただし，完全に自分自身だけで自分を制御する自立＝自律ではなく，他者との関わりによる自立＝自律，「共生的な制御」（symbiotic regulation）[PVT, p.120]，「**協働調整**」（**co-regulation**）」[Porges & Buczynski 2012；PoG, pp.9, 49, 195] なんですね。哺乳類から人間において，自律神経系の発達とは，社会性の発達と相携えて進行する，**社会的な神経系の発達**でもあるのです。それは，周囲に依存すればするほどます

ます自立するという，生命の開放系（open system）に課せられた必然の，装い新たな表現方法ともいえるでしょう。

　それにしても，有髄神経の増加が青年期までかかるというこの遅さ。大脳皮質の最も高次な部位である，前頭葉（前頭前皮質）などのそれを想起させます。っていうか，それ以外の部位にはなかなか見られない現象じゃないでしょうか。でもそれなら，ポージェスが疑核や有髄の腹側迷走神経に込めた意味は，哺乳類全般というより，早くみても（かなり複雑な社会とかなり複雑な脳を形成する）肉食動物や霊長類以降，いや結局はヒトに至ってはじめて成立する特徴ではないのか？　それを哺乳類全般に遡って投影したものではないのか？　……そんな疑問も湧いてくるかもしれませんね。いろいろ検討を要するところではあるのですが，このことはむしろ，疑核（したがって「**腹側迷走神経複合体**」）が前頭葉（前頭前皮質）と共進化した可能性も示唆します ［津田 2019, p.468］。関心ある方は前著をご参照くださいませ。

第**7**章
・・

ニューロセプション
～神経系による無意識の検出～

1 「ニューロセプション」という概念

ヒトだけでなくすべての哺乳動物は，こうして３種類の自律神経系を用いて，たえず環境（他者）が「安全」（safe）か，「危険」（dangerous）か，あるいは「生の脅威」（life-threatening）かを判断し，それに基づき，防衛的・非社会的行動（＝「不動化」＋「可動化」）を向社会的行動（「社会的関与」）に切り替えたり，あるいはその逆をしたりしていることになります。では私たちは，どうやってそうしているのか？──そのメカニズムを説明するのに，ポージェスは2003年，「ニューロセプション」（neuroception）［PVT, pp.11, 57-8, 194, 273；Porges 2007, p.125；Carter, Harris & Porges 2009=2016, p.235］という概念を提起し［PVT, pp.193-4］，翌04年には，「ニューロセプション」そのものをタイトルに掲げた論文を発表します。本章ではこの「ニューロセプション」についてみていきましょう。

2 安全・危険の無意識的な検出

「ニューロセプション」は，ポージェスによれば，２つのプロセスから成り立つもの。１つはリスク評価，もう１つは行動

のスイッチです［PVT, pp.11-3, 57-8, 193-4, 273］。

　まず1つ目はリスク評価。特に哺乳類以降の動物の生存にとって，環境の安全／危険，他者の友／敵の識別が不可欠の能力になってくるなか［Carter, Harris & Porges 2009＝2016, p. 234］，<u>神経系は</u>いつも休みなく，環境（他者）が安全（safe）か，危険（dangerous）か，あるいは生命の脅威（life-threatening）かを**検出し（detect）**，判断していることをポージェスは強調します［PVT, pp.11, 12, 57, 194；Porges 2007, p.125］。

　しかも重要なのは，それが本来は<u>意識的な知覚（perception）でなく</u>，脳の原始的な部分［PVT, pp.11, 194；Porges 2005, p.44］，<u>皮質下の辺縁システム</u>が［PVT, pp.57-8, 194, 273；Porges 2005, p.45］，<u>「意識的な気づき」</u>［PVT, pp.11, 17, 57, 194, 273；Porges 2005, p.44；Porges 2007, p.125］<u>や「認知的な気づき」</u>［PVT, pp.13, 59, 194, 275；Porges 2005, p.44］<u>なしに</u>行ないうる，神経による受容覚（neuro-ception）だということです。「知覚」（perception）とは区別して［PVT, pp.58.273］，「ニューロセプション」とあえて造語された理由もそこにあります［PVT, pp.11, 58, 194, 197, 273；Porges 2007；PoG, pp.68, 147；Porges & Buczynski 2013b, p.6］。「ニューロセプションは意識的なプロセスではない。むしろ，**無意識的な皮質下のシステム（unconscious subcortical systems）**[*1] を通して生じるものである」［PVT, p.228］とポージェスは言います。あるいは一言で，「ニューロセプションの無意識的なプロセス」と［PVT, p.250］。それは「知覚」（perception）でなく「**検出**」（detection），「意識的気づきのない検出」（detection without awareness）なのです［Porges & Buczynski 2011；PoG, p.65］。

　たとえば私たちは，<u>「認知的レベル」</u>では（＝percep-

tion！）危険に気づかなくても，「神経生理学的なレベル」で
は（＝neuroception！），身体がすでに危険に適応する行動
（「可動化」もしくは「不動化」の反応）を開始しているのです。
一方では，動悸・血圧上昇・ふるえ・発汗・顔面の紅潮（この
場合なら「可動化」システム），他方では徐脈・血圧低下・脱
力・顔面の蒼白・放心など（この場合なら「不動化」システ
ム），といったように〔PVT, pp.11-2〕。それでいて，愚かにも私
たちはたいてい，口では“平気，平気”とか言っちゃってるん
ですねー（再び発汗）。

　ではニューロセプションは，何をトリガーにしてその評価を
行なうんでしょうか。それは何よりもまず，他者の側での「腹
側迷走神経複合体」の「体性運動成分」が示す反応，つまり顔
面の表情，声の調子（抑揚やリズム），まなざし，頭部の回転
や傾き具合などの「信号」（signals）〔PVT, p.269〕（からその「意
図」（intention）〔PVT, pp.13, 58, 270, 274, 277；Porges 2007, p.125；
Porges 2017b, p.265〕）を読み取ることを通してなのです。すると，
他者の「腹側迷走神経複合体」の働きをトリガーにして，その
安全を検出するとき，自分のなかでも「腹側迷走神経複合体」
の働きが活性化し，自分のなかにも安全感が湧いてくるのです
ね。いってみれば「ニューロセプション」（による安全の評
価）とは，自－他の「腹側迷走神経複合体」どうしの連動ない
し共鳴（の評価），ポージェスの言葉でいえば自－他の「ポリ
ヴェーガルな相関性」（polyvagal correlate）〔Porges & Buczynski
2013b, p.5〕（の評価）ということになるでしょうか。逆にいえば，
私たちが“自他の共鳴”と呼ぶ現象の主な舞台は，まさしく
「腹側迷走神経複合体」の支配領域なのです。実際，“共鳴”が
最も著明にあらわれやすいのは，呼吸リズムの同期（迷走神

経），表情の相似（顔面神経），声のピッチやリズムの同調[*2]（聴音：三叉神経・顔面神経，発音：迷走神経），姿勢の協応（副神経）等々……といったところではないですか。

ところでこうなってくると，俄然この話は，あの「ミラーニューロン」の働きをも髣髴させずにはいません。「ミラーニューロン」と「腹側迷走神経複合体」の関係はどうなっているのか？　これ多くの方が興味ありますよね。でも，これまた本書で詳述することはできないんですぅ。どうか前著［津田 2019, pp.474-9］をご参照下さいませ。

さてしかし，リスク評価のトリガーはそれだけではないのですよ。他者の評価と同時に，その際の自分の内側，内臓感覚からの求心性フィードバックもトリガーとしてつねに用いられることを，ポージェスはクリッチュリーらの研究に触発されて［Critchley et als. 2004］2007 年頃から［Porges 2007, p.125］，そして特に 2009 年以降［PVT, pp.57-9, 273-4］，強調するようになります[*3]。またその役割を果たす皮質レベルの部位として，やはり 2009 年以降，島皮質（insula）が注目されます［PVT, pp.59, 275］（ただし 2017 年刊の 2 冊目の本では，再び言及がなくなってますが）。いいかえれば，この自分自身とつながるシステム［Kain & Terrell 2018=2019, p.91］，すなわち内受容感覚が，ニューロセプションに「ブレンド」しています［PoG, p.143］。そのため「内臓からの求心性フィードバックは，社会的関与行動につながっていく向社会的回路にどれほどアクセスできるか（accessibility）を示す主要な媒体となる」［PVT, pp.58, 274］ともいわれるのです。自分自身とつながるシステムである内受容感覚が，まさにそうであるがゆえに，他者とつながるシステムともなるのですね[*4]。とすればむしろ，外部感覚より内受容感覚の方こそ，ニューロ

セプションの主要なトリガーとさえ言えるかもしれません
[Kain & Terrell 2018=2019, p.51]。

　内受容感覚といえば，ふつう（狭義には）内臓感覚を指すわ
けですが，今日の神経科学では次第に，固有感覚ないし自己受
容感覚（proprioception：筋肉や腱，関節等の伸縮の具合によ
る，身体の運動や位置の感覚）をも含む広義の概念として用い
られる傾向が強くなってきています（これは，両者が合流する
島皮質への注目と軌を一にすると思われます）[Craig 2002, 2003,
2009]。実際にも，身体内部からのフィードバックには，ポー
ジェスが前提する内臓感覚（迷走神経）だけでなく，筋肉や関
節等からの固有感覚（体性神経）なども含まれないでしょうか
（広義の内受容感覚）。たとえば首や肩に緊張があると，目の前
の相手にそのつもりがなくても，殴られる恐れがあるという評
価を無意識に下してしまうかもしれませんね[*5] [Levine 2010=2016,
pp.147-8]。しかもそれは，自身のその時の姿勢・動作・筋肉収
縮等の身体状態が，実は以前のトラウマ的な出来事の際に生じ
ていたであろう首や肩の緊張による，トラウマ記憶の再現かも
しれないのです！　これ，体性神経系を通じての「状態依存性
記憶」（state-dependent memory）といわれるものです。

　ともあれこうして，環境（他者）についての中枢（脳）の感
覚情報と，自分の側での末梢（内臓）の感覚情報とが綜合され
て，リスク評価が行なわれるというのが，ニューロセプション
の第1のプロセスです。そのうえでしかし，以上から考えると，
むしろ本当に安全かどうかを決定できるのは，（広義の）内受
容感覚の方ですらあるかもしれませんね[Kain & Terrell 2018=2019,
p.51]。

　さあ，だとすると皆さん。皆さんは今，安全（社会的関与），

危険（闘うか逃げるか），生の脅威（凍りつき・虚脱〔シャットダウン〕）のど
のモードにいるかな？　どの瞬間にもそのチェックをしてみる
ところから，まずポリヴェーガルの実践を始めてみることがで
きますよぉ！

3　自動的な行動スイッチ

　次いでもう１つの作業は行動のスイッチ。以上のリスク評価
に基づいて，神経回路が自動的に適切な行動パターンを起動す
るシステムです。安全と見られる環境では「社会的関与」（so-
cial engagement）が，危険と見られる環境では「可動化」
（mobilization）が，つまり"闘うか逃げるか（fight or flight)"
反応が，生の脅威と見られる環境では"「不動化」（immobili-
zation）が，つまり"凍りつき（freezing)"～"虚脱〔シャットダウン〕"の反
応が作動します。

　この意味で「ニューロセプション」は，第１章の４でみたよ
うに，刺戟（S）－有機体（O）－反応（R）モデルだとポージェ
スはいいます ［PVT, pp.143, 279］。どんな刺戟（S）も，環境から
直接に侵入するのでなく，有機体（O）の「ニューラル・プラ
ットフォーム」（neural platform）を通して，有機体（O）に
とっての安全／危険／生の脅威に応じて検出（detect）される
のであり，どんな行動＝反応（R）も，刺戟（S）から直接に
導かれるのでなく，有機体（O）の「ニューラル・プラットフ
ォーム」の上に，有機体（O）の社会的関与／可動化／不動化
をめざして創発する（emergent）ものなのです ［PVT, p.3］。「ニ
ューロセプション」は２つの作業からなるとポージェスが言う
のも，この文脈においてみると，いっそうよく理解することが
できますね。１つ目のリスク評価は，いわばS（刺戟）に面し

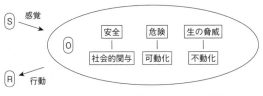

図表7-1　ニューロセプションとS-O-R図式

たO（有機体）の部分であり、2つ目の行動のスイッチはR（反応）に面したO（有機体）の部分である、ということです。こうして図表1-1の心身の構造は、図表7-1のように機能するのです。

　いいかえれば、環境が安全と見られるときには、「より原始的な辺縁系」の支配する防衛反応（"闘うか逃げるか"の「可動化」システムや、"凍りつき"～"虚脱"の「不動化」システム）を抑制し、同時に他方では、「腹側迷走神経複合体」を活性化して、「社会的関与」が発現しやすくするようなメカニズムが働くというのです。私たちの社会的コミュニケーションは、防衛システムが抑制され、「社会的関与」システムが発現されるときにのみ、有効に表出されることになるのですね［PVT, p.273］。

　ニューロセプションは、他者の動きの「意図」に反応する能力だともポージェスは言います［Porges 2018b, p.58］。他者の顔面の表情、声の調子（抑揚やリズム）、まなざし、頭部の回転や傾き具合など「腹側迷走神経複合体」の働きをトリガーにして、安全や信頼を検出すると、そのとき自分の側には「社会的関与」のシステムが作動し、自分の側も同様に、顔面の表情、声の調子（抑揚やリズム）、まなざし、頭部の回転や傾き具合において、「腹側迷走神経複合体」が働くのです。それは先にふ

れたように,「ミラーニューロン」の働きをも髣髴させるような,自－他の「腹側迷走神経複合体」どうしの連動ないし共鳴のプロセスとみることができ,あるいは逆に,それを通して互いの生理学的な状態や行動をポジティブに調整しあう「**協働調整**」(co-regulation) の過程とみることもできます。

「社会的関与システム」が同時に「協働調整」の過程であるというこの論点は,2011 年の出版以後ますます明確になってきています [Porges & Buczynski 2012；PoG, pp.8, 9, 22, 49-50, 195]。そしてそれは哺乳類としての私たちの,「生物学的な必須要件」(biological imperative) [PoG, pp.7, 50-1, 182, 195；Porges 2018b, p.66] だとされます。「生物学的な必須要件」とは,生体が生を存続させるために必要なニーズのことで,ふつうは生存,なわばり,適応度,生殖などが挙げられるのですが,ポリヴェーガル理論は他個体との関わり,そしてそこでの安全感の確保を第一に挙げるのです [PoG, p.7；Porges 2018b, p.66]。この関わりを通して,互いに生理学的状態を調整し [PoG, pp.8, 9],さらにこの相互調整を通して,各々は次第に「**自己調整**」(self-regulation) の能力(相互調整できる相手なしでも,自分の生理学的状態や行動を自分で調整できる能力)を発展させます [PoG, p.25]。そうやって,「安心感に基づく自己表象」(security-based self-representation)[Mikulincer & Shaver 2004] が立ち上がってくるのですね。

4　適応的な防衛行動とミスマッチ

でもここで注意しましょう！　「社会的関与」が適応的な"よい行動"で,「可動化」・「不動化」が非適応的な"ダメな行動"なわけではないということを。安全な環境なら「社会的関

与」は適応的ですが，危険な環境なら逆に非適応的です。反対に危険な環境では，「可動化」・「不動化」こそが最も適応的で，安全な環境ではそれらは適応的でないというだけのことです[PVT, pp.12-3]。すでに第6章でみたように，危険や脅威に直面するとき，「可動化」は「能動的な対処行動」，「不動化」は「受動的な対処行動」と，どちらもコーピングなのでした[PVT, p.287]。れっきとした「適応的な防衛行動」(adaptive defensive behaviors)なんです[PVT, pp.11, 193, 195；Porges 2005, p.43]。ポージェスも曰く，「悪い反応といったものは存在しない。あるのは適応反応だけだ。まず大事なのは，私たちの神経系は私たちが生存するために正しいことをしようとするということであり，そして神経系がしたことを私たちは尊重する必要があるということだ。」[PoG, p.86]

　ところが，心理的・精神的な「障害」(disorder) —— DSMで精神「障害」を示すこの語は，今日わが国でも「症」と訳すようになりましたが，ホントはもっと文字通りの「不調」「不具合」等(dis-order)というニュアンスが近いでしょう——のある場合には，まずリスク評価が不正確で，評価のためのトリガー(他者の身体的な表現)を見落とし，安全な環境にいても危険と思いこんだり(不安障害，恐怖症，強迫性障害，抑うつ，BPD，PTSD，反応性愛着障害，ASD，統合失調症)，危険な環境なのに安全と思いこんだり(ウィリアムズ症候群)，という「ミスマッチ」[PVT, pp.58, 273]がおこってしまいます*6 [PVT, pp.17, 194, 273-4；Porges 2005, p.45；Porges 2007, p.124]。そのため，安全な環境なのに"闘うか逃げるか"の反応を示したり，危険な環境なのに"社会的関与"の反応を示したりすることになってしまいます。

あるいは，たとえそれらの病理水準に達していなくても，慢性的な孤独感をもつ場合，他者の表情や声のトーンの解釈の精度は低く，ポジティブよりネガティブな刺激，安全より危険の手がかりをより敏感に見い出してしまうことも判明してきています [Cacioppo & Patrick 2008=2010, pp.210-2]。

まして逆境的幼児期体験（ACE）のある場合，まさに危険な環境をこそ安全と思いこんでしまうことを付け加えねばなりません [野坂 2019, p.57]。いいかえればそれは，安全な場では安心を感じられず，安心を得るのは安全な場でないという，「『安全≠安心』のジレンマ」ともいえます（結果的に，支援者が提示する安全は当事者には安心でなく，支援者にとっての安心でしかなくなってしまいます）[同, pp.80-1]。ここに一口に「安全」と言っても，人（個体）により状況により中身がちがい，「安全」と「安全感」もストレートに合致するわけではないという，臨床上きわめて重要な論点も浮上してきます。ポリヴェーガル理論がさらに掘り下げるべき課題ではないでしょうか。皆さんはどう思われますか？　このことは第 11 章で再びふれたいと思います。

5　誤ったニューロセプション

上記の「ミスマッチ」はまた，環境（他者）についての中枢（脳）の感覚情報と，末梢（内臓）からの感覚情報が一致しないということでもあります。例えばもし，内臓の状態が交感神経系の活性化に呑み込まれているなら，せっかく外界に社会的関与のトリガーがあっても，検出することができないでしょう [PVT, pp.58, 274]。つまり，末梢（内臓）からの感覚情報が過剰に活性化するために（たとえば過敏性腸症候群や繊維筋痛症，

慢性疼痛症候群など），あるいは反対に，末梢（内臓）からの感覚情報が活性化しにくいか，活性化しても検出しにくいために（たとえばアレキシサイミア），環境（他者）についての中枢（脳）の感覚情報との照合が鈍くなるのです。内受容感覚の使用が「内受容過敏」（interoceptive sensitivility）にまで達し，内受容感覚を増幅して，認知的に否定的な意味づけを行なうことでますます自分の感覚が頼りにならないものとなってしまうことが，各種の不安障害でみられます [Garfinkel et als. 2013；Ceunen et als. 2016；Kain & Terrell 2018=2019, pp.93, 96]。反対に発達トラウマが深刻だと，「自らの内受容感覚に基づいた安全感覚を使うより，外的要素を用いることが多い」ということも起こってきます [Kain & Terrell 2018=2019, p.285]。

　第4章でもみたように，他者の声をどう思うかには，自分自身の声の音が影を落とすのであって [Karpf 2006=2008 p.164]，たとえば自分が不安を感じていると，他者の声を聞いていても，感情の微妙なちがいを感じ取れなくなってしまいます：自分自身の不安が大きくなりすぎて，他の人の声のメロディをかき消してしまうのでしょう [Ibid., p.162]。強い不安を感じている子どもは，他の子どもの怯えた声を怒りと勘違いしやすく，声に込められた怒りを正しく読みとれないために問題行動が生じ，のちに暴力行為や犯罪行為につながる怖れも指摘されています [Ibid., p.162]。また性犯罪で逮捕された青年が，そうでない人よりも怒りの声を正しく識別できないとの結果も出ています [Ibid.]。

　あるいは先にみた，首や肩に緊張があるため，目の前の相手にそのつもりがなくても，殴られる恐れがあるという評価を無意識に下してしまう例も思い出してみましょう。以前のトラウ

マ的な出来事の際に生じたであろう首や肩の緊張の，「状態依存性記憶」の想起によるトラウマ記憶の再現とみられるものでした。そんなとき私たちは，本当は安全につながっている相手にすら，攻撃的に振る舞ってしまいかねません；すると相手も，不当な脅威に晒されてると感じて，これに攻撃的に反応するでしょう；すると，"ほら見ろやっぱり，こいつは危険な人物だったんだ"と，誤った認識の「正しさ」が証明されてしまう，皮肉な悪循環が成立するでしょう [Kain & Terrell 2018=2019, pp.55, 127]。これぞまさしく，自己成就的予言（self-fulfilling prophecy）ですね [Word et als. 1974]。同時に，この誤った認知を無意識のうちに現実化しようとする「トラウマの再演（reenactment）」でもあります [野坂 2019, p.58]。さらには，周囲からは非難され愛想をつかされて，いっそう自己否定の深淵に沈む，「トラウマの増幅」にも及びかねません [同, p.60]。

　精神障害や心理的な不健康は，これらの「誤ったニューロセプション」（faulty neuroception）[PVT, pp.13, 17]，「妥当でないニューロセプション」（invalid neuroception）[PVT, pp.194, 274；Porges 2005, p.45；Porges 2007, p.126] による非適応的な行動として捉えられる，とポージェスは言います。認知療法などで言う「非機能的認知」（dysfunctional cognition）も同じことを言わんとしてると思いますが [野坂 2019, pp.38, 62-4]，安全／危険をめぐるこの神経生理学的な錯誤は，心理学的には，究極のところ自己／非自己の混乱として現象することも見逃してはなりません。安全と危険の混乱は，自己と非自己の境界線（バウンダリー）の混乱に帰結し，心のあり方に混乱を引き起こし，精神障害や心理的な不健康の引き金をなすと考えられます[*6]。

　また，防衛反応が適応的か不適応的かは，その持続時間にも

よります。交感神経系による防衛反応も背側迷走神経複合体による防衛反応も，本来ごく短期的に瞬発的に発揮されるもので，どんなに適応的な防衛反応も，長期にわたり慢性的になって，いつまでも戻って来れない状態になれば，第5章でみたように破壊的になる──ここでも哺乳類の酸素代謝要求が許さないからなんです。この適応的な防衛反応は，（最適値が固定している「ホメオスタシス」とちがって）そのつど変転する環境に合わせて最適値をたえず変更していくホメオスタシス［Wallenstein 2003=2005, p.42］），つまり「アロスタシス反応」［Sterling & Eyer 1988］ですが（第5章＊1を参照），しかしそれ自体が慢性化すると自らの重荷となって「アロスタティック負荷」（allostatic load：適応期限を超えて慢性化し，かえって負担になってしまうストレス反応）［McEwen & Lasley 2002=2004］に反転してしまうとマキューアンは主張しました。この「アロスタティック負荷」と「妥当でないニューロセプション」は共通の特徴を持つとポージェスは述べています［PVT, p.194；Porges 2005, p.45］。そこでは，ストレッサーが消滅してもストレス反応が作動し続けたり，ストレッサーが存続しているのにストレス反応が作動しなくなったり，というようなことが起こってしまうのです［McEwen & Lasley 2002=2004, pp.22-3］。

　だとすれば，いつまでも戻って来れない状態になっている交感神経系による「可動化」の防衛反応も，背側迷走神経複合体による「不動化」の防衛反応も，いかに速やかに完了させ，そこから抜け出して，腹側迷走神経複合体による「安全」な向社会性の日常に戻ってくることができるか──このことこそが臨床的な課題となってくることは言うまでもありません。そのことを第11章で検討しましょう。

　しかしそのためには，もう1つ，ポージェスが自律神経系の3段階論に施した新たな展開を見ておかねばなりません。しかもこれは，自律神経系の3段階論の水準だけに限定してなされる従来のポリヴェーガル理論の紹介では，いまだ存分に掬い取られていない側面です。そのことを第9章，第10章でしっかり理解しておきたいと思います。そうすると，臨床家でないポージェスがポリヴェーガル理論に託した臨床的視座が，少しずつ見えやすくなってくるはずです。

　しかしその前にさらにもう1つ，理論的にも臨床実践的にもはっきりさせておきたいことがあります。まずはそれを第8章でみておきますね。

第**8**章
::

「すくみ」，「凍りつき」，「虚脱」

～防衛カスケード～

1 「凍りつき」と「虚脱」

　自律神経系の3段階論は，以上のように「背側迷走神経複合体」「交感神経系」「腹側迷走神経複合体」の3つの成分の間の関係として，クリアな図式にまとめられ，これがポリヴェーガル理論としてわが国でも最もよく知られる中核部分となっています。しかし，このクリアな図式のなかでも，未だクリアとは言い切れず，しかもなお臨床上とくにクリアにしておくべき重要な論点が少なくとも1つあるように思われます。

　それは「背側迷走神経複合体」の「不動化」システムを構成する，「凍りつき」と「虚脱」の間の関係なんです。どちらも「不動化」の状態なわけですが，では「凍りつき」と「虚脱」は，同じ状態を指すものなんでしょうか？　それとも別のものなんでしょうか？　この問いは，とくにポリヴェーガル理論にふれた当事者の方々から鋭く投げかけられます。当事者の問いの声もすでにあるとすれば，その視点を欠くことで，(専門家は気づかない) 臨床上何か大事なものを欠落させてはいないでしょうか？　皆さんはどう思われますか？

　昨今，パソコン関連の"フリーズ"がすっかりお馴染になっ

てるのも相俟って，「凍りつき」の語は，今や身近な多くの場
面でお気軽に用いられる便利な言葉の1つになりました。ちょ
っと何かが止まる（＝不動化する！）だけで，もう"フリー
ズ"です。まさに"フリーズ"は「不動化」の代名詞で，そこ
では"シャットダウン"とのちがいなど，二の次にすぎません。
臨床の世界も大同小異。でも冷静に考えてほしいんですけど，
パソコンにとってだって，"フリーズ"と"シャットダウン"
はちがうものではないですか？　"フリーズ"してる（電源入
ったまま固まる）からって，"シャットダウン"してる（電源
が落ちる）わけではありませんよね。だとすれば，私たちの心
身においても，「凍りつき」と「虚 脱」の関係を，もっと注
意深く見据えていく必要はないでしょうか？

　ポリヴェーガル理論において，果たして「凍りつき」と
「虚 脱」はどんな関係にあるのか。そこから防衛反応につい
てどんな見取図が描けるか。これが本章のモチーフです。

2　ポリヴェーガル理論における「凍りつき」の概念

　そこでまず，ポリヴェーガル理論でポージェスが用いる「凍
りつき」（freezing）の語を，改めて精査してみました。すると，
ちょっと意外かもなことに，時期によりさまざまに異なる意味
づけがなされてることが明るみに出てくるのです。

　[1] まずはじめに，1995年のポリヴェーガル誕生時の論文
では（第1章で記した，あの学会長講演の論文です），"freez-
ing"は専ら，パブロフやソコロフ以来の精神生理学的研究の
伝統に則って [Pavlov 1927＝1975；Sokolov 1958＝1965]，「定位反応」
（orienting response）に相当する概念として用いられていまし
た：ていうかこの講演論文自体，「定位」（orienting）をその

タイトルにはっきり掲げるものでした。

　定位反応って何でしょう？　何か新奇な刺激が突然あらわれたとき，それまでしていた活動を一時停止し，その刺激源と思しき方向へ反射的に注意を向ける（＝定位する）反応のことです。遠くでちょっと聞き慣れない音がしたとき，また微弱な地震の振動に気づいたときなど，私たちはどうするか思い返してみて下さいね。この一時活動停止，つまり体性運動の「不動」がまさに"freezing"ということなのです。このとき同時に心臓では「徐脈」（bradycardia）が生じ，合わせてどちらの反応も，爬虫類と共通の「背側迷走神経複合体」の働きに起因するとポージェスは位置づけています［PVT, pp.29-31］。ただしこの「不動」は，環境検出のための一時的な「停止」（arrest）にすぎず［Levine 2010=2016, p.60］，"動けない"のでなく一時的に"動かない"［Baldwin 2013, p.1559］，つまり防衛反応というよりそれに先立つ定位反応なのですね。

　とはいえ定位反応は，同時に以上とはベクトルが反対の，高度の「覚醒」（arousal）・「警戒」（alert）・「注意」（attention），そして「筋緊張の高まり」（increased muscular tension）等の反応（いずれも次に来るべき運動への準備）を伴なうものでもあるのです。従来は「交感神経系」で説明されてきたこれらの特性を，ポージェスは，哺乳類では「腹側迷走神経」による迷走神経緊張の撤収（vagal tone withdrawal）——つまりヴェーガル・ブレーキを緩めること——によって生じるものと主張しました[*1]［PVT, pp.27, 36, 41；Baldwin 2013］。するとこの場合，「背側迷走神経」は一時活性化するのに，「腹側迷走神経」は一時トーンダウンすることになる……実はここにみられる迷走神経の二元性の発見こそが，そもそもポリヴェーガル理論の樹立

の端緒をなした当のものなのでした [PVT, p.27]。

　定位反応は，ルーティンを破る新奇な刺激に対して，ふつうは数秒単位で生じる一過性の反応なので [PVT, pp.24, 36]，多くはすぐに平常に戻ります。でもそれが好奇心を誘う刺激だと，さらに興奮して持続し，「背側迷走神経複合体」は「交感神経系」に，「腹側迷走神経」は撤収から増幅に，それぞれ反転して「探索反応」に発展するかと思えば，一方その刺激が危険を知らせる刺激となって長期化すると，「腹側迷走神経」緊張の撤収では足らず，そこから抑制を解かれた「交感神経系」による"闘うか逃げるか"の「防衛反応」に引き継がれ，「頻脈」（tachycardia）や「可動化」（mobilization）へ転換していくことになる……そんなふうにポージェスは考えました [PVT, pp.46, 48]。

　逆に言うと定位反応は，「交感神経系」の作動に先立ち，むしろそれを準備する防衛反応の前段階であり，ポージェスによれば「交感神経系」でなく迷走神経系 [PVT, p.24]，ただし「背側迷走神経複合体」単独でなく「腹側迷走神経」による迷走神経緊張の撤収のもとで生じるものです。いわば，「腹側迷走神経」による迷走神経緊張の撤収と「背側迷走神経複合体」の活性化のブレンド。この定位反応における一過性の（phasic）"freezing"は，動物行動学や動物実験心理学の訳語の慣例に倣って，"すくみ"（freezing）と呼び分けておきましょう。

　［2］これに対し，1997年の「情動のポリヴェーガル理論」[PVT, p.151]で自律神経系の3段階論が提起され，加えて2003年以降「ニューロセプション」論（次章参照）が登場するとともに，"凍りつき"（freezing）は定位反応の"すくみ"（freezing）に代わり，本格的な「防衛反応」の1つとして論じられ

るようになります：いわゆる "3つのF"（Fighting/Flighting/Freezing）ですね [PVT, pp.11-3, 57-8, 190, 194-5, 197]。

　そこで "Freezing" は, 他の2つ "Fighting・Flighting" との対比において特徴づけられるようになります。「交感神経系」による "闘うか逃げるか" に対する,「背側迷走神経複合体」による "凍りつき" ……そして前者で対処できないとき, その<u>あと</u>に発動する防衛反応が後者, 背側迷走神経複合体による "凍りつき" である, と。"すくみ" は「交感神経系」の発動の<u>前</u>でしたが, "凍りつき" は「交感神経系」の発動の<u>後</u>に生じます。

　その際 "凍りつき" は,「背側迷走神経複合体」の働きそのものとして,「不動化」（immobilization）とも, また "擬死"（death feigning）や " 虚 脱 "（shutdown）とも, 全く互換的に捉えられています [PVT, pp.13-4, 24, 30, 93, 154, 157, 174, 190, 193, 198, 272, 287]。「<u>不動化</u>」<u>全体の代名詞</u>ともいうべきこのいわば<u>広義の "凍りつき"</u> が, 恐らくポリヴェーガル理論の "凍りつき"（freezing）概念として最もよく知られるものでしょう。ポリヴェーガル理論において, "凍りつき" も " 虚 脱 " も "擬死" も「不動化」も, 概ね同義語のようにみられやすいのはこのためと思われます。これこそがポリヴェーガル理論の "凍りつき" 概念だと思っておられる方も多いのではないでしょうか。皆さんはいかがですか？

　[3] ところが, こうした流れのなかでグッと目を引くのは, 2011年の著書にも収められた2009年のある論文でポージェスが, "凍りつき"（freezing）は正確には「不動化」（immobilization）と同一視できないと言及していることです：たしかに凍りつき（freezing）は, 運動の不在という意味ではまさしく

「不動化」そのものなのですが，その背後にある<u>筋肉の極度の緊張</u>という意味では，「可動化」にカテゴライズされるというのです [Porges 2009, pp.38-9；PVT, p.267；津田 2019, p.209]。これは非常に重要な発言です！

　もっとも，同じ論文の少し後の箇所では，"凍りつき"は，やはり"擬死"や"虚脱"（シャットダウン）とともに，無髄の迷走神経（つまり背側迷走神経）による「不動化」のうちに入れられています [Porges 2009；PVT, p.272]。とすると，それはもはや「不動化」でありながら，同時に「可動化」でもある，つまり「可動化」と「不動化」の同時発現，「交感神経系」と「背側迷走神経複合体」の「共活性化」（coactivation）[Gellhorn & Kiely, 1973=1976；Koizumi et al. 1982；Berntson et al. 1994；Nijsen et al. 1998；Bracha 2004；Baldwin 2013, p.1559；津田 2019, p.209] とみなければならないことになります。これが"凍りつき"の本来の姿，いわば<u>狭義の凍りつき</u>なんです。そうなんですね！ "凍りつき"は，紛れもなく「不動化」ではあるのですが，同時に「可動化」でもあるような特殊な「不動化」なのです。「不動化」と「可動化」のブレンド？　そういうことになりますよね[*2]。

　この点では，先にみた最初期の"すくみ"としての"freezing"も，「不動」でありながら「筋緊張の高まり」を備える点で，「不動化」かつ「可動化」であり，"凍りつき"（freezing）としての条件を満たしているといえるでしょう。ただその「可動化」的側面が，「交感神経系」でなく「腹側迷走神経」緊張の撤収による点，また持続的な<u>防衛反応</u>以前の，一過性（phasic）の<u>定位反応</u>である点がちがっています。対するに"凍りつき"は，"すくみ"の如く一時的に"動かない"のでなく，むしろ可動エネルギーは極限まで高めていながら，同時にそれ

を制止しようとする恐怖のエネルギーも極限まで高めることによって, 多少とも持続的 (tonic) に "動けない" のです [Baldwin 2013, p.1559]。動物行動学等で「持続性不動状態」(**tonic immobility**) ともいわれてきた状態です [Gallup & Maser 1977；Marks 1987] (なお "tonic" は「緊張性」とも訳せ, 現にその含意も含むので, 本当は「持続性緊張性不動状態」とでも訳すと, そのニュアンスがいっそう理解しやすいかもしれませんね)。

このため, "すくみ" を「警戒性の凍りつき」(freeze-alert), "凍りつき" を「恐怖性の凍りつき」(freeze-fright) と区別したり [Baldwin 2013], 「タイプ1の凍りつき」, 「タイプ2の凍りつき」と区別したりする [Ogden et al. 2006] 論者もあります。ともあれ2種類の「凍りつき」があることは, この概念をめぐる混乱に拍車をかけ, 主に動物行動学系では "すくみ" の方だけを「凍りつき」と呼び [Bracha 2004, p.680；Schauer & Elbert 2010, p.112], トラウマケア系では (狭義の) "凍りつき" の方だけを「凍りつき」と呼んで [Levine 2010=2016, pp.60-1], 互いに他に否定的である対立も存在するのが現状です。これでは "凍りつき" 概念が混乱するのも無理ないですよね。本書では「一過性 (phasic) の凍りつき」(= "すくみ"), 「持続性 (tonic) の凍りつき」(=狭義の "凍りつき") と区別しておきます。

他方こうなってくると, "凍りつき" が「可動化」を含む「不動化」なのに対して, 「可動化」を含まぬ純然たる「不動化」, つまり「背側迷走神経複合体」のみの活性化が, 骨格筋の極度の弛緩, "虚 脱" として区別されることになります。今やここには2種類の「不動化」があることになりますね——「可動化」でもある「不動化」(「交感神経系」と「背側迷走神経複合体」の共活性化：(狭義の) "凍りつき") と, 純然たる

「不動化」（「背側迷走神経複合体」のみの活性化：“虚脱”（シャットダウン））と。どちらも「背側迷走神経複合体」の活性化である点で（広義の）「不動化」（でありかつ広義の“凍りつき”）でありますが，本来の「不動化」，狭義の「不動化」は，“凍りつき”でなく“虚脱”（シャットダウン）の方にあります。“凍りつき”はあくまで「可動化」する「不動化」以上のものでありません。

　とすれば，「交感神経系」による“闘うか逃げるか”のあとに発動する「背側迷走神経複合体」による防衛反応（“3つのF”における“Freezing”──広義の凍りつき）は，そのいわば前半部分として，「背側迷走神経複合体」と「交感神経系」の共活性化である（狭義の）“凍りつき”をもち，次いでそこから「交感神経系」が脱落した後半部分として，「背側迷走神経複合体」のみの活性化である“虚脱”（シャットダウン），つまり狭義の「不動化」をもつことになるということがおわかり頂けるかと思います。

　[4] そのせいかこの2009年の論文以降，実はポージェスは，“freezing”の語自体の使用を次第に減らし，とくに邦訳もされた2017年刊の2冊目の著書ではほぼ完全に用いなくなっている事実は意外に知られていません［PoG pp.XV, 7, 10, 12, 54-5, 61-2, 112, 131, 158, 176, 200, 224-5, 235］（巷ではこの訳書をもとに，“凍りつき”でポリヴェーガル理論の防衛反応を説明する奇怪な解説が花盛りのようですが）。「不動化」の語は，“凍りつき”と切り離されて“虚脱”（シャットダウン）・“擬死”とのみ等置され，代わってちょうど2009年頃から言及が増えだす“解離”（dissociation）がそこに追加されるに至ります（第6章の＊3）［PoG pp.11-2, 54-5, 62, 161-2, 168, 176, 200, 235］。またこの「不動化」の防衛反応には，筋緊張の失われた不動状態は含められても，筋緊張のある不動

状態（＝"凍りつき"）は含められていません［PoG p.12］。「背側
迷走神経複合体」の「不動化」は"凍りつき"でなく，何より
まず"虚脱"であって，"凍りつき"はその「不動化」に
「可動化」がブレンドする（より正確には，「可動化」を抑制す
るために「不動化」が共活性化する）2次的な変異体として
区別されるべきものであることを，これらの按配自体が明白に
物語っていないでしょうか。

　実際，自律神経の進化史に照らしてみても，古代の魚類にお
いて，「背側迷走神経複合体」は「交感神経系」に先行し，「交
感神経系」なしでも立派に存立することができました［Camp-
bell et als. 1997, pp.43-5；Porges 2011］。その場合，防衛戦略として
は"虚脱"し，海底や岩場に静かに身を隠すのが定石でした。
でもいったん「交感神経系」が発達するようになると，「交感
神経系」を前提とする「背側迷走神経複合体」の働き方，まさ
に"凍りつき"の方が顕在化し，その方が1次的であるかのよ
うに現象するに至ったにすぎません。

　かといって"凍りつき"は，上記の按配のように，防衛反応
の系列上からその存在そのものを抹消される必要まであるでし
ょうか。狭義の「不動化」とは異なるもう1つの「不動化」と
して，"虚脱"とは異なるその独自の役割は，変わらず認め
られてよいはずです。

　すると以上より，ポリヴェーガル理論においては，「腹側迷
走神経複合体」が有効に機能する「安全」の状態に続いて，そ
れが脅かされる度合いに応じて，①「背側迷走神経複合体」と
「腹側迷走神経」緊張（の撤収）による一過性の"すくみ"
（phasic Freeze）→②「交感神経系」による"闘うか逃げる
か"（Fight or Flight）→③「交感神経系」と「背側迷走神経

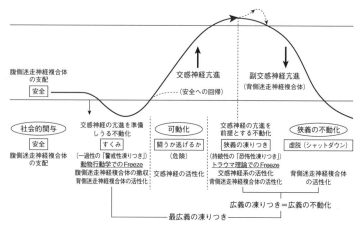

図表8-1　ポリヴェーガル理論に基づく防御反応カスケードのモデル

複合体」による持続的な "（狭義の）凍りつき"（tonic Freeze）
→④「背側迷走神経複合体」による "虚脱"（Collapse/
Shutdown）の4つの段階からなる「防衛カスケード*3」を描
くことができ，このうち③と④を合わせ①を欠いたものが，ポ
リヴェーガル理論においても，長く "（広義の）凍りつき" と
みなされてきたと総括することができます。以上を図示すると，
図表8-1のように描くことができます。

3　ポリヴェーガル版・防衛カスケード

　このポリヴェーガル版「防衛カスケード」は，その自律神経
系の3段階論を否定することなく，かえってそこにより深い奥
行きを彫り込み，理論的にも臨床実践的にもいっそう有用なフ
レームを私たちに授けてくれるように思われます。以下，図表
8-1も見ながら読んでいって下さいね。

　まず何より，以上によれば，自律神経系の「背側迷走神経複

合体」／「交感神経系」／「腹側迷走神経複合体」の3段階は,
その（／ 部分に相当する）2つの間隙をなすサブカテゴリー
として, "freezing" という神経生理学的状態をもつことにな
りますね。この2つの "freezing" のうち, 1つ目の一過性の
"凍りつき"＝"すくみ"（phasic freezing）は,「腹側迷走神経
複合体」の「安全」への反応と「交感神経系」の「危険」への
反応の間にあって,「腹側迷走神経（複合体）」の撤収から「交
感神経系」に移行していく境目の前者側（迷走神経側）に位置
します。2つ目の持続性の "凍りつき"＝狭義の "凍りつき"
（tonic freezing）は,「交感神経系」の能動的な「可動化」反
応と,「背側迷走神経複合体」の受動的な「不動化」反応の間
にあって,「交感神経系」を抑制しようと「背側迷走神経複合
体」が共活性化していく境目の後者側（迷走神経側）に位置し
ます。前者は「交感神経系」が発動する前に, その発動を準備
しようとする迷走神経の特異な働き方であり, 後者は「交感神
経系」が発動した後に, その過剰を抑制しようとする迷走神経
の特異な働き方であるとみることができます。

　すると第2に, "freezing" とは「可動化」的なものと「不
動化」的なもののいわばブレンドであり, 一過性の "freez-
ing" である "すくみ" が未発の「交感神経系」（＝「腹側迷走
神経」の撤収）の「可動化」と「背側迷走神経複合体」の「不
動化」のいわばブレンドであったとすれば, 持続性の "freez-
ing" である狭義の "凍りつき" は,「交感神経系」の「可動
化」と「背側迷走神経複合体」の「不動化」のいわばブレンド
なのです。

　でも狭義の "凍りつき" って, この両者がどうブレンドして
る状態なんでしょう？　まず「交感神経系」が極度に亢進し,

そのうえでそれを抑制すべく「背側迷走神経複合体」も2次的に極度に亢進したもので，両者が相拮抗しながら鎮静することなく持続的に高活性化を保っているような状態です。もう少し心理的にスケッチしてみると，「交感神経系」の「可動化」の激しいエネルギーの活性化に対して，「背側迷走神経複合体」の「不動化」は激しい恐怖を感じて，これを抑制しようと活性化し，しかしこの「背側迷走神経複合体」の「不動化」の激しい恐怖の抑制エネルギーに対して，「交感神経系」の「可動化」はさらに激しく攻撃のエネルギーを活性化し……といったスパイラルの果てに，レノア・テアのいう「恐怖から脱出すること自体への恐怖」［Terr 1990=2006, pp.51, 54］へとまさに凍りついている状態ということができそうです。現に"凍りつき"かなというクライエントの方に，そんな物語をちょっと仄めかしてみると，"それまさに私です‼"と膝を打って強く同意されることが多いので，こちらがビックリするほどなんですよね！

　ポージェス自身，やがて第9章で見るように，「ブレンド」ないし「カップリング」という発想を，自律神経系の3段階論に持ち込むことになります。しかしその「ブレンド」は，「腹側迷走神経複合体」と「背側迷走神経複合体」，「腹側迷走神経複合体」と「交感神経系」というように，どちらも「腹側迷走神経複合体」が「背側迷走神経複合体」や「交感神経系」の防衛反応を向社会化するブレンドであって，今ここでみているような防衛反応どうしのブレンドではありません。しかし防衛反応どうしのブレンドも，対等な資格で理論の中に組み込まれてよいのではないでしょうか。皆さんはどう思われますか？

　第3に，これらの「ブレンド」は，あくまで段階どうしのブレンドで，それ自体が新たに1つの段階をなすものとは捉えら

れていません。すなわち「ブレンド」は各段階の一部分であって，"すくみ"は「腹側迷走神経複合体」が支配する「安全」世界が退潮しかけるその<u>後半部分</u>に位置づけられ，（狭義の）"凍りつき"は，「背側迷走神経複合体」が支配する「不動化」の世界に入ってゆくその<u>前半部分</u>（その<u>後半部分</u>が純然たる「不動化」としての"虚 脱"）に位置づけられるのです。"すくみ"は一過性なので，そのまま消えていく運命にありますが，（狭義の）"凍りつき"はより持続的なので，<u>前半部分</u>といっても単なる前座に終わるのでなく，それ独自の特性をもって作動していることを忘れてはなりません。まして「背側迷走神経複合体」による「不動化」は，ポージェスも主張するように，トラウマには不可欠の重要な役割を果たすのですから，なおさらのことです。

　トラウマに関与する「背側迷走神経複合体」による「不動化」は，その<u>前半部分</u>をなす，「背側迷走神経複合体」と「交感神経系」の共活性化（「可動化」でもある「不動化」）としての（狭義の）"凍りつき"と，そこから高エネルギーを要する「交感神経系」が脱落して<u>後半部分</u>をなす，「背側迷走神経複合体」のみの活性化（純然たる「不動化」）としての"虚 脱"の2段階からなり，どちらの「不動化」もそれぞれの仕方で，トラウマ形成に重要な役割を果たしていることを銘記しなければなりません。

4　トラウマと凍りつき・虚 脱

　実際のところ，どうでしょう，皆さん。トラウマの発症とは，果たして「背側迷走神経複合体」のみの活性化（純然たる「不動化」）だけで説明がつくものでしょうか。

　端的な典型として PTSD で考えてみますよ。DSM であれ ICD であれ，その診断基準を満たす必須の症状群とされる，覚醒亢進，再体験（侵入），回避・麻痺，解離等々は，すべて専ら「背側迷走神経複合体」のみの活性化（純然たる「不動化」）だけで生起するものでしょうか？　回避・麻痺，解離はともかくとしても，覚醒亢進と再体験（侵入）は少なくとも「交感神経系」の寄与なしには生じないのではないでしょうか？　即ち PTSD は，（狭義の）"凍りつき" と "虚脱"（シャットダウン）の混成体としての「不動化」の所産にほかなりませんね。PTSD が，さらに過覚醒型の PTSD と解離型の PTSD のサブタイプに区分されることがあるのも［Lanius & Hopper 2008］，このためではないでしょうか。

　ただし ICD-11 より採択された**複雑性 PTSD** では，すでにジュディス・ハーマンが「全体主義的な支配下に長期間服属した生活史」を背景とし，典型例として人質，戦時捕虜，強制収容所生存者，宗教カルトの生存者，DV，子供の身体的虐待・性的虐待，性的搾取等々を挙げたように［Herman 1992=1996, p.189］，「腹側迷走神経複合体」による「安全」（社会的関与）と「交感神経系」による「自由」（能動的な可動化）の両方を共に剥奪された状態であり（とすれば，典型例の順番自体も明示するように，複雑性 PTSD を単に「愛着トラウマ」と同一視するのは極めて安直といわねばなりません），残された「背側迷走神経複合体」だけで辛くも生命の持続性を維持しようとする，まさしく純然たる「不動化」＝ "虚脱"（シャットダウン）に強く接近するものと捉えられるべきでしょう［津田 2021b］。

　それは PTSD だけでなく，今日この「トラウマの時代」［津田 2019］に，広く**機能性身体症候群**（functional somatic syn-

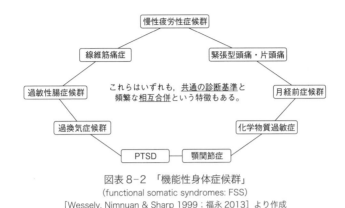

慢性疲労性症候群

線維筋痛症　　　　　　　緊張型頭痛・片頭痛

過敏性腸症候群　　これらはいずれも,<u>共通の診断基準</u>と　　月経前症候群
　　　　　　　　頻繁な<u>相互合併</u>という特徴もある。

過換気症候群　　　　　　　　　　化学物質過敏症

PTSD　──　顎関節症

図表 8-2 「機能性身体症候群」
(functional somatic syndromes: FSS)
[Wessely, Nimnuan & Sharp 1999 ; 福永 2013] より作成

dromes : FSS) [Wessely, Nimnuan & Sharp 1999] と一括される,
多少ともトラウマティックな生活歴を背景とする諸症状にも
(図表 8-2 を参照),不可欠の役割を果たしていないでしょう
か (過敏性腸症候群での便秘／下痢,逆流性食道炎での食道括
約筋弛緩／胃酸分泌過剰,緊張性頭痛と片頭痛の併発,あるい
は第5章の＊4でみた眼精疲労,さらには各種依存症の嗜癖行
動*4等々)。そのとき「複雑な FSS」(complicated FSS：複数
の FSS 疾患の併存症) [Henningsen et al. 2007, p. 949 ; 福永 2013,
p.1107-9] は, 複雑性 PTSD 同様,"凍りつき" をこえて
"虚脱" の域に達しないでしょうか。今後さらに精査を進め
ていく必要があるでしょう。「背側迷走神経複合体」の作動す
る数々の (トラウマティックな) 疾患には,こうした"凍りつ
き"による病理 (従来はしばしば<u>専ら交感神経過剰による</u>「ス
トレス」 性疾患として説明されてきたでしょう) と,
"虚脱" による病理の,2つのタイプの「不動化」が関与す
ることに臨床上細心の注意が必要のように思われます。
　なかでも"凍りつき"による病理は,いっそう注意が必要で

す。なぜなら1つには，交感神経過剰と速断されて一気にその抑制を図る治療がなされ，その結果「背側迷走神経複合体」の活性化だけが取り残されて，急激に"虚脱"（シャットダウン）に移行し，増悪し対処に困ったまま放擲されてしまう場合があるからです。また1つには，「背側迷走神経複合体」と「交感神経系」の両方が高活性化するこの病態では，しばしば交感神経と副交感神経の双方が同じく高すぎるがゆえに，自律神経の多彩な失調症状を呈しながら，にもかかわらず見かけ上むしろ高度のバランスがとれているようにみえる（現に自律神経検査でもそうした結果が出てしまう）ため，"特に問題なし"として何ら対処もされぬまま，こちらも放擲されてしまうからです。

　ひとえに，「交感神経系」の過活性化だけにストレスの指標をみる弊害とは言えないでしょうか？　おまけに，そうなるともう自律神経にすら"異常"がないというんで，「自律神経失調症」とすら診断されず，いよいよ"気のせい"として片付られてしまっている方が跡を絶ちません。こうしたケースにくり返し遭遇するにつけ，自律神経の対抗的二元論の不備を痛感せずにはいられません。それだけに，その不備をいち早く明示したポージェス自身，"凍りつき"概念を撤去するのでなく，その"虚脱"（シャットダウン）と異なる防衛反応としての独自の意義を，積極的に明示してほしいですね。「背側迷走神経複合体」（副交感神経系）を「交感神経系」に対置するだけではもはや足りず，それだけでは自律神経の対抗的二元論と大して変わりなくなってしまいます。

　「背側迷走神経複合体」による「不動化」を，こうした2段構えの構造において理解するスタンスを保ちながら，ポリヴェーガル理論をさらに次章以降，検討していきたいと思います。

第**9**章
....

愛と親密性（安全な不動化）

〜オキシトシン・マジック〜

1　腹側迷走神経複合体と背側迷走神経複合体の「ブレンド」

　本章と次章では，ポージェスによる自律神経の3段階論のもう一歩先の新たな展開にスポットを当てましょう。第4章以降くり返しみてきたように，ポージェスは1997年，「情動のポリヴェーガル理論」（polyvagal theory of emotion）［PVT, p.151］を打ち出した際，「背側迷走神経複合体」・「交感神経系」・「腹側迷走神経複合体」の3つのシステムからなる自律神経系の3段階論を提起し［PVT, p.158；Porges 2001, p.130］，各々のシステムの性格のちがいを明らかにしたのでしたが，実はこの同じ論文で彼は，これら3つの段階が"全か無か"の形で働くのではなく，むしろグラデーションを示し，複数のサブシステムが「ブレンド」する形態もありうると述べていたのです［PVT, pp.162, 168；Porges 2001, p.132］。近年は「カップリング」ともいっています［PoG, p.7；Porges 2018b, pp.54, 62-3］。

　当初その好例としてしばしば引き合いに出されていたのは「性的覚醒」（sexual arousal）でした。これは「腹側迷走神経複合体」システムと「交感神経系」システムの「共活性化」（coactivation）［PVT, p.277］，あるいは「ブレンド」［PVT, p.168］

だと，くり返し述べられています［PVT, pp.65, 134, 168, 175, 177, 182, 275］。ただこれは，以後のポリヴェーガル理論の発展の骨格をなす地位を占めるにはに至りませんでした。

　かわって以後のポリヴェーガル理論の発展において大きな位置を占めるようになるのが，まず1998年，その名も「愛」（love）と題された論文（2011年の大著には第11章として所収）の中で提起された「愛」（love）！です。「愛」ですよー。この「愛」を，「腹側迷走神経複合体」システムのもとへの「背側迷走神経複合体」システムの「再編繰り入れ」（co-opting）［PVT, pp. 179, 180, 183, 194, 196-7, 272, 275, 279, 285 ; Porges & Pregnel 2011, pp.14-5］，いいかえれば「**腹側迷走神経複合体**」と「**背側迷走神経複合体**」の「ブレンド」とみるのです［Porges 2009, pp.48-50］。これは，それまでポリヴェーガル理論が主張してきたことともズレを生じるということで，ポリヴェーガル理論の構成（configuration）に修正を施す必要を，ポージェス自身も書き記したほどでした［PVT, p.172］。

　「腹側迷走神経複合体」システムと「背側迷走神経複合体」システムの「ブレンド」により，「背側迷走神経複合体」の非社会的な「不動化」システム，「凍りつき」〜「虚脱」（シャットダウン）が，「腹側迷走神経複合体」システムのもとで社会性を備え，「**愛**」（love）になるというのです。え？　なんですって⁉　意味わかんないです。一体どういうことでしょうか⁉

2　恐怖なき不動化（安全な不動化）

　ではその"種明かし"を。っていうほどまあ別に大袈裟なことでもないんですが，つまるところここでは，<u>「不動化」（immobilization）のシステムには2種類ある</u>，っていうのが一番

のポイントです。これまでみてきた「背側迷走神経複合体」の「不動化」（凍りつき〜虚脱，あるいは“死んだふり”）は，正確には「恐怖による不動化」（immobilization with fear）と定義しなおされ，それと対比的にここで新たに持ち出されるのは，「恐怖なき不動化」（immobilization without fear）［PVT, pp.7, 13, 17, 172, 178-9, 196, 275；Porges 2005, pp. 47-8；Porges 2007, p.126］なのです。「腹側迷走神経複合体」の「安全」と，「背側迷走神経複合体」の「不動化」が合体した，「安全な不動化」なのです。恐怖でなく，安全と思えるが故の「不動化」，向社会的（prosocial）行動での「不動化」，「リラックスした不動化状態」（relaxed immobilized state）［Porges & Pregnel 2011］です。

　一体どういうことをポージェスは想定しているのでしょうか。例に挙げられるのは，妊娠，出産，授乳の際の母親，抱っこされる時の赤ちゃん，交尾（性交）挿入時の女性，性的な「快楽やエクスタシー」の経験，社会的な絆（social bond）[*1] の確立……といったところですね［PVT, pp.14, 172］。「社会的な絆」としてポージェスがくり返し念頭においているのは，乳幼児期の母子関係におけるような「愛着」（attachment）[*2]［PVT, pp.14, 16, 19, 186, 188, 193, 197, 199；Porges 2005, pp.44, 48, 51］，そして夫婦ないし性的なパートナーに代表される「ペア関係の絆」（pair-bond）［PVT, pp.176-7, 180-1, 184, 187, 194, 196, 275, 293；Porges 2005, pp.34, 45, 47］などの「二者関係」（dyad）[*3]［PVT, p.188；Porges 2005, pp.35-6；PoG, pp.9, 49, 231, 240］です［PVT, pp.12, 14, 17, 121, 130, 183, 193, 196, 275, 282；Porges 2005, pp.44-5］。さらにポージェスが挙げているわけではないのですが，哺乳動物の子が親に示す「輸送反応[*4]」（transport response）［Brewster & Leon 1980；吉田・黒田 2015, p.961；吉田 2019, p.86］などもこの典型といえるでしょう。

　これらどの例にも共通するのは，安全感が確保されてなけれ
ば，ゼッタイにおこりえない不動状態ってことです。要するに
ポージェスに言わせれば，「恐怖なき不動化」(immobilization
without fear) とは，「愛」(love) の姿なのです。「不動化さ
れた恐怖」(immobilized fear) にかわる「不動化された愛」
(immobilized love)〔PVT, p.180〕。もしくは，「解離的な」(dis-
sociative) 不動化でなく，「エクスタシー的な」(ecstatic) 不
動化〔PVT, p.180〕。

　この，恐怖でなく愛による「不動化」のシステム (immobili-
zation love system)〔PVT, p. 180〕は，「背側迷走神経複合体」
による「不動化」のもう１つ別の（正反対の）形態ですが，さ
りとて「腹側迷走神経複合体」のもたらす「社会的関与」のシ
ステムとも異なる，もう１つ別の次元の社会性をもたらすもの
でもあります。恐怖による「不動化」と異なる愛による「不動
化」は，愛による「可動化」ともいうべき「社会的関与」とも
次元を異にしています。いいかえれば，「愛」には，パートナ
ー選択（接近行動）における「社会的関与」の次元と，充足
(consummatory)〔PVT, p.167〕経験（近接状態）における「不
動化された愛」(「恐怖なき不動化」) の次元の，２つの次元が
あり，第１の次元には「腹側迷走神経複合体」が，第２の次元
には「背側迷走神経複合体」が関わるというわけです。そして
前者を後者の「前段」(preamble) として〔PVT, pp.14, 188；Porges
2005, p.35；Porges & Buchzynski 2011, p.13；PoG, pp.72, 123〕，２つの段
階は区別されます。

　と説明は進むんですが，でも皆さん，ひょっとして，いきな
り「愛」とか言われて凍りついてはいないかな⁉　ポージェス
がせっかく「凍りつき」を「愛」に反転させようというのに，

それを聞いてこちらは「凍りつき」に逆戻り。。。（笑）そのせいかわかりませんが，ポージェスはこの「愛」を，「社会的な絆」（social bond）[*1] [PVT, pp.12, 14, 121, 130, 183, 193, 196, 275, 296] とか，「愛着」（attachment）[*2] [PoG, pp.72-3, 99, 122-3, 183, 230] とか，「共感」（empathy）の基盤 [Carter, Harris & Porges 2009= 2016, p.237] とかへと広げ，また近年では「愛」の言葉の代わりに「親密性」（intimacy）[PoG, pp.7, 92, 97, 99, 123, 244 ; Porges 2018b, pp.54, 63] の語を頻用するようにもなってきています（2冊目の本では，元の対談のログで別の表記だったものを書き改めてまで，そうしています）。

　でもそもそもこうした「愛」の位置づけは，キリスト教文化圏では決して突飛なものでもないかもしれませんよ。『新約聖書』にも曰く，「愛には恐れがない。完全な愛は恐れを取り除く」[「ヨハネの第1の手紙」第4章18節] ってね。もっとも私たちは，恐れのある愛が存在しうることも知っています。ただそれは，しばしば「愛」というより，「執着」と呼ぶ方がピッタリです。「愛国心」の「愛」など，その最たるものかもしれません。

3　オキシトシンとバソプレッシン

　それにしても，恐怖による「不動化」から愛による「不動化」へのこのほとんどウルトラCともいうべき驚きの宙返りは，哺乳類において，いかにして可能なのでしょうか？　その鍵を握るのが，哺乳類だけに新たに生じ，視床下部の室傍核（HPA軸の起点となる「ストレスの中枢」でもあります）で産生され分泌されるペプチドホルモン，オキシトシン（とバソプレッシン）なのです。逆にいえばオキシトシンは，「腹側迷走神経複合体」と「背側迷走神経複合体」の「ブレンド」の紐帯そのも

のということもできましょう。

　オキシトシンは，すでに1906年，イギリスのヘンリー・デール卿が，脳下垂体から分泌される液体の研究から明らかにして以来，哺乳類の出産・授乳に不可欠の物質であることはよく知られてきました。彼が授けたその名称も，ギリシャ語の「速やかな（oxy）」と「出産（tocos）」を合わせて作られた合成語です［Dale 1906］。

　ところが20世紀の後半になると，齧歯類では稀有というべき一夫一婦制の配偶形態をとるプレーリーハタネズミの研究を通して，この物質がさらに出産直後の母子関係の絆に，そして広く個体どうしの社会的な関係に，深く関与することが明らかになってきました。しかもその草分けの研究者の1人が，ほかでもない，ポージェス夫人のスー・カーターなのでした。このため彼女は，ひょっとするとポージェス以上にアカデミックな世界では著名な，この分野の押しも押されぬ世界的権威なのです。もちろんポリヴェーガル理論も，ある時期から（この1998年は1つの大きな画期ですが，さらに顕著になるのは2005年頃以降），このオキシトシンの社会性の研究をなくてはならないものとして，大幅に取り入れるようになりました。ポリヴェーガル理論の確立に夫人スー・カーターの果たした役割は，決して小さくありません。現に2冊目の本では，ポージェス自身そのことを明言しています［PoG, pp. ix-x］。その中核をなすのが，今ここで見ている「背側迷走神経複合体」の「腹側迷走神経複合体」とのブレンドによる，「恐怖なき不動化」をめぐる議論なのですね。

4　オキシトシン・マジック

「背側迷走神経複合体」といえば，凍りつきや虚脱^{シャットダウン}などの「恐怖による不動化」だけが唯一の作用のように見えていたのですが，実はそれは，哺乳類以降では，「背側迷走神経複合体」がもつ複数のレパートリーのうちの１つにすぎないことになります。それどころか，「恐怖による不動化」にオキシトシンの鮮やかな作用が加わると，もう１つの強力なレパートリー，「愛による不動化」に反転してしまうのです。オキシトシンとバソプレッシンを「社会的な神経ペプチド」（social neuropeptides）〔PVT, p.271；Porges 2007, p.123；Meyer-Lindenberg et als. 2012〕とポージェスが呼ぶゆえんです。

　バソプレッシンの機能の方は，ポージェスはオキシトシンほどに充分に詳述していませんが，その防衛行動的側面を指摘しているとおり，オキシトシンがもたらす“愛の空間”を，第三者の侵入から防衛する攻撃行動などに関与するペプチドとして知られてきています：両者の制御する社会的行動は全く異なっており〔Donaldson & Young 2008〕，バソプレッシンの方がより個体維持的な作用をもち（水分保持，血圧制御，記憶増進など），オキシトシンの方がより関係維持的な作用をもつので，「利己的なバソプレッシン」と「利他的なオキシトシン」と対比されることもあります〔Legros 2001〕）。

　愛の空間を享受するオキシトシンと，愛の空間を余所者から防衛するバソプレッシンは，２つで１つの表裏一体であり，まさにこの２つを合わせてこそ社会的神経ペプチドなのでしょう。「利己的な」バソプレッシン（外部の排除）抜きに「利他的な」オキシトシン（内部の絆）だけを顕揚することの，“オキ

シトシン・イデオロギー”とでもいうべき危うさを，そのこと
は物語ってもいます（その源は，おそらく哺乳類における愛と
敵対の逆説的な関係にまで遡るでしょう）。現にオキシトシン
は性行動やメスの育児行動，バソプレッシン（とくにV1a受
容体）はテリトリー行動やオスの攻撃行動，メスへのつがい行
動を促進する働きを持つだけでなく，オキシトシンは<u>メスの攻
撃行動</u>（妊娠中や出産後に高まる「母性攻撃」）を促進し，反
対にバソプレッシンは<u>オスの育児行動（父性行動）</u>を促進する
働きも持ちます。

　オキシトシンとバソプレッシンが「背側迷走神経複合体」の
働きを反転させることができる秘密は，その受容体にあります。
オキシトシン・バソプレッシンの受容体は，オキシトシンに１
つ，バソプレッシンにはV1a，V1b，V2の３つありますが
（V1aは攻撃性，V1bは不安に関与），これに呼応して，「<u>背側
迷走神経複合体</u>」の諸核の側にも，オキシトシン・バソプレッ
シンの受容体が豊富に形成されることにポージェスは注目しま
す（「迷走神経背側運動核」と「孤束核」はオキシトシン受容
体，「孤束核」と「最後野」はバソプレッシン受容体）〔PVT,
p.182〕。「孤束核」からは逆に，網様体のA1ニューロン群であ
る「尾側延髄腹外側野」（CVLM）をへて「視索上核」・「室傍
核」に投射し，バソプレッシン分泌の調節（＝血圧の調整）に
関与しているようです〔佐藤・佐藤・五嶋 1995, p.355〕。さらにこの
結果，オキシトシン受容体は，<u>迷走神経</u>そして<u>心臓</u>にも豊富に
存在するようです〔Zak 2012=2013, pp.74, 87〕。

　さらにまた，「背側迷走神経複合体」に「不動化」の反応を
ひきおこすとされる「<u>扁桃体</u>」の中心核〔PVT, p.291〕（とその
周囲の類似の構造を含む「<u>拡張扁桃体</u>」（extended amygda-

la）〔Carter, Harris & Porges 2009=2016, p.241〕）や，それらからの投射を受けて背側迷走神経に"凍りつき"の反応をひきおこす「中脳水道周囲灰白質」の腹外側部分（vlPAG）にも豊富に受容体が形成されています〔PVT, pp.196, 275；Porges 2005, p.47；Porges 2007, p.126〕。「扁桃体」は，脳内でも最もオキシトシン受容体が高い密度で配分される領域です〔Huber et als. 2005〕。ラットを用いた研究によると，扁桃体にオキシトシンが作用することで恐怖や不安への反応が弱まり，恐怖反応の脳幹への興奮性シグナルを抑制することが判明しました〔Ibid.〕。

　この回路によって，とくにオキシトシンの介在によって，「不動化」（immobilization）のメカニズムが，恐怖による「不動化」から愛による「不動化」へと向社会化するのだとポージェスは力説します〔PVT, pp.14, 17, 178-9, 275〕。「背側迷走神経複合体」に受容されるオキシトシンこそが，「背側迷走神経複合体」の機能を変え，恐怖による「不動化」を愛による「不動化」に変えたのです〔PVT, p.179〕。まさにオキシトシン・マジックですね！

　のみならず，"凍りつき"反応にかかわる「中脳水道周囲灰白質」（PAG）の腹外側部分（vlPAG）も，オキシトシンの洗礼を受けると，哺乳類においては社会的要求にかかわる領域へと修正されます。"凍りつき"の（恐怖による）不動化反応をひきおこす部位だった「中脳水道周囲灰白質」の腹外側部分（vlPAG）が，哺乳類（とくに齧歯類）のメスにおいて，交尾時のロードーシス（lordosis：脊椎前彎姿勢……これによりオスが挿入しやすくなります），授乳時のカイフォーシス（kyphosis：脊椎後彎姿勢……これにより乳児たちが母の腹の下で圧死せずにすみます～そしてこの脊椎後彎の前かがみの授乳姿

勢は，直立二足歩行のヒトのメスにすら，今なお受け継がれて
います）という，もう1つの（愛による）不動化反応をひきお
こす部位でもあることに，ポージェスは強く注意を促していま
す［PVT, pp. 196-7；Porges 2005, pp.47-8；Porges 2007, p.126］。

　社会的な神経ペプチドなら，「腹側迷走神経複合体」でこそ
働くように思いたいところですが，実は何よりもまず，「背側
迷走神経複合体」（と視床下部「室傍核」のコミュニケーショ
ン）のなかでこそ，その持ち味を発揮するものであることが重
要です。もちろん最近では，「腹側迷走神経複合体」でもオキ
シトシンを含むプロセスが認められているようですが［PVT,
p.291］，それでもやはり，オキシトシンの受容体に富んでいる
のは「背側迷走神経複合体」の方であることが，2009 年の論
文でも確認されています［PVT, p.291］。2011 年の大著刊行直後
の 11 月，ある対談の中でも，いっそう端的に明言されていま
す［Porges & Pregnel 2011, p.15］（この対談の一幕は，2 冊目の本
にもそのまま再録されていますが［PoG, pp.243-4］，しかし同書
の巻頭の用語集の「オキシトシン」の項では，無造作に「腹側
迷走神経複合体と背側迷走神経複合体に関わる」と記されるに
留まっています［PoG, pp.20-1］）。

　ではその時なぜ「背側迷走神経複合体」の沢山の受容体に，
オキシトシンが届けられるほど分泌されるかといえば，そのと
き環境が安全と判断されているからにほかなりません（危険な
いし脅威の環境なら，バソプレッシンが分泌されます）［PVT,
p.175；Porges 2001, p.138］。とすればそこには，「腹側迷走神経複
合体」の「社会的関与」システムが同時に働いていることを示
唆します。その意味で，オキシトシンによる「不動化された恐
怖」の「不動化された愛」への転化は，まさしく「背側迷走神

経複合体」の「腹側迷走神経複合体」による「再編繰り入れ」
（co-opting）であり，「背側迷走神経複合体」と「腹側迷走神
経複合体」のブレンドといえるのです。

　いいかえれば，こうしたオキシトシン・マジックが生じるの
は，その環境の安全さ（safety），いわばセーフティ・マジッ
クによるということにもなってきます——第6章でみたように，
ポージェスは「私たちが安全であるとき，マジカルなことがお
こる」［PoG, p. 141；Porges & Buczynski 2013a, p.12］と述べていまし
たが，その一環としてオキシトシンのマジックも生じるのでし
ょう（ちなみに，「オキシトシン・マジック」とは私の勝手な
命名ですが，「セーフティ・マジック」のコンセプトによって，
その含意をポージェスが図らずも裏付けてくれたことになりま
す）。ただし，オキシトシンはソーシャル・サポートを説明す
るマジックではないと，近年，妻のスー・カーターは明言して
いることも付け加えておきましょう［Carter 2019, p.22］。

5　哺乳類の社会と愛

　では哺乳類はなぜ，オキシトシンとバソプレッシンという新
たな神経ペプチドを作り出すようになったのでしょうか？　そ
れはつまるところ，哺乳類の新たな生活条件にとって，特定の
（つまり個体識別された）同種個体間，なかでもオス−メス間，
親−子間での親密で持続的な“愛が大事だから”ということに
帰着します。愛といってもそれは個体識別による愛，特定の個
体に対する愛着に基づく愛であって，ヒトになって初めて生じ
た非特定化された愛（アガペーやカリタス）とは区別されるべ
き愛です。オキシトシンの愛の絆を強める力は，あくまで特定
のパートナーに対する愛であって，それ以外の人一般に対する

愛ではありません。最近の研究でも，オキシトシンを与えられた男性は，恋愛中の女性にはよりいっそう魅力的と感じましたが，他の女性たちには特に魅力を感じず，実験スタッフの魅力的な女性研究員にはかえって少し物理的距離を置いていたとのことです [Scheele et als. 2013]。さらに広げれば，オキシトシンはなじみの内集団には惜しみなく愛を供給しますが，外集団にはむしろ敵対・排除を誘発します[*5]。哺乳類の個体識別的な社会に発する "愛と敵対の表裏一体" の根源には，オキシトシンがあるともいえそうです。

　実際，オキシトシン分子ないしオキシトシン受容体の遺伝子を欠損させてオキシトシン合成機能をゼロになるよう遺伝子操作したマウス（「オキシトシン・ノックアウト・マウス」）には，個体識別能の低下が認められ，何回か一緒になった相手を覚えておくことができなくなるのですね——つまり「社会的健忘」（social amnesia）が生じます [Ferguson et als. 2000]。でもそこへオキシトシンを投与すると，再び個体識別ができるようになるのです！ [Ibid. ; Winslow & Insel 2002] しかもこの個体識別による愛は，単に交尾のためだからでなく，相手の魅力や相手への愛着そのものに基づく愛を感じさせます。子育ても，このおかげで，それ自体がモーレツな（ドラッグにも勝るとも劣らぬ！）報酬感覚・快感覚を伴なう，自発的な行動となるのです[*6] ［黒田 2015, p.63］。オキシトシンはこのように個体識別（による愛）に深く関与するのです。

　でも私たちは，よく省みなければなりません。ヒトでもそうですが，他の哺乳動物たちにとってはなおさら，どんなに愛する個体といっても，愛はそれ自体が同時に，きわめて危険な瞬間かつ空間でもあるんだということを。いつ捕食者や競争相手

が飛びかかって来ないとも限らない無防備さも去ることながら，より深刻なことに，他の個体と一緒にいて，じっと動かずにいないといけない——そんなことはこれまで，（交尾直後ですら）他の個体に食い殺される死の脅威の時しかありえませんでした！　でもそれでは，愛の関わりのたびごとに恐怖のあまりシャットダウンして，哺乳類の酸素供給が危機に晒され，元も子もなくなってしまいます。それを阻止すること（つまり死の危険なしに，安心して愛に没入できること！）。そう，ここでもまた酸素代謝要求への対処のために，この2種類の神経ペプチドは開発されたのですね［PVT, pp.287, 291；Porges 2007, p.126］。

　それだけではありません。愛の行為は，実はさまざまの恐怖と危険を伴なう営みの連続です。交尾（オスの攻撃性の混淆*7），妊娠，出産，授乳（いずれも捕食者に対し全く無防備な状態），育児（わが子という"異物"との共存*8）etc. etc.……これらのストレスフルな行為すべてを，苦痛なく円滑に進めるためにも，オキシトシン（とバソプレッシン）は必要なのです。とくにオキシトシンは，メスにとってのストレスホルモンとなりうるだけでなく［Taylor et als. 2000；Haidt 2006=2011, p.180］，メスにもオスにも抗ストレス作用を与えるホルモンです［Henrichs et als. 2003；Kosfeld et als. 2005；Olff et als. 2010；Meyer-Lindenberg et als, 2011］。

　それは，最も原始的なコーピング・システムだった「背側迷走神経複合体」の，最も高度な最新式コーピング・システムへの変容でもあります。HPA軸の起点となる"ストレスの中枢"でもある視床下部「室傍核」が，同時にオキシトシン・バソプレッシンの産生・分泌の中枢でもある理由は，まさにここにあったといえましょう。ここに「背側迷走神経複合体」が

「腹側迷走神経複合体」のもとに再編繰り入れ（co-opting）され，両者がブレンドをなす生物学的意義があるのです。

　ポージェスにとって，（ブレンドされた）「背側迷走神経複合体」の「不動化された愛」＝「社会的な絆」のシステムは，「腹側迷走神経複合体」の「社会的関与」のシステムと並ぶ，いわばもう1つの「社会神経系」（social nervous system）であり，もう1つの〈哺乳類革命〉だったということになるでしょう。実際，「社会的関与」システムは，ポージェスによれば，「腹側迷走神経複合体の創発特性（emergent property）」［PVT, p.169；Porges 2001, pp.132, 144］とされていましたが，同時に「不動化された愛」の方もまた，「愛」についての論文のタイトルそのものが示すように，「哺乳類の自律神経系の創発特性（emergent property）」［PVT, p.167］とされたのでした。

　ただしポージェスのいう「社会」は，事実上，共感的で親密な（いいかえれば互いに同質で友好的な）二者関係に限定されているといってもいいでしょう[*3]。そしてオキシトシンがよく分泌される関係は，フェイス・トゥ・フェイスなコミュニケーションです［有田 2012, p.110］。異質などうしの二者関係，敵対的な二者関係，そして三者関係は，視野の外にとどまり，「非社会的」（asocial）［PVT, pp.59, 192, 272, 275, 278；Porges 2005, p.43］なものとみなされる傾向があります。しかし「共感」1つとっても，二者関係的な共感（自他が融合する「情動的共感」）と三者関係的な共感（自他が区別される「認知的共感」）の2つのレベルがあり，両者揃ってはじめて，1つの「共感」としてのプロセスが完結するように思われます。あるいはむしろ，それは「共感」を超えて「コンパッション」（compassion）と呼ぶべき境位かもしれません。ポージェス自身，すでに腹側迷走

神経複合体を，「コンパッション」の必要だが十分ではない条件として捉えています［Porges 2017b, p.254］。腹側迷走神経複合体による安全感が，ここに言う必要条件でしょう。では十分条件は？　その<u>自他の融合する二者関係的な共感</u>（"他者と同一な私"）に重ねられた，<u>自他の区別される三者関係的な共感</u>（"他者の他者である私"）ではないでしょうか（さもないとコンパッションどころか，共感疲労に陥ってしまいます）［Halifax 2018=2020, pp.118-65］。するとこの二層の共感はどう絡み合うのでしょうか？　自他区別的な共感に，腹側迷走神経複合体はどう寄与できないのかできるのか。この先はしかし，まずは前著［津田 2019, pp.526-33］をご参照くださいませ。

第**10**章
....

あそび（自由な可動化）

～安全から自由へ～

1　腹側迷走神経複合体と交感神経系の「ブレンド」

　こうしてポージェスによれば，哺乳類は，爬虫類までの脊椎動物とちがって，「腹側迷走神経複合体」による「社会的関与」（social engagement）システムを新たに創出しただけでなく，最も原始的な「背側迷走神経複合体」の「不動化」（immobilization）システムをも，「社会的な絆」（social bond）のシステムへと社会化したのでした。オキシトシンなど社会的な神経ペプチドの開発によって，本来の「恐怖による不動化」（immobilization with fear）を，「恐怖なき不動化」（immobilization without fear）＝「不動化された愛」へと反転させたのです。これはその時ふれておいたように，「不動化」と「社会的関与」のブレンド，「安全な不動化」とみることができるのでした。

　では自律神経のもう1つの段階，「交感神経系」の「可動化」（mobilization）システムはどうでしょうか？　すでにみたように，ポージェスは初期の頃，「性的覚醒」（sexual arousal）にくり返し「腹側迷走神経複合体」と「交感神経系」の「ブレンド」をみていましたが，これに代わりある時期から（2004年

に少し触れ，本格的には2009年以降），この2つのシステムの「ブレンド」［PVT, p.276］に，いわば「自由な可動化」として「あそび」（play）を挙げるようになり，年々その意義を強調してきています*1 ［PVT, pp.12, 275-6, 278；Porges & Buczynski 2011, pp.17-9；Porges & Pregnel 2011, p.14；PoG, pp.80-2, 243]。

2　哺乳類のあそびと探索

であるなら，「あそび」がなぜ「腹側迷走神経複合体」と「交感神経系」の「ブレンド」といえるのでしょうか。

　思い返してみてほしいのですが，ほとんどの哺乳動物の子どもには「あそび」がみられます。哺乳類の子どもたちは（ヒトの子はもちろん，子イヌも子ネコも子ネズミも），見知らぬどうしであれ，互いが安全とわかると，自然発生的にあそび始めます ［PVT, p.12]。「イヌと同じように，カンガルーもクマもラットも格闘遊びをする。プロングホーンなどの有蹄類はぶつかりあいをする。オオコウモリは追いかけっこをする。アザラシは浅瀬でごろごろする。アイベックスやシロイワヤギの子は，落ちたら死ぬほど高い岸壁でじゃれあう。水の中を見れば，カバが後方宙返りをしている。ニホンザルは石を打ちあわせる。さらに，おとなのバイソンも，凍った湖に駆け込み，喜びの雄叫びのようなものをあげながら湖面を滑る。」［Drew 2017=2019, pp.232-3] ……きゃあああ‼

　みんなもう「あそび」に夢中です！　哺乳類以降，子どもは「あそび」ということを知るようになったのです。ネズミのような下等な哺乳類から食肉類・長鼻類・鯨類そして霊長類など高等な哺乳類に至るまで ［Burghardt 2005 p.192]，さらにはとくに類人猿，ヒト……とあそびの能力も高度化するにつれ，あそ

ぶ時間も長くなります。その頂点はもちろん私たちヒトですよぉ（ホモ・ルーデンス！）。爬虫類や鳥類でも，あそびらしき行動がありますが，あくまで一時的・偶発的なもので，持続的な社会行動としての「あそび」は，哺乳類に特有なものなのです*2 [MacLean 1990=1994, pp.245-6]。

　そして種ごとにみんな，いろんな「あそび」を楽しんでいましたね〜。でもどの「あそび」もおしなべて，「可動化」のエネルギーの発散と「社会的関与」の仲間どうしでの確認の，両方を含んでいるのに気づきませんか。つまり，「交感神経系」が強く活性化しながら，しかも同時に「腹側迷走神経複合体」が活性化してるっていうこと。なのでここには，「交感神経系」による「可動化」システムと，「腹側迷走神経複合体」による「社会的関与」システムの，「ブレンド」が生じているということになってくるんですねー [PVT, p.276]。

　少し角度を変えて見れば，「あそび」は「可動化」の解発と「可動化」の抑制の両方を含んでるともいえます [PoG, p.156]。「交感神経系」が「腹側迷走神経複合体」のもとで躍動し，かつ「交感神経系」が「腹側迷走神経複合体」のもとで抑制されています [PoG, p.157]。そうやって「交感神経系」の「可動化」は，「社会化」（socialize）[PoG, p.82] されるのです。ただしポージェスは，1人遊びは「あそび」の定義に含めていないことを付言しておきましょう [PoG, pp.80, 82]。

　それを安全（=「社会的関与」）の枠内でリスク（=「可動化」）を楽しむ「スリル」とみるなら，「あそび」はいわば安全と危険のブレンドともいえるかもしれません。一体何のためなんでしょう。わざわざこんなブレンドが生まれてきたのは。

　あそびの機能については，すでに19世紀の後半から，1872

年のハーバート・スペンサーによる発散説（温血動物が余剰エネルギーを発散するためのもの）と，1889年のカール・グロースによる訓練説（成体になったら必要な行動を予め練習し鍛えるためのもの）とが唱えられてきました。しかし，あそびは単なる発散ともちがいます。単なる訓練ともちがいます（子ども時代にあそびを妨げられた子ネコも，成熟したらふつうに狩りをすることもできます）。むしろ両者の根底にあり両者の頂点にあるような，あそび固有の原理がそこにはあるんじゃないでしょうか。だったらそれは何か？

2001年にマーク・ベコフらが唱えた，予期しない出来事に備えること，現実世界の予測不可能性に対し臨機応変に対処できること，あるいは驚きを御する方法を学ぶことという説は，1つのヒントを与えてくれるように思われます——現に遊び好きの哺乳類は，あえてバランスを崩し，姿勢を崩し，わざわざ感覚情報を取得しにくい状況に身を置いたりして，制御できない状況に挑み，馴染もうとします [Spinka et als. 2001]。もしも完全に予測可能だったら，退屈すぎて，あそびは成立しないでしょう。もしも完全に予測不可能だったら，恐ろしすぎて，あそびは成立しないでしょう。予測可能性の確かな基盤を保ちつつ，予測不可能性に自らすすんで身を委ねること，あそびとはそのような「ブレンド」であり，そのような発散，そのような訓練なのです。

ならば「探索」（exploration）も，この「ブレンド」に含めてもいいかもしれません。ポージェスは2010年にある箇所で，「探索」について述べ，「よく組織された可動化の行動」（well organaized mobilization behaviors）として位置づけています [PVT, p.211]。「よく組織された可動化」とは，社会的関与シス

テム（腹側迷走神経複合体）とよく調和した可動化のシステム（交感神経系）と読み替えられないでしょうか？　つまり「腹側迷走神経複合体」と「交感神経系」の「ブレンド」そのものです。さらに「探索」の対象となるべき「新奇性」についても，ポージェスは，「社会的関与」システムと「可動性」システムの「ブレンド」という構造を内包するものとみているようです──「哺乳類の有機体は新奇性を愛する。ただし，安全な環境内での新奇性を」[Porges & Buczynski 2013b, p.13 : PoG, p.154]，というのですから。そしてこれこそまさに，子イヌ，子ネコ，子ネズミたちの「あそび」で起こってることそのものではないでしょうか。「探索」と「あそび」は，新奇性への嗜好において全く同根です。とすればそこには，新奇な報酬の予測にこそ駆動される，ドーパミンの強い関与という共通性もあるかもしれません。

3　あそびの社会性（自由な可動化）

　こうして，「不動化」のシステムと同様，「可動化」のシステムもまた，単なる防衛反応的な神経システムのレベルにとどまるのでなく，「社会的関与」のシステムと「ブレンド」することによって，向社会的な神経システムとしても作動することになります [PoG, p.7]。では「可動化」のシステムは，どのように「社会的関与」のシステムによって，「社会化」（socialize）[PoG, p.82] されるのでしょうか。

　ポージェスとともに考えてみましょう。彼ら哺乳類の子どもたちの，いちばんお好みとも見え，また一見とても乱暴に見える"取っ組み合いあそび"は[*3]，本気のケンカと何がちがうのか。どちらも「交感神経系」の「可動化」システムを，ほとん

ど全面展開で活性化させます。手抜きは禁物。予定調和の馴れ
合いでは偽りの「おあそび」にすぎません。「あそび」と「お
あそび」は「おー」ちがい！　でも「可動化」全開でめいっぱ
い本気なのに，しかも同時に，"これは本気の攻撃じゃないか
らね"（＝"本当は仲間だよね"）という「社会的関与」の意図
のサイン（メタ・メッセージ）を「あそび」はたえず互いに伝
えあっている……そこに「あそび」のあそびたる所以があるの
です*4 [PVT, pp.275-6；Porges & Buczynski 2011, pp.19-20；Porges &
Pregnel 2011, p.14]。「社会的関与」システムが，単なる攻撃行動
をあそびに変えるのです [PVT, p.276]。虚構（の攻撃）を真剣
に共有する社会性。攻撃行動の虚構を互いに社会的に共有する
ことで，安心して楽しむ……うそと知りつつ，のったり，のせ
られたり，ああメッチャおもしれぇ〜"うそつきはどろぼうの
はじまり"だなんてうそっぱち。そうじゃないよ，うそつきは
なかよしのはじまりだー。そうじゃない？　もちろんこの「う
そ」は，「いつわり」なんかとはちがうんだからねー*5。それ
はたぶん「絵空事（イマジネーション）」ってことさ‼　This is PLAY!

　そしてそんなやりとりを可能にするのは，相互の「フェイ
ス・トゥ・フェイスな」コンタクトだってことを，とくに近年
のポージェスは強調してます [Porges & Pregnel 2011, p.14；Porges
& Buczynski 2011, p.18；Porges & Buczynski 2013b, p.15；PoG, pp.80-3,
155-8, 243]。フェイス・トゥ・フェイスに相手の意図のサインを
見抜きながら，フェイス・トゥ・フェイスに互いに安全を検出
しあい，本気の攻撃にしない配慮が貫かれるのです：もし誤っ
てケガでもしたなら，たちまちあそびはいったん中断です。そ
うして，"ごめん！"とか"大丈夫？"とか，謝ったり気遣っ
たりするんですね〜 [PVT, p.276]。

　また「あそび」の戦いには，必ず双方のロール・チェンジ（turn taking）［PVT, p.277］がありますよー。一方がダダダダーってやり込めたら，今度はやられた方が反対向きにダダダダーってやり返す，そしたらまた相手が……。攻守交代があるんです，まるで野球みたいに。大体その割合が60：40以内だったら，「あそび」は維持されます。これが本気のケンカだったら，ロール・チェンジなんかあるはずもなく，勝てるとなったら一気に攻め込むのみ……相手がケガしても，気遣うどころかむしろチャンス到来，そのまま叩きのめすだけです。ただし勝負が決まったら，"勝った""負けた"の明白なサインが呈示され，負けた方の降伏＝屈従のサインは勝った方の攻撃行動を制止する信号として作用するのです。つまり勝負が<u>終わった後ではじめて</u>，社会的な関与のシステム（降伏の態度を示せば，それ以上攻撃しないという社会的な合意）が作動し始めます。そして勝った方ではテストステロンが血中濃度を高め，負けた方では副腎のステロイドホルモンが非常に高まることが確認されています［Blanchard et als. 1993］。

　でもこれって，「あそび」の世界ではありえないこと。成体の社会そのものの順位制と同じ，冷徹な掟が貫徹しているだけです。「あそび」の世界では，哺乳類の子どもたちは，むしろロール・チェンジを享受して，危険を通して安全を学び，安全な環境の下で危険を学び，そうやって安全と危険の区別を学び，「ルール」という高度なプログラムを身に着けていくのですね［稲垣 2020, pp.62-3, 87-9］。

　いわば，「あそび」において「私たちは，闘うか逃げるかにならずに，自由に可動化するのです。」（We are free to mobilize without being in fight or flight.）［Porges & Pregnel 2011, p.14；PoG, p.243］……ちょうど背側迷走神経複合体の，「恐怖による不動化」に代わる「恐怖なき不動化」が「愛」であったように，交感神経系の「闘うか逃げるかによる可動化」に代わる，「闘うか逃げるかによらない自由な可動化」が「あそび」なのです。「愛」が「安全」な「不動化」だったとすれば，「あそび」は「自由」な「可動化」です。同じく激しい活性化ではありますが，闘争モードでも逃走モードでもない，社会的な，"自由にあふれた活性化"が，ここに花開いています。予測不能な事態に対応しうる，柔軟性に富んだ「可動化」の活性化です。前著で考察したように［津田 2019, pp.345, 486-7］，それはいわゆる「フロー」や「ゾーン」の体験にも通じていく境地ともみられないでしょうか。

4　タテの愛着関係とヨコの愛着関係

　こうして哺乳類の子どもは，かなり早い時期から，養育者（親，周囲の成体，異世代のきょうだい）との間の"愛着の絆"を必要とするのに劣らず，仲間たち（友だち，同世代のきょうだい）との間の"あそびの絆"を必要とするのです。そして"愛着の絆"からは「安全な不動化」（恐怖なき不動化）を，"あそびの絆"からは「自由な可動化」を，それぞれ獲得していくのです。"愛着の絆"がタテの愛着関係であるとすれば，"あそびの絆"はヨコの愛着関係であるということもできるかもしれません（第9章の＊2を参照）。

　このタテの愛着関係は，ポージェスによれば，「不動化」と「社会的関与」の「ブレンド」によって生じるのでしたが，ヨコの愛着関係は，「可動化」と「社会的関与」の「ブレンド」によって生じます。するとポリヴェーガル理論における「社会

的関与」は，タテの愛着関係にもヨコの愛着関係にも文字通り「関与」することになり，しばしば短絡されているように，単にそれを母子間の"愛着の絆"などに還元してすますことはできません[*6]。第9章でみたように，ポージェスが「社会的関与」を，"愛着の絆"の成立する「前段」（preamble）として[PVT, pp.14, 188；Porges 2005, p.35；Porges & Buchzynski 2011, p.13；PoG, pp.72, 123］強調していたことも思い合わせるなら，いっそうその意を強くせずにはいません[*7]。また，第6章でみた「ホメオスタティック・ダンス」は，この2つの「ブレンド」の間をバランスよく等しく往き来し，「愛」と「あそび」の間のダンスとして成立するものであることを，のちに本章の7でみることになるでしょう。

　もちろん（狭義の）愛着理論によれば，母子の"愛着の絆"が安定するほど，仲間関係の"あそびの絆"は促進されます。しかし今ここで見えてきつつあるのは，むしろ母子の"愛着の絆"と仲間関係の"あそびの絆"は，同時並行的に存在し，それぞれ独立に相補的に異なる機能を果たすということではないでしょうか。もっといえば，"あそびの絆"の方が「社会的な絆」を強化する場合だってあることも明らかにされつつあります。「愛着関係」を，少なくとも母子の二者関係だけにとどめずに，広く深く把握する視点が必要になってきています。「愛着トラウマ」を考える上ではなおさらです。それは養育者への愛着関係の不全の結果なのか，養育者への愛着関係しかない結果なのか。どうなんでしょうか？

5　あそびの神経学的根拠

　ただし，この「あそび」のポリヴェーガル理論は，肝腎のそ

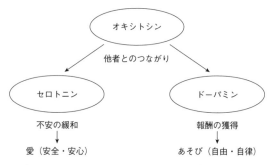

図表 10-1　ヒトオキシトシン媒介共感（HOME）回路
[Zak 2012=2013, p. 107] より作成

のメカニズムの説明において，まだ未完であることは付け加え
ておかねばなりません。というのも，この「可動化」と「社会
的関与」の「ブレンド」には，「不動化」と「社会的関与」の
「ブレンド」としての「愛」にはみられたような，「ブレンド」
をもたらす神経・内分泌学的なメカニズムの説明が示されてい
ないからです。その際たとえば，先に少しふれたドーパミンの
関与，あるいはドーパミンとオキシトシンの連動が重要になっ
てくるかもしれません。ポール・ザックの「ヒトオキシトシン
媒介共感」（Human Oxytocin Mediated Empathy：HOME）
回路［Zak 2012=2013, pp.106-10］にこと寄せて考えるならば（図表
10-1を参照），「不動化」と「社会的関与」の「ブレンド」と
しての「愛」は，正確にはオキシトシンとセロトニンの連動作
用であり，「可動化」と「社会的関与」の「ブレンド」として
の「あそび」は，正確にはオキシトシンとドーパミンの連動作
用であるとみるべきかもしれません（ついでながら，男性ホル
モンであるテストステロンはドーパミンの活性化に親和的で，
女性ホルモンであるエストロゲンはセロトニンの活性化に親和

的です ［有田 2012, pp.103-5］）。

　また，あそびの哺乳類以降における意義を十分に把握するためには，哺乳類以降の触覚によるコミュニケーションの意義をもっと丹念に掬い上げる必要もあるように思われます。哺乳動物たちは，舐め合い，身を寄せ合い，じゃれ付き合いながら，自己と他者とを１つ１つ身体レベルで感じ分け，そうやって社会的な身体感覚，つまりは自己感を獲得してきたのではなかったでしょうか。ところが触覚系は直接には迷走神経の守備範囲ではないので，ポリヴェーガル理論では聴覚系のように明確に位置づける手立てを見い出しにくくなっています。これもまた残された課題ですね。

6　５つの生理心理的な「状態」

　ともあれこうしてポリヴェーガル理論は，自律神経の３段階論に加えて，「腹側迷走神経複合体」のもとへの「背側迷走神経複合体」や「交感神経系」の「ブレンド」という形態をも含むものとなりました。これを自ら裏付けるように，ポージェスは2009年の段階で，ポリヴェーガル理論のレンズでみるなら，今や生物学的に基礎づけられた生理心理的な「状態」（states）として，次の５つを挙げることができると述べるに至っています ［PVT, p.278］。自律神経の３段階の３つと，それらの間の「ブレンド」の２つです（もう１つ，「交感神経系」と「背側迷走神経複合体」の「ブレンド」としての「凍りつき」（第８章）も入れるべきですが，ここには入れられていません）。そしてこの立場は，２冊目の本においても，基本的にそのまま維持されています ［PoG, p.7］。

1. 「社会的関与」（social engagement）：<u>向社会的</u>なポジティブな，<u>安全感</u>による自発的・受容的（中動的）な相互作用。

2. 「可動化」（mobilization）：危険な状況への<u>能動的</u>な対処としての，"闘うか逃げるか"の<u>防衛反応</u>。恐怖による<u>運動の増加</u>。

3. 「あそび」（play）：上記２つのブレンド。「可動化」と「社会的関与」のハイブリッド状態。……いわば安全と危険のブレンド？

4. 「不動化」（immobilization）：生の脅威への<u>受動的</u>な対処としての"凍りつき"〜"シャットダウン"の<u>防衛反応</u>。恐怖による<u>運動の減少</u>。

5. 「恐怖なき不動化」（immobilization without fear）：<u>向社会的</u>なポジティブな状態だが，<u>安全感</u>による<u>運動の減少</u>。「愛」ないし「親密性」。

これを比較する表にしてみると，こんな感じになるでしょうか（図表10-2）。

		社会性	安全感	危険感	活動性
1	社会的関与	◎	○	×	○
2	可動化	×	×	○	○
3	あそび	◎	○	○	○
4	不動化	×	×	○	×
5	恐怖なき不動化	◎	○	×	×

図表10-2　５つの生理心理的な「状態」

５つの「状態」のうち，１の「社会的関与」，２の「可動化」，

4の「不動化」は，自律神経系の系統発生上の3つの発展「段階」（stages）に相当するプライマリーな「状態」（states）で，それぞれ独自の自律神経のシステム（神経解剖学的構造）をもっています。3の「あそび」，5の「恐怖なき不動化」は，固有の自律神経のシステム（神経解剖学的構造）をもたず，それぞれ2の「可動化」，4の「不動化」の神経解剖学的構造を「基体」にしたうえで，そこから二次的に派生した，あくまでも神経生理学的な，セカンダリーな「状態」（states）にすぎません（3は「可動化」と「社会的関与」のブレンド，5は「不動化」と「社会的関与」のブレンド）。

　しかしこのうち，1の「社会的関与」，3の「あそび」，5の「恐怖なき不動化」の3つが，社会性をもつ「状態」となっています。とすればもはや，哺乳類の向社会的な"革命"は，「社会的関与」の自律神経システムを新たに創発しただけにとどまらず，先行する「不動化」システムや「可動化」システムの2つの（防衛的な）段階をも二次的に社会化し，その結果，自律神経系の3つのどの段階にも社会性の息吹を吹きかけるものとみなければなりません。つまりポリヴェーガル理論には，「社会的関与」，「あそび」，「愛」（＝「社会的絆」＝「恐怖なき不動化」）の3種類の向社会的行動があることになります[8]。

　いいかえれば，ここには3種類の「安全」があるともいうことになります。「腹側迷走神経複合体」の「社会的関与システム」による自発的・受容的な「安全」，「交感神経系」の「可動化システム」とのブレンドによる能動的な「安全」（自由），「背側迷走神経複合体」の「不動化システム」とのブレンドによる受動的な「安全」（静穏）です。この3つは臨床的にも重要なので，詳しくは第11章の4で考察しますね。

　ポージェスは，2011年の著書刊行直後の11月，ある対談の中で，この3つをクライエントが実現できるようにすることがセラピーの目的ではないかと述べています：つまり，世界と柔軟に関与できる経験をもてること（「腹側迷走神経複合体」），他者とともにいても恐怖なしに不動化できること（「腹側迷走神経複合体」と「背側迷走神経複合体」のブレンド），闘うか逃げるかでなしに自由に可動化できること（「腹側迷走神経複合体」と「交感神経系」のブレンド），の3つです［Porges & Pregnel 2011, pp.14-5；PoG, pp.243-4］（これも第11章で考察します）。ひとことでいえば，安全（安心）でかつ自由（自律）な，世界との柔軟な関わり！　ともいえそうです。ただしポリヴェーガル理論では，あくまで安全（安心）あっての自由（自律）であることも改めて確認しておきましょう。

7　ホメオスタティック・ダンス

　ポリヴェーガル理論の3種類の向社会的行動——「社会的関与」，「あそび」，「愛」（＝「社会的絆」＝「恐怖なき不動化」）の3つの向社会性——はまた，最良の場合には，互いに緊密な関係を保ちながら作動しています。第6章でみた「ホメオスタティック・ダンス」（homeostatic dance）［PoG, p.172］のことを再度思い出して下さい。ポージェスによれば，「腹側迷走神経複合体」による「社会的関与」システムのもとでこそ，「交感神経系」（による「可動化」システム）と「背側迷走神経複合体」（による「不動化」システム）の間の最適な，いわゆる「自律神経のバランス」が現出するのであり［PoG, pp.4, 6］，これをポージェスは「ホメオスタティック・ダンス」と呼んだのでした（図表10-3を参照）。

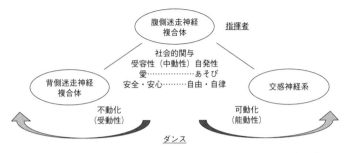

図表 10-3　自律神経のバランス（ホメオスタティック・ダンス）

　ここに，これまでみてきたことを重ねてみますね。「腹側迷走神経複合体」（「社会的関与」システム）のもとでの「背側迷走神経複合体」（「不動化」のシステム）の働きが「愛」（love）で，「腹側迷走神経複合体」（「社会的関与」システム）のもとでの「交感神経系」（「可動化」のシステム）の働きが「あそび」（play）だとするなら，この「ホメオスタティック・ダンス」は「愛」（love）と「あそび」（play）の間を往き来するダンス，「安全な不動化」と「自由な可動化」の，「安全・安心」と「自由・自律」の間のリズムとバランスにあふれたダンスということになるでしょう。それはたえずそのつどの"いま・ここ"でダンスを踊ること，ひいては"いま・ここ"とダンスを踊ることでもあるかもしれません。

　かつてフロイトは，健康な生活のしるしとして，「愛すること」と「働くこと」をあげました。今やむしろ，「愛すること」と「あそぶこと」がそれにとって代わりつつあるということでしょうか。現にそうなるのだとすれば，まず「働くこと」がどこまで「あそぶこと」として行なわれうるのか，それと「愛すること」とがどれほど相乗的に高め合えるのか，そのこ

とについて私たちは1人1人，各々の生きる場でシミュレートしチャレンジする必要があるでしょう。「愛すること」と「働くこと」は，往々にして暗に相反的に捉えられてきました（愛のない職場と息抜きとしての愛）。「愛すること」と「あそぶこと」はどうでしょうか。その行方の，今は分かれ目でもあるのかもしれません。

第**11**章
....

トラウマ臨床への視座

~安全と自由の共同育成~

1　ポリヴェーガルの臨床応用

　ここまでポリヴェーガル理論の，現時点までのほぼ全体像を，大急ぎでみてきました。これは心身の臨床の現場にはどのように生かされうるでしょうか。ポージェスは自身は臨床家でなく，あくまで精神生理学～行動神経科学の研究者です。だから臨床的な事柄に関して，ましてや技法的な事柄については，当然ほとんど全く言及がありません。

　ただ本書の冒頭で述べたように，早くから臨床的な関心に富んだ研究者でしたから，ポージェス自身，まずRSA測定を応用したハイリスク児のスクリーニングとその改善，次いでLPPから今日のSSPに至る，聴覚を通した「腹側迷走神経複合体」への刺激による，ASD児の特に聴覚過敏（と社会性）の改善，そして何よりこの理論全体の臨床応用によるトラウマケアと，さまざまな臨床応用に積極的に取り組んできたのでした。なかでもトラウマケアに対して，この理論は一体どんな臨床的視座を授けてくれるでしょうか。この最終章でまとめておきましょう。

2　安全・安心の根源的な重要性

　何より重要で，極端にいえばほとんどこれ1つに尽きると言っていいほど重要なのは，ポリヴェーガル理論の核心そのものをなす，安全・安心（safety）⇆社会的関わり（「腹側迷走神経複合体」の活性化）の意義にほかなりません。私たちは環境（他者）に安全・安心を感じるほど，社会的な関わりが生じ，また逆に社会的な関わりが存在するほど，安全・安心を感じることができます。そしてそこから遠ざかれば遠ざかるほど，遠ざかる分だけ私たちの心身の苦悩は深まり，反対にそこに近づけば近づくほど（「腹側迷走神経複合体」の活性化），その分だけ私たちの心身の苦悩は静まります。そのとき「腹側迷走神経複合体」の「安全・安心」は，「交感神経系」の「可動化」反応（"闘うか逃げるか"），そしてとくに「背側迷走神経複合体」の「不動化」反応（"凍りつき"～"虚脱（シャットダウン）"）に行きっ放しになったまま戻って来れない状態から，戻って来れるための大事な鍵となります。

　それは「腹側迷走神経複合体」による「社会的関与」システムのもとでこそ，「交感神経系」（による「可動化」システム）と「背側迷走神経複合体」（による「不動化」システム）の間の最適な「自律神経のバランス」＝「ホメオスタティック・ダンス」（homeostatic dance）が成立するからでした。

　だからポージェスは言います。第6章の4でもみたように，「私たちが安全であるとき，マジカルなことがおこる」（When we're safe, magical things occur.）［PoG, p.141；Porges & Buczynski 2013a, p.12］；したがって，「この安全感こそが治療なのだ」（This feeling of safety is the treatment.）［PoG, p.187］と。ここで「マ

ジカルなこと」とは，いわゆる「奇跡的な治癒」のようなものをイメージするとわかりやすいかもしれません。ありとあらゆるさまざまな治療を試してみたけれども，どれも捗々しくなく，何をやっても治らないと諦めていたのが，何と奇跡のようによくなった‼　というようなケースでは，いったい何が起こっているのか？　この「安全（感）」ということが深く強く徹底的に根づいていたからではないか？　ということなのですね。

　「安全」というときポージェスは，まず純物理的な安全を整えることから大事にします。犯罪被害やDVや虐待において，まず加害者を寄せつけない物理的な安全空間を確保することが，何より大事なのは言うまでもないかと思いますが，もっとありふれたレベルでも話は同様です。ポージェスは例えば，セラピールームや病院や学校の周囲の環境が，機械音などの低周波音に晒されているような場合[1]，徹底的に排除するか，それが無理なら転居を推奨すらしています［PoG, pp.83, 85, 113-4, 124-5, 187-90, 206-7, 235］。

　何故かはもうおわかりですよね。第4章を思い出してください。私たち哺乳類の祖先たちが，まず生存のために，聴覚の周波数帯において安全空間を築くことにいかに細心の注意を払ったかを。その安全空間は，彼らの末裔たる私たちヒトも，変わらず受け継いでいるのです。この聴覚的な安全空間を築くのに苦労している（聴覚過敏の）ASD児の場合はなおさらです［PoG, pp.73, 207-10］。

　より心理的な安全（感）は，その基盤の上にはじめて成り立ちます。この意味での安全は，1個体だけで生じることはなく，他個体との関係，そのやりとりの中で発揮される「腹側迷走神経複合体」の，第4章でみた「統合された社会的関与システ

ム」（integrated social engagement system）において実現します。つまり関係する双方の個体が，双方とも，深くゆったりとした呼吸，緩やかな（RSAのゆらぎのある）心拍，穏やかに互いに向き合う頭部，柔らかな顔の表情（アイコンタクト*2），抑揚に富んだ声等々を示すでしょう。もし治療関係であれば，セラピストないし援助者側が，まずこれらの心身の状態に入れなければならないでしょう。それがクライエントの安全空間のためにまず必要です。セラピストが安全を「与える」からではありません。安全が「生まれる」ための初期条件だからです。

かといって，クライエントがそうした心身の状態に居ないのに，あたかもそれを矯正しようとするかのように，援助者側が懸命に"良い"心身の状態に固執し続けるならば，それはクライエントにとって恐らく安全ではありません。なぜなら第9章でもふれたように，それは執着であって，愛では恐らくないから。むしろそのクライエントの居るところにこちらも自身の身を置いて，そこに土俵をつくることをめざす必要があるでしょう。つまり安全とは，何であるか，何であるべきかという以前に，何であれそれが他者とどう共有されているかにあるように思われます。そうなった結果，かえって面白いことに，クライエントは少しずつ自ずと，あの"良い"心身の状態にも近づいていったりもします。これこそがたぶん，安全・安心（safety）⇆社会的関わりということの奥義でしょうね。

ここから引き出される，ポージェスも明確には指摘しきっていない重要な「安全」についての特質は，何が「安全」であるか（そして「自由」であるか）は，1人1人ちがっており，また同じ人でも場面場面でちがっているということではないでしょうか。このことが，まず何を措いても外せぬ大前提として定

められねばなりません。

3　「安全」とは何だろうか

　その前提のうえで，ポージェスの語る何が「安全」かについての議論，それは事実上，哺乳類（としてのヒト）にとって何が「安全」かについての議論であり，ポージェスの言葉を借りれば第7章でみたように，哺乳類（としてのヒト）にとっての「生物学的必須要件」（biological imperative）[PoG, pp.7, 50-1, 182, 195；Porges 2018b, p.66] についての議論ということになりましょうが，それを仔細に見ていくことにしましょう。

　ポージェスは，哺乳類（としてのヒト）にとって，何が「安全」と考えているでしょうか？　これも例によって時期により力点が変わっているのですが，主に2000年代の半ば頃までは，（生存のための）友／敵の区別 [PVT, pp.15, 190, 265；Porges 2003, p.505；Porges 2005, p.37] ということがくり返し引き合いに出されました。つまり，「友」との間の社会的絆であり，裏返せば「敵」の排除であり，この「二者関係」（dyad）[PVT, p.188；Porges 2005, p35-6；PoG, pp.9, 49, 231, 240] 的な「社会」像こそが，哺乳類の切り開いた社会性の第一条件なのでした。同種内社会行動，育児（parenting），ペア関係の絆（pair-bonding）[PVT, p.50] ……こうした同種内の特定の個体に対する選択的な反応（のための神経回路）は，爬虫類まではそもそも存在しませんでした [Carter, Harris & Porges 2009=2016, p.237]。これが哺乳類特有の個体識別に基づく「愛」（愛着に基づく愛）ですね。

　しかし2017年刊の2冊目の本では，「安全な環境」の特徴として，友／敵の区別はもはや言及されず，代わってもう1つ，この「友」との間につくられる空間が，一定の構造（structure）と予測可能性（predictability）をもつことが挙げられます［PoG, p.105］。もっとも，「友」を予測可能な他者，「敵」を予測不可能な他者と読み替えたとするなら，基本ラインは変わっていないということもできましょう。ただしその場合，「友」とはつまるところ，単なる自己の延長，他者の他者性の消去ではないのか，という問いも生じてきます。なぜって，予測不可能な存在だからこそはじめて他者なのだから。その場合，異質な他者は決して「友」たりえないことにもならないでしょうか。さらに皮肉なことには，あまりに予測不能な逆境的環境を生きてきた人（特に子ども）は，安全な生活や安定した関係性を，まさになじみがないからこそ，かえってしばしば予測不能な脅威と感じ，不安を覚えるかもしれません。つまり「友」を予測不可能な他者，「敵」を予測可能な他者とみなしてしまいかねません。これはいわゆる「トラウマの絆」（traumatic bonding）を，「トラウマ」も「社会的絆」も論じるポリヴェーガル理論はどう説明するか，という問題にもつながってきそうです。「安全」が（あるいは「予測可能性」が）いかに1人1人にとってちがうものか，あらためて痛感されます。皆さんはどう思われますか？

　さらにそのうえ，1人1人にとって共通の，哺乳類としてのヒトにとっての「安全」のあり方も，一義的に決まるものではなく，第10章の6で示唆したように，少なくとも3種類ないし3段階は可能なのですね。それは実際，この安全を規定する一定のルーティン構造（structure）と予測可能性（predictability）のあり方のちがいから導き出されます。予めまとめておくと，図表11−1のようになるでしょうか。

○無難な安全　<u>予測可能で，かつルーティン構造を守る</u>
　防衛する安全　／　斥けるべきリスク（→ノイズ）　　リスクを積極的に排除する安全
　逃げ場としての安全予測不能性（曖昧さ）の排除

　恐怖の意識→恐怖と危険の意図的な回避→安全な場への撤退

安全／リスクの峻別
トラウマからの回復
（robustness）

○好奇な安全　<u>予測可能ながら，ルーティン構造を時に破る</u>
　探索する安全（スリリングな）　　楽しむべきリスク（→スリル）　　リスクを一時的に享受する安全
　遊びのある安全　予測不能性（曖昧さ）への好奇心

　恐怖の意識→恐怖と危険への意図的な接近→安全な場への回帰の見通し
　[Balint 1959=1991, p. 22]

（resilience）

トラウマ後成長（PTG）
安全〜リスク（自由）

○自在な安全　<u>予測外の新たなルーティンを構築する</u>
　創造する安全（チャレンジングな）　／　生かすべきリスク（→チャンス）　リスクを積極的に受容し利用する安全
　獲得する安全予測不能性（曖昧さ）への耐性・創造的な曖昧さ

　恐怖の意識→恐怖と危険への意図的な接近→新たな安全な場の構築

図表 11-1　少なくとも 3 通りの「安全」（予測可能性＋ルーティン構造）
[津田 2019, p.182] により作成

4　「安全」の 3 段階

　まず第 1 段階は，すっかり予測可能で，かつルーティン構造も維持されている，最も素朴な「安全」で，「リスク」を「<u>ノイズ</u>」として積極的にできるだけ完全に排除することで生じます。危険のない「<u>無難な安全</u>」，他から「防衛する安全」，外の危険を回避する「逃げ場としての安全」で，工事現場の標語にくり返し掲げられる“安全第一”の「安全」，俗に麻雀用語から派生した“安全牌（パイ）”というときの「安全」です。でも何より，新生児の生にはゼッタイに必要な「安全」でもあります。受動的な「安全」ともいえます。

　第 2 段階は，基本的に予測可能ながら，ルーティン構造が時に破られるような「安全」で，「リスク」は時に楽しむべき「<u>スリル</u>」として一時的に享受されます。新奇な刺激を求める「<u>好奇な安全</u>」，「探索する安全」，「あそびのある安全」で，エインズワースの愛着理論に由来する“安全基地”（secure base）［Ainsworth 1982］というときの「安全」です。安全をひとまず確保した幼児が，新奇な環境を探索し始めるときに，怯めばすぐに戻って来れるホームがもつ「安全」です。能動性を許容する「安全」ともいえます。

　第3段階は，予測可能性を超えたところに，新たなルーティン構造を自ら構築するためにめざされる「安全」です。「リスク」は生かすべき「チャンス」として積極的に受容され，利用されます。「自在な安全」，自ら「創造する安全」，外にチャレンジして「獲得する安全」です。青少年がホームから次第に自立して，その外に友だちや恋人との親密な空間をつくり，さらには社会人となって自身の新たな生活空間を構築するなかで生じる「安全」です。自発的・受容的な「安全」とも言えます。この「安全」は面白いことに，しばしば「安全」よりむしろ「自由」として意識されます。なぜならこの「安全」は，それ自体が「自由」に，つまり自分の選択によって，そして自分の力で，手に入れなければ意味のない「安全」だからです。尾崎豊が孤独のままに追求し，永遠の憧憬としたまま（あるいはそうすることで）この世を去ったあの「自由」も，本当はこの「自由」な「安全」ではなかったでしょうか。

　第1段階から第3段階へと移行するにつれ，「安全」と「リスク」の関係が互いに相剋的なもの（「安全」は「リスク」を排除し，「リスク」は「安全」を解体する）からむしろ相乗的なもの（「安全」は「リスク」を伴ない，「リスク」は「安全」を導き出す）へと変容してゆき，そのぶん「安全」に「自由」の要素が付け加わってゆくのがわかります。「安全」はむしろ「信頼」となってゆきます（第6章＊10を参照）。この一連のプロセスこそしかし，まさにトラウマケアにおいて，根幹をな

す大動脈路でもないでしょうか。しかも恐らく，第1段階の方に近い前半部分ほど「トラウマからの回復」に必須の条件として，第3段階の方に近い後半部分ほど「トラウマ後の成長（PTG）」に必須の条件として。

5　トラウマ回復の2つの途

いいかえればこの3段階の「安全」は，トラウマケアに，それぞれの段階において，それぞれの形で，重要な役割を果たしているのではないでしょうか。そのことをこれから見ていきたいと思います。

実際のところ，もしポリヴェーガル理論の自律神経系の3段階論に依拠するなら，「トラウマからの回復」の道筋はどのように考えられるか。第6章をしっかり学んだみなさんには，もう言うまでもないですよね。最上位にある「腹側迷走神経複合体」が「社会的関わり」の「安全」な日常に働き，そこに「危険」が生じると，次位の「交感神経系」の「可動化」システムが取って代わり，それでも間に合わない「生の脅威」が生じると，最下位の「背側迷走神経複合体」の「不動化」システムが取って代わるのでした。「危険」が去り「生の脅威」が去れば，元の「社会的関わり」の「安全」な日常にすみやかに戻れるというのであれば，そこに何も問題はないのですが，トラウマとは，「生の脅威」に対する「不動化」システムにスイッチが入ったまま，戻って来れない状態が持続していることでした。

とすれば，そこから回復してくるのは，たとえすみやかにではなくとも，とにかく上向きに戻ってくることに尽きるわけですよね。「背側迷走神経複合体」の段階から「交感神経系」の段階へ，そして「交感神経系」の段階から「腹側迷走神経複合

体」の段階へ，というふうに。たとえば，トラウマの"凍りつき"や"虚脱"の背後に"闘うか逃げるか"の攻撃性のエネルギーを見い出し，そこで未完了になっていた欲求を完了させることによって，自分の"安全"や"自由"を見い出していく……いわば直線的に上行していくこの方式が，まず1つの回復ルートということができましょう。実際，これまで各種のセラピーにおいて，「ワーク」として行なわれてきたさまざまの営みが，ほぼこれに相当します。これはこれでもちろん有効な方法で，時にバシッと決まるとめざましく短期間で回復を促すことも可能です。ただ多くの場合それは，あまり複雑に込み入っていない，単回性のトラウマのケースであることも書き添えておかねばなりません。

　ところが，ポージェスが「トラウマからの回復」ということで暗に想定しているのは，どうもこの方式ではないように思われるのですね。臨床家でない彼がこうした件について公言することはないので，あくまで暗に，ということなのですが，そしてだとすればそれは私が勝手に，それこそ暗に，彼の意図を読み込んでいるだけのことなのですが（ということは，私自身の意図を，勝手にポージェスに仮託しているだけかもしれませんが），でもそう読み込んでしまうだけの根拠があるのも，これまた否めない事実です。それは第9章・第10章でみた，彼の「ブレンド」ないし「カップリング」についての議論なのです。1998年に提起して以降，ポージェスはこの議論に，年々強調の度を強めてきました。とくに処方箋をめぐるトピックになるとなおさらです。「ブレンド」ないし「カップリング」の視点から，「トラウマからの回復」のもう1つのルートを考えてみると，一体どんな道筋がみえてくるでしょうか？　最後にこの

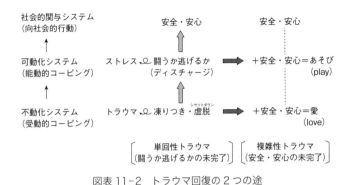

図表11-2　トラウマ回復の2つの途

ことを考察してみますね。どうかお付き合い下さいませ。予め2つのルートを対照して図示しておくと、図表11-2のようになります。

6　安全空間で囲い込む

　トラウマで"凍りつき"あるいは"虚脱"の状態にある人に対して、このもう1つのルートを採るとき、いきなりその背後に"闘うか逃げるか"の攻撃性のエネルギーを見い出したりするのでなく、まずそこにとにかく安全空間の土俵を創出し、安全空間で囲い込んでしまおうとするでしょう。ポージェスが「安全感こそが治療だ」と断言していたことを思い出して下さい（第6章）。そして安全空間で囲い込むとは、"凍りつき"あるいは"虚脱"の「背側迷走神経複合体」を、まさに「腹側迷走神経複合体」の下に置くこと、つまり文字通り「背側迷走神経複合体」の「腹側迷走神経複合体」への「ブレンド」を創出することであり、だとすればそこには、ポージェスが初め「愛」と呼んだ、あの「安全な不動化」「恐怖なき不動化」が現出することになります。特別に何かをする（doing）わけでな

くとも，ただ同じ場に共に安心して居られる（being）場が立ち上がってくること。これぞまさしく「ラポール」の形成でしょう。そしてこのことはまた，トラウマに支配され翻弄され続けてきた人生の中に，まずこの〈現在〉という地点で「安全」の場というリソースの風穴を穿ち，それゆえ「安全」と「脅威」の間の境界線（バウンダリー）を設定する「自由」を奪還することをも意味するはずです。そして，ここで必要とされる「安全」は，「リスク」を徹底的に排除する，紛れもなくあの第1段階での「安全」にほかならないでしょう。

　この第1の「安全」が確立してはじめて，〈過去〉のトラウマ記憶——しかもそれは往々にして単にエピソード記憶でなく，身体化された情動記憶であり，とくに手続き記憶です［Levine 2015＝2017］——に再交渉し（renegociate），“凍りつき”や“虚脱”（シャットダウン）の背後にあるかもしれぬ“闘うか逃げるか”の「交感神経系」の反応に向き合うことも可能となります（これは，ストレスで“闘うか逃げるか”の状態が慢性化している人の対応の場合も同様です）。そしてこの向き合い再交渉するというチャレンジングな作業（ワーク）自体が，とりもなおさず「交感神経系」の働きであることも忘れるわけにはいきません。この「交感神経系」の働き（ワーク）も，このルートでは，安全空間で囲い込んでしまおうとするでしょう。するとここでもまた，それは「交感神経系」を「腹側迷走神経複合体」で囲い込むこと，「交感神経系」の「腹側迷走神経複合体」への「ブレンド」を創出すること，つまりポージェスが「あそび」（や「探索」）に見い出した，「自由な可動化」が現出することとなります。トラウマとの再交渉は，いつでも戻ることができる“安全基地”に支えられ，そことの往復のうえで進められる一種の注意深い探索行動であ

り――臨床の場ではそれを，ピーター・ラヴィーンは［Levine 1997=2008］「振り子技法」と呼び，さらにその前段階としてフリッツ・パールズは［Perls 1973=1990］「シャトル技法」と呼びました［津田 2021a］――，（トラウマ的でない）自分自身への好奇心に満ちた最も聖なる「あそび」にほかなりません。ここで必要とされる「安全」は，「リスク」をあえて享受する，あの第2段階での「安全」にほかならないでしょう（でもそのためにも，第1段階での「安全」がその背後に確立している必要はあります）。この結果，〈現在〉のみに穿たれていた「安全」のリソースが〈過去〉の場にも次第に拡張され，あるいは新たに発掘され，トラウマに支配され翻弄されてきた過去のパターンからの「自由」を手にしていくのです。

　こうして「安全」な日常に戻れたならば，「トラウマからの回復」はひとまず一段落を遂げたことになるでしょう。しかし旅はここで終わりではありません。ここからはいわばトラウマ的でない社会生活への再適応の始まりです。「安全」のリソースは，もはや〈現在〉や〈過去〉にとどまらず〈未来〉の場へも拡張され，あるいは新たに発掘され，「リスク」をすすんで引き受けることで，新たな日常を今や自らの手で構築する「自由」を実現するのです。「トラウマ後成長」（post traumatic growth：PTG）と最近よくいわれるコンセプトの内実も，このように捉えたらどうでしょうか。

　こうしてみてくると，「安全」の3段階は，そのままトラウマケアの3段階でもあることに思い至ります。トラウマケアの3段階といえば，実は早くはピエール・ジャネに始まり，ジュディス・ハーマン，ヴァン・デア・ハート，ヴァン・デア・コーク，パット・オグデン等々，連綿たる歴史をもつアプローチ

I	安定化	現在の安全の発見と増幅	境界線を設定する自由		腹側＋背側（愛）
	⇅	（リソース）	（リスクを斥ける自由）		【ラポール：土俵づくりと共有】
		未完了の安全の完了へ			
II	記憶処理	過去への安全の拡張・発掘	過去のパターンからの自由		腹側＋交感（あそび）
	（回復）	（トラウマとの再交渉）	（リスクを克服する自由）		【ワーク：探索・好奇心】
	⇅	未完了の防衛行動の完了へ			
III	統合と復帰	未来への安全の拡張・発掘	新たな日常を構築する自由		腹側（＋背側・交感）
	（成長）	（社会生活への再適応）	（リスクを引き受ける自由）		【チャレンジ：即応性】
	PTG	未完了の社会的行動と肯定的感情の完了へ			

図表 11-3　安全と自由のセラピー論

トラウマセラピーの 3 段階論　cf. P. Janet〜J. Herman〜O. van der Hart〜P. Ogden etc.
ポリヴェーガルのセラピー論も，「安全」と「自由」の拡充プロセスの 3 段階として，ここに位置づけうる。

（phase-based model）ですが〔津田 2021b, p.619〕，そこで言われてきた「安定化」→「記憶処理」→「統合と復帰」の 3 段階は，まさに今ここまでポリヴェーガル理論に依拠して展開してきたルートとぴったり照応します（図表 11-3 を参照）。

　ポージェスは，第 10 章の末尾で指摘したように，世界と柔軟に関与できる経験をもてること（「腹側迷走神経複合体」），他者とともにいても恐怖なしに不動化できること（「腹側迷走神経複合体」と「背側迷走神経複合体」のブレンド），闘うか逃げるかでなく自由に可動化できること（「腹側迷走神経複合体」と「交感神経系」のブレンド）の 3 つがセラピーの目的になるのではないかと述べていましたね〔Porges & Pregnel 2011, pp.14-5；PoG, pp.243-4〕。それは今や，セラピーのプロセスの進行してゆく 3 段階の里程標ともなると言えないでしょうか：「腹側迷走神経複合体」と「背側迷走神経複合体」のブレンドの段階→「腹側迷走神経複合体」と「交感神経系」のブレンドの段階→「腹側迷走神経複合体」の段階。そのときセラピーのプロセスは，安全・安心と自由・自律の領域を，現在から過去へ，

過去から未来へと，少しずつ取り戻し，拡張していく過程にほかならないことになります*3［津田 2021b, p.619］。

　ただしこの順番は，一通りに決まるものではなく，各段階が逆転したり跳躍したり往復したりなどさまざまのパターンがありえます。これもまた，どんな順序が，当人にとって最も安全・安心で自由・自律たりうるかで決まることなのです。

7　臨床実践と理論

　ではこのセラピー・プロセスにおいて，具体的にセラピストは個々のどんな場面でどう働きかけ，クライエントは具体的にどんな状態からどう変容してゆくのか？……お気づきかと思いますが，もちろんそれは，すでに（現時点までの）ポリヴェーガル理論の守備範囲を超えています。いいかえれば，それはこの理論をどう引き受け，血肉化していくかという課題として，私たち1人1人に贈与されています。もともと臨床実践は，理論の単なる“答え合わせ”ではないのだから，当然と言えば当然の話です。理論が実践を導くのでなく，むしろ実践が理論を導くのです。理論は誕生のその瞬間からもう過去になります。そして理論は，優れていればいるほど，すべてを安易に（つまりは過度に）説明しようとする習性を捨て難いものです。理論が宿命的にもつこうした現場とのズレの綻びを，実践はたえず縫い合わせ，理論をくり返し仕立て直します。

　理論は“答え”ではありません。理論を身につけた専門家も“答え”を知るのではありません。では“答え”はどこに？強いて言うならば，それは当事者自身の中にあるでしょう。しかしそれを当事者本人もよく知りません。知らないからこそ，専門家のもとを訪れます。ところが専門家はもっと知りません。

専門家が身につける理論は，さらにもっと知りません。皆にあるのは"問い"だけです。このお互い"答え"を知らないどうしが，それぞれの"問い"を持ち寄って，安全空間のなかで自由に共同作業を進めるその只中に，"答え"が生まれてきます。奇妙にも，当事者本人がはじめから自分の中に<u>存在した</u>のを<u>発見</u>するようなそんな"答え"が，なぜかそこに<u>創造</u>され，そこに<u>存在する</u>に至ります。

「安全であるときマジカルなことが起こる」からでしょうか？ 中動的なプロセスってこういうことだからでしょうか？ いえいえ，この奇妙なプロセスについて，今ここで引き続き安易に掘り下げ始めてしまうならば，これ以上の野暮もありますまい。さあみなさん，どうやらこのあたりで，稿を改める必要がありそうですね。最後までお付き合い下さり，本当にありがとうございました。

註

【第1章】

＊1　S-O-R なんて聞くと，心理系の方々の中には，「何だ，これまた今さら 1950 年代の『新行動主義』に逆戻りか!?」と誇る向きもあるかもしれません。それどころかポージェス自身，1920 年代のウッドワース以来の伝統にまで拠り所を求めています［PVT, p.279；PoG, p.40］。

しかし，やがてここから 60 年代にかけての"認知革命"を経て「認知心理学」，さらに 90 年代以降の「認知神経科学」［Gazzaniga 1999］へと展開してゆく心理学発展の歴史を振り返ってみると，媒介変数 O の位置づけとして，実質的に大脳皮質の機能に比重が偏りがちとなっていった認知神経科学（〜「社会脳」研究！）の，ポージェス謂う所の「皮質中心主義的態度」(cortico-centric orientation)［PoG, p.33］に対して，あくまで自律神経系を媒介変数 O の位置にすえて身体と脳をつなぎ，そこに S-O-R パラダイムを貫こうとするのがポージェスの立ち位置であることを確認しておきましょう。

そうみるとき，今や心理臨床家の世界でも，認知行動療法の陣営からポリヴェーガル理論に積極的に関心が向けられているのは興味深いことです。とかく「皮質排除主義的態度」の染み付いて抜けない身体志向派陣営も，うかうかしてる場合ではありません。

＊2　呼吸と心拍の同期現象は魚類でもすでに観察され（鰓を通過する水流のリズムと心拍との，多くは 1：1 の比例関係），やはりアトロピン（迷走神経遮断剤）で消失しますが，両生類でオタマジャクシからカエルに変態するときに，延髄の疑核で呼吸と同期する神経活動が見られるようになり，哺乳類になって「呼吸性洞性不整脈」（RSA）として顕著に見られるようになるとのことです（個体発生上も，ヒトの胎児では，受胎 33 週をこえると RSA が出現します）［安間ほか 2007, pp.61, 62-3］。第 6 章の 10 もご参照ください。

それは後に第 2 章でみるように，哺乳類以降になると，疑核に起始する有髄化した迷走神経心臓枝，まさにポージェスのいう「ヴェーガル・ブレーキ」が備わってくることを示唆していましょう。現にこれと反対に，ポージェスによれば，「RSA は爬虫類では観察されてこなかった」とのことです［PVT, p.30］。

＊3　このまさに心拍変動のゆらぎから，1982 年に武者利光が見い出したのがいわゆる「1/f ゆらぎ」でした［Kobayashi & Musha 1982］。「1/f ゆらぎ」は心拍変動のみならず他のさまざまの生体リズムにも見い出されるだけで

なく，自然界の森羅万象さまざまな諸現象にも広く見い出されるものです。自然環境のゆらぎと生体のゆらぎとがシンクロすることで，副交感神経が優位になり，心地よさを感じ，ストレスや疲労が軽減されることも確かめられていることは［梶本 2016, pp.149, 151］，ポリヴェーガル理論との関係でも見逃せませんね。

ポージェスによれば，心拍と同じく，多くの生理的システムがリズム的な変動性をもち，そこでも「揺動（oscillation）の振幅が大きいほど，その個人は健康である」とのことです［PVT, p.68］。その典型がRSAというわけです。ただし反対に，揺動（oscillation）の振幅の大きさが健康のマイナスの指標となる，血圧の変動のような例もあることを付け加えるのを忘れてもいません［PoG, p.15］。

興味深いことに，私たちがどんなに快適と感じる条件（温度・湿度等）の揃った空間にいても，それが長時間同じままであると，ゆらぎがなくなり，飽きや疲れや眠気を催しやすくなって［梶本 2016, p.151］，無意識のうちにゆらぎを求めようとします［同，p.154］。ところが現代日本の都会はといえば，いやそれどころか「郊外化」の荒波に呑まれる"田舎"ですらも，こうしたゆらぎを次々に排除し，常時同じような環境で暮らすのが良いことのように均質空間を敷き詰め，着々と疲労を蓄積しています［同，pp.155-6］。地球規模ではこの均質空間化が，めぐりめぐって均質どころか不穏な気候変動も招来するに至りました。私が前著で示した「ストレスの時代」から「トラウマの時代」への今日の移行［津田 2019］は，こうしたゆらぎなき均質空間の支配とも決して無関係ではありますまい。しかもそれが，「安全」の名のもとに，「安全」と錯覚されて，進められていることも。そうして2008年，WHOによると，人類は初めて都会に住む人の数が田舎に住む人の数を上回りました。

　＊4　近年，早産児ほど高い基本周波数で泣くことを発見した明和政子・新屋裕太らのグループも，その原因を自律神経機能の未成熟，とりわけ迷走神経の低活動（とくに右の疑核に発する迷走神経の喉頭筋・声帯への緊張抑制作用の低下）に想定していますが，実はここで依拠されているのがポージェスの研究［Porter, Porges & Marshall 1988］なのでした［Shinya et als. 2014］。ポージェスの研究とは，ハイリスク児の泣き声のピッチの高さ，そして迷走神経緊張の撤収によるRSAの振幅の低下を指摘するものでした［op.cit.；PVT, pp.74, 93, 145, 213］。疑核はポリヴェーガル理論において非常に重要な神経核ですが，詳細は次章にて説明しますので，しばしお待ち下さい。

　なお，恐らくポージェスの研究に依拠してとみられますが，明和らはさらに

RSAの測定によって，以後の社会性の発達との関連を詳細に追跡する必要を提起しています［Shinya et als. 2014］。

　他方，当のポージェスらの方でも近年，ヒトの幼児やさらにはプレーリーハタネズミにおいて，泣き声のピッチ（基本周波数）の高さ・抑揚の平板化と心拍数の上昇・RSAの振幅の低下との間に共変関係を見い出し，発声の音響的な特徴をもって心拍数の「代理指標」（surrogate index）とみることができるのではないかとの説を発表しています［Stewart et als. 2013；Stewart et als. 2015］。

　＊5　ちなみにヴァン・デア・コークが，トラウマをヨーガで克服する研究に着手したのは，1998年に，呼吸に伴なう「心搏変動」（つまりはRSA）について初めて知り，その改善の手段を模索していた時にヨギのD・エマーソンと出会ったからとのことですが［Emerson & Hopper 2011, pp.20-1；van der Kolk 2014=2016, pp.440-4］，では「心搏変動」のことをどこから知ったかといえば，何とポージェスの1996年の論文からだったようです［van der Kolk 2014=2016, pp.143, 194, 661n24］。

　そのころヴァン・デア・コークは，トラウマ記憶再生時の心拍変動の安定度がPTSDの重症度と反比例することに気づいており，ちょうどその理論的根拠を与えるものとして，ポリヴェーガル理論に邂逅したことになります：これこそが，彼のポリヴェーガル理論とのそもそものなれそめでした［van der Kolk 2011, p.xiii］。

　そしてピーター・ラヴィーンにポージェスを紹介されると［Ibid., p.xv］，彼はこの翌年，99年5月21日に，自ら主宰する「ボストン年次トラウマ会議」に，（マキューアン，パンクセップとともに）ポージェスを招聘し［Ibid., p.xi］，これを機にポリヴェーガル理論はトラウマの心理臨床の世界に知られるようになったのでした。

　＊6　これはポージェスがそう考えるというだけでなく，そもそもハンス・セリエがストレス理論を提起した最初から強調していたことでした。もともと「ストレス」（stress）の語は，物理学や工学において（今日でも），外界から及ぼされる力や圧力の側のことを指し，それを受けた物体の側の反応は，「ストレイン」（strain）と呼ばれます。ところがセリエのいう「生物学的ストレス」（biological stress）は，外界から加わる刺激に対する生体の側の反応を指しており，そのため外界からの刺激を表わすために，「ストレッサー」（stressor）という新しい言葉をわざわざセリエ自らが造語しなければならなかったのです［Selye 1979, p.70］。実は後の告白では，ウィーン生まれのハン

ガリー人たるセリエにとって，英語の「ストレス」(stress) と「ストレイン」(strain) の意味のちがいがよくわからなかったという顛末らしいのですが [Ibid.]，ともあれこうして物理学や工学では「ストレス」→「ストレイン」の連鎖だったものが，生物学的ストレス理論では，「ストレッサー」→「ストレス」の連鎖へと，「ストレス」の位置は反転したのでした。あまりに「ストレス」の語義がちがうので，セリエがストレス理論をはじめて発表した 1936 年の論文 [Selye 1936] では，「ストレス」(stress) の語を一度も使わなかったほどです。そして「生物学的ストレス」の語も，「激しい世論の反対に屈して，一時使用をあきらめていた」ほどでした [Selye 1976=1988, p.48]。

【第2章】

＊1　「疑核」(nucleus ambiguus) って変な名前だと思いませんか？　疑わしい核。でも実際にそうだったから，仕方がありません。その奇妙な名前のとおり，この神経核は，神経核としての形態が疑わしい，つまり輪郭があいまいで (ambiguous)，すぐ周囲にある延髄網様体と明確な区別が難しい (逆にいえば密接なつながりをもつ) 神経核だからなのです [PVT, pp.27-8]。とくに横断面でみると，(とくに尾側と最吻側では) 散在性の神経細胞を多く含むため，数個の細胞しか観察できず，神経核といえるほどの細胞集団は見い出せないので，まさに「疑わしい」のですが，垂直面でみると，ウサギでも全長4-5mm もの細長い核であって [Lawn 1966a；1966b]，その長軸方向に細長く連なる細胞集団が見い出され，この面で見ればはっきりと神経「核」の体裁を備えているのです [岩田 2013, p.89]。

＊2　現に「疑核」は，もともと「迷走神経背側運動核」の中にあった一部が，爬虫類から分化を開始し (カメはまだ未分化ですが，トカゲ・ワニでは分化)，発生の途上で神経細胞が腹側のほうへ集団で大移動して独立したもので，その過程は哺乳類で完成することがわかっています [PVT, p.30]。発生上からみても，それはまさに「迷走神経腹側運動核」[吉田 1994, p.365] といってもいい存在なのです。爬虫類でもカメはまだ「迷走神経腹側運動核」が分化していなかったことから，ポージェスは原始的な爬虫類の自律神経系はカメのそれに似ていたのではないかと推測し，そのカメの第一の防衛システムこそシャットダウンであり頭を引っ込めることであることに注意を喚起しています [PoG, p.107]。そしてカメは甲羅に隠れると，全身が納まるよう肺を小さく萎ませ，そのためひたすら息を吐き続け，心拍数も減らします (おかげで "亀は万年" って，長生きの秘訣にもなっているんですねー)。

しかし神経細胞の数でいうと，ヒトの場合でもなお，「疑核」では片側の平均1889個（左1942個，右1836個）なのに対し［Tomasch & Ebnessajjade 1961, p.247］，「迷走神経背側運動核」では片側で約4500〜10500個［Nara et als. 1991, p.269］など，「迷走神経背側運動核」の方が圧倒的に上回ることが報告されています［後藤 1991, p.709］。

＊3　このあたり三木成夫の今なお少しも色あせることのない，優れた論考が大いに参考になるでしょう。私は前著で，私たち日本人がポリヴェーガル理論を受容するにあたっては，ぜひとも三木成夫の労作と合わせ読む作業が必要ではないかと投げかけておきました［津田 2019, p.161］。これはポリヴェーガル理論を深く理解するうえでの，日本人の特権とすら思います。ですので，そこまで掘り下げて考究しようとする方が現われることを，今なお変わらず願っています。

【第3章】

＊1　私たちの脳内には，血液中を流れる物質がやたらに直接侵入してこないよう，血液−脳関門といわれるフィルターがかけられています。しかし同時にまた，脳としても血液中に何が起こっているか全く知らぬままでも困るので，その情報を逐一キャッチできるように，その門を開いた血液−脳関門のない「脳室周囲器官」（circum-ventriclar organ：CVO）と呼ばれる例外的な部位が7ヶ所あり，その親玉にあたるのが延髄の「最後野」なのです［Ganong 2003=2004, p.630；堂本 2001, p.53；Damasio 1999=2003, pp.192-3, 346］。そこでは有窓性洞様毛細血管が密な血管床を形成し，「化学受容器引金帯」（chemoreceptor trigger zone：CTZ）と呼ばれる物質透過性の高い部位を含むため［Ganong 2003=2004, p.241；鈴木 2015, p.143］，血液を通して身体状況についての化学情報を豊富に受容し，それを近接する孤束核や迷走神経背側核に神経伝達していくのです。なかでも孤束核は，その入力が最も集中する部位です［Damasio 2010=2013, p.311］。こうして，身体からのインプットの重要な部分は，迷走神経求心路などに劣らず，血液を介しても伝えられているのです［Damasio 1999=2003, p.346］。

このため最後野は，孤束核・迷走神経背側核とともに，ということは背側迷走神経複合体は，「嘔吐中枢」の中軸を形成することになります：最後野が血中の何か異物の化学物質に感作して興奮すると，その信号が孤束核を介して迷走神経背側核に伝えられ，その指令で嘔吐の運動が生じるというメカニズムです［Ganong 2003=2004, p.241；鈴木 2015, p.143］。

＊2 「第6感」なんて言われると，霊感の話になりやすいですが，実は19世紀初期にすでにチャールズ・ベルが，また後に1889年にはウィリアム・ジェームズが，身体内の状態を知覚する能力を指してこの用語を用いていました［Ogden et als. 2007＝2012, p.19］。それをうけてポージェスもここで，乳幼児に特に顕著にみられる「第6感」に言及したのでした。五感は外界を知覚するものですから，「6番目の」感覚が内部の感覚を知覚するというのは理にかなっているでしょう。ダニエル・シーゲルによれば，この6番目の感覚は，バランス感覚や自己受容感覚（proprioception），のみならず空腹，のどの渇き，筋肉や歯からのシグナル，皮膚の痛覚なども含みます；官能的な感覚もまた内的な感覚です；内臓感覚もここに含まれ，「内的知覚（enteroception）」とよばれてきました；これら自分自身の内的な知覚が内受容感覚（interoception）です［Siegel 2010＝2013, p.(3)］。

　ちなみにシーゲルは，目に見えない自分の心のありよう，他者の心のありようを見る力，すなわち「マインドサイト」を「第7感」［Ibid., pp.vii, xv, 148, 390］，さらにもっと大きな世界とのつながりを感じることを「第8感」［Ibid., p.148］とまで呼んでいます。

【第4章】

　＊1　ポリヴェーガル理論は当初より，爬虫類から哺乳類への直列単線的な進化を素朴に前提し，そのうえで爬虫類と哺乳類の相違を論じました。一般にもそのようなものとして理解されています。しかしそのような直列単線的な進化は事実に反します。そのせいか2冊目のポケットガイド版では，この点を修正し，爬虫類に言及する箇所でしばしば，「爬虫類」と言うかわりに，「絶滅した原始爬虫類（の祖先）」［PoG, pp.22, 46, 49, 99, 107；Porges 2018b, p.52］とか「（哺乳類の）脊椎動物の親戚」［PoG, p.48］とかの言い回しを用いるようになっています。これだとたしかに，（現生）爬虫類－哺乳類は直列的な進化関係にないことを認める体裁にはなりますが，今度はそれと引き換えに，肝腎の現生爬虫類が舞台から消えてしまい，ポージェスがそれまで前面に掲げてきた（現生）爬虫類と哺乳類の区別が意味を失なうことになってしまいます。しかし現実問題として，「絶滅した原始爬虫類（の祖先）」だけでなく現生爬虫類も，哺乳類と概ねポリヴェーガル理論が指摘してきたような相違をもっています。ただその相違が，爬虫類から哺乳類への直列単線的な進化によるものではないというだけのことです。修正すべきは現生爬虫類か原始爬虫類かでなく，直列単線的な進化か並列複線的な進化かの方にあるのではないでしょうか。実

際のところどうだったのか──まずは図表4-1をご覧下さい。

　＊2　だからこそ呼気は全身を総動員し，発声トレーニングでも全身の姿勢や動きが必須のポイントになるのです［米山 2011, pp.54, 96-7］。全身がいわば横隔膜の拮抗筋となって，横隔膜との間で呼吸のリズムを形成するのですね。その当然の帰結として，現に私たちはまさに全身で声を出しており，実に胴体の3/4までもがこの作業に加わっています：背中もその例外でなく，足首を挫いても声に影響する可能性があります（姿勢が変わって腹筋を痛め，そのせいでしわがれ声になりかねません）［Karpf 2006=2008, p.30］。逆に重い物をもち上げようとすると，声帯がすぐに閉じて，力を入れたときに体が安定するはずです［Ibid., p.31］。

　＊3　三木成夫のいくぶん衝撃的な言葉を引くなら，「顔とは，いうなれば腸の筋肉が目鼻をつけて，あたかも脱肛のように，外界に露出したものであり，したがってその表情運動は内臓の反応が白日の下に晒け出されたもの，と見ることが出来る。」同様にして「発声は，表情と同様に，内臓運動の高度に分化したものと見ることが出来る。」［三木 1989, p.174；三木 2013, p.174］

　顔も発声も，本来は腸の筋肉の動きであり，その腸（の前端部）の筋肉が鰓弓の筋肉に変容し，さらにその鰓弓の筋肉が皮膚の外面に露出したものなのです。脊椎動物の頭部は，動物器官＝体壁系である「頭」と，植物器官＝内臓系である「顔」からなっているとみることができますが［後藤 1999, p.56］，そのうち「顔」の筋肉は，眼筋と舌筋を除くと，すべて鰓弓筋由来のもともとは内臓筋なのです［同, p.58］。

　＊4　したがって眼輪筋で顔面神経は，まぶたを閉じる働きをします。まぶたを開ける（上げる）働きをするのは顔面神経でなく動眼神経支配の眼瞼挙筋です。その証拠に，顔面神経麻痺（ベル麻痺）では閉眼ができなくなります（いわゆる“兎眼”）。ところでポージェスはなぜか，近年に至るまで一貫して，顔面神経支配の眼輪筋の作用を，まぶたを「挙上する」（raise）［PVT, p.221；Porges 2003, p.506；Porges et als. 2013, p.262；Porgs 2017b, p.261］，ないし「開ける」（eyelid opening）［PVT, pp.191, 205］と記しています。のみならず，これを「アイコンタクト」における顔面神経→「腹側迷走神経複合体」支配の根拠としています。検討の余地がないでしょうか。

　けだし，お互い相手の目を凝視できる「アイコンタクト」は，後に第10章でみるような，「腹側迷走神経複合体」（の顔面神経）と交感神経系のブレンドとみるべきでないでしょうか。現に「アイコンタクト」は，愛情の表現ともなりうるし，敵対の表現ともなりえます（しかも哺乳類の大半は後者の方が圧倒

214

的に強いです)。「腹側迷走神経複合体」(の顔面神経) が単独で行なえるのは,まぶたを閉じる働きなので,むしろ同じ愛情の表現でも「目を細める」表情をつくることではないでしょうか。おまけに目は大きく開けるよりも,軽く閉じる (細める) 方が輝きを増します [LaFrance 2011=2013, p.18]。現に,目も笑っている自然な微笑 (デュシェンヌ型微笑) では,目は見開くのでなく,そのように少し細められています。

　*5　これは,怒りの表情をつくると怒りの感情が誘導される,ペンを前歯でくわえて笑いの表情をつくると,楽しい感情が生まれるという,シルヴァン・トムキンズの「表情フィードバック仮説」(facial feedback hypothesis) [Tomkins 1962] を髣髴させますが,この仮説は再現性が得られず,未だに真偽を結論づけられずにいます。

　*6　霊長類を除く哺乳類は全般に,例えばイヌもそうなんですが,解剖学的に上唇が歯肉の中央に接着していて,顔面の表情が多様に作れず (例えば笑顔は作れない),真猿類 (の旧世界ザル以降) ではじめてこれが分離し (その結果ヒトでは,これが上唇小帯としてのみ残っています),顔面の多様な表情を作れるようになったのです [Le Gros Clark 1970=1982, pp.55, 71；Brothers 1990, pp.29-30]。もちろん,わが愛する飼い犬の顔や目には,他には見られぬ深く豊かな表情を読み取ることができます。彼らは全部わかっていて,すべて目で訴えてる……。でもそのうえでなお,それでも表わしきれない彼らのいちばん雄弁な表情は,何より尻尾にこそ込められていないでしょうか？　そう,顔よりまだボディランゲージが主力なのですね。

　また多くの哺乳類は,顔が毛で覆い隠されるため,あまり表情をつくることができません。顔が無毛になって皮膚が露出するのは,微妙な表情を演出する舞台として非常に有効です [馬場 2021, p.98]。そしてここでも,一般哺乳類の顔と霊長類の顔の最大のちがいは,いわゆる高等なサルほど皮膚の露出が進むことなのです：そして露出の程度から,表情によるコミュニケーションの程度や社会性の度合もわかるとのことです [同, p.88]。

　しかし,仮にこれらの舞台装置が整っていたとしても,顔や目の表情がコミュニケーション・メディアして意義をもちうるためには,その微細な変化を見分けられる視覚の発達が,同時に整っていなければなりません。霊長類以降の表情筋の発達と,やはり霊長類以降に顕在化する視覚の発達とは,まさに「共進化」したものといえないでしょうか。霊長類以外の哺乳類は,嗅覚を洗練させるのを第一としたために,視覚はむしろ退化させていたのです。

　これらを裏づけるように,真猿類 (旧世界ザル以降) の霊長類では,大脳皮

質の運動野において，表情筋の表象に当てられている領野が非常に大きくなってきます：ということは，単に自動的な反応だけでなく，ある程度は意識的な制御も可能になっているのかもしれません［Allman 1999＝2001, pp.90-1］。

　＊7　私たちの声は，実際には複数の周波数の音の混合体なので，高周波音とは単に高い音ではなく，むしろ高音域の倍音を含むことを意味し（それはいわば「和音」なのですね），低くても高周波数帯域の倍音に富んだ生き生きとした声（"低音の魅力"！）も可能ならば，高くても倍音が貧弱で，か細いか耳障りな声（"金切り声"！）も可能なのです［Doidge 2015＝2016, p.520］。声は決して単一の周波数の音ではなく，超音波まで含む広範囲にわたる音を含み，その周波数の含み方で，"明るい""暗い""優しい""柔らかい""硬い"など音色が決まるのです［山崎 2018, p.209］。たとえば"暗い声"は，声帯の振動数に関係なく，出来上がった声に高周波数帯の音が少ないのです［同, p.210］。

　＊8　さらにその上位では，これもすべての哺乳類がもつ橋の傍小脳脚核（広義の呼吸中枢でもあります），そして中脳水道周囲灰白質（PAG）（ラット，ネコ，サル等で電気刺激すると種特異的な音声を発します）［Davis et als. 1996；片田 1996；坂本 1997］，前帯状回（ACC）（種特異的な音声を発し，さらに情動的なニュアンスを施します），さらにその上位では内側前頭前皮質（mPFC）（聴覚連合野から顕著な入力があり，咽頭筋の支配もします）が，発声に関与しています。なお哺乳類特有の発声が帯状回皮質で生じることを早くハムスターとリスザルで明らかにしたポール・マクリーンは，同時にこの部位が，母には母性行動を，子にはあそびを発現させる部位でもあることを示しました［MacLean 1990＝1994, pp.147-50］。この脳幹から皮質の最先端の前頭葉に至るまでの発声のグローバルなシステムの詳細については，前著［津田 2019, pp.101-2］をご参照ください。

　＊9　たとえばヒトの場合，輪状甲状筋（腹側迷走神経支配）は，声帯を伸長させて高い声を出し，裏声を作るのにも働くので"歌う筋肉"とも呼ばれ，いわゆる"音痴"もこの筋肉の制御不全によるといわれています［和田 2012, pp.77, 120-2, 154］。さまざまな声の変化だけでなく，ヒトでは単語と単語，音素と音素を区切る働きもし，それをさらに唇や舌の動きとミリ秒単位の正確さで合わせる必要があります（月ロケットの発射でも，これほどの正確さは求められないというほどの正確さです！）［Karpf 2006＝2008, p.34］。

　＊10　ただし哺乳類でも，低周波音によって複雑なコミュニケーションを行なう動物がいます。それはゾウです。高度な知能をもつゾウは，非常に複雑な離合集散的社会を形成するのですが，その低周波音声が少なくとも数10km

先まで届き，その音声に適確に反応して行動することができるため，たとえ遠く離れた場所にいても，この音声コミュニケーションのおかげで集団を形成することができるのです［McComb et als. 2000；O'Connell-Rodwell 2007］。ポージェスも指摘するように，ゾウのような大型哺乳動物は，耳小骨も小骨でなく巨大骨となるため（！），高周波より低周波の音に適応的になるのですが，低周波音は波長の長い音波ですから，上記のように遠く離れた個体と不都合なく連絡がとれてしまうのです［PVT, p.207］。

　しかし私たちにとって臨床上もっと切実なテーマとして，逆に高周波音が聞こえすぎる聴覚過敏はないでしょうか？　ここで気になるのが，エレイン・N・アーロンが1996年に提唱した（自身もそうであるという）「HSP」（Highly Sensitive Person)」［Aron 1996=2008］です。低周波音・高周波音どちらにも過敏という場合が現にあり，その場合，中耳はどうなっているのかが問われてきます。

　アーロンによれば，HSPは環境等による後天的なものでなく，生得的な気質とのことですが（「神経系の過剰なほどの鋭敏さ」とアーロンが呼ぶ「HSP気質」），人口の2割近くもの人々にHSP傾向があるといい［Ibid.］，さらに最近のマイケル・プルースらによる大規模な調査によれば，子どもで20〜35％，大学生（19歳）で26％にものぼるとのことです［Pluess et als. 2018；Lionetti et als. 2018］。興味深いことに，他の動物たちでも，パンプキンシードのような魚類から，鳥類，齧歯類，ひいてはアカゲザルのような霊長類に至る100を超える広い範囲で，やはり15〜20％の割合で非常に敏感な動物がいるようです［Acevedo et als. 2014, p.580］。

　ただしHSPでは，外受容感覚だけでなく内受容感覚，イメージや思考にも敏感で，脳内視力・脳内聴力など脳内の情報処理能力がきわめて高い表われでもあり［長沼 2016, pp.39-40］，アーロンはさらに「五感を超えた（超）感覚の過敏性」にも言及しており［同, pp.27, 30, 37］，電磁過敏症や化学物質過敏症，超能力的な人も含まれてきます［同, pp.55, 88］。そして特に対人的に敏感であることから，過共感的・過同調的であり，他者との境界線が非常に薄くなりがちで，近年では「サイコパス」の対極として「エンパス」（empath）なる呼称でも名指されています［Orloff 2017=2019］。

　ポージェス自身は，実はこの高周波音の聴覚過敏の問題については，LPP（SSPの前身：第4章の15を参照）についての自身の研究の限界の1つとして論及しており，高周波音の聴覚過敏は中耳筋ではなく，むしろ内耳に関与する「オリーブ蝸牛束反射」の問題であることを明示しています［Porges, Bazhen-

ova et als. 2014, p.8]。内耳の蝸牛は，<u>低周波音を緩衝する</u>「耳小骨筋反射」
と高周波音を緩衝する「オリーブ蝸牛束反射」の双方で保護されるのですが
[PVT, p.209]，ここではポージェスが主に念頭に置いている耳小骨筋反射では
なくオリーブ蝸牛束反射の方が関与するというのです。ちなみに「オリーブ蝸
牛束反射」とは，橋にある上オリーブ核群から内耳の蝸牛に投射するコリン作
動性のオリーブ蝸牛束神経によるシステムで，その反応が強いほど高周波音を
緩衝して，内耳を保護します。

　でも実を言うと，そもそも高周波音はそうした耳を前提とする狭義の聴覚系
にとどまらず，むしろ耳以外の<u>体表の皮膚細胞</u>（おそらくケラチノサイト）の
分担でもあり［傳田 2013］，HSP の聴覚過敏はケラチノサイトの聴覚過敏とし
て考えることもできそうです。ケラチノサイトの聴覚については，「芸能山城
組」の大橋力（山城祥二）らが，すでにバリ島の民族音楽ガムランの研究を通
じて，可聴域を超える高周波音に対する体表の著しい反応について印象深く示
したところです。大橋の研究によると，ガムランは実際のライブ演奏では，通
常の CD の収録範囲である 2 万 Hz をはるかに超えて，実に 10 万 Hz 以上の音
まで含まれており，しかもライブ音源の中に身を置くと，脳波や血中ホルモン
値まで変化が認められることから，被験者の首から下を，音を通さない物質で
覆ったうえでライブの音を聞かせてみると，何とこれらの生理的変化が消えて
しまったのでした！　これらの結果から大橋らは，高周波音は耳ではなく体表
で受容されているとの説を提起したのでした［Oohashi et als. 2006］。

　＊11　子守唄は，サンドラ・トレハブのいくつもの共同研究が示すように，
文化のちがいをこえて，よく似たメロディ・リズム・テンポであることが指摘
されており［Trehub & Schellenberg 1995；Trehub & Trainor 1998；Karpf
2006＝2008, p.81］，まるで赤ん坊が世界共通のリズムのルールを大人に教えて
いるかのようであり［Karpf 2006＝2008, p.81］，人類の最も古い歌の特徴を保
存するものとして，そこに言語の起源をみる論者も少なくありません。

　完全な形で記録に残る最古の子守唄は，約 4000 年前に栄えたバビロニア王
国の粘土板にアッカド語で刻まれたものですが［Moreles 2020, pp.73, 76］，子
守唄は受け継がれ，引き継がれ，国境も越えて伝わり，その途上で新しい歌も
生まれました。子守唄は，歌詞は往々にして暗く恐ろしいものでしたが（「暗
い家にいる小さな赤ん坊」という歌詞で始まるバビロニアのその歌は，解読し
たロンドン大学近東音楽考古学国際研究所長のリチャード・ダンブリルによる
と，「とても恐ろしい歌詞だった」ようです［Ibid., p.76]），メロディーは心を
落ち着かせてくれるものでした［Ibid., p.73]。しかも子守唄は，養育者の歌で

なく馴染みのない異文化の歌でも，子どもたちには鎮静効果があるといい [Ibid., p.76]，また歌われる側だけでなく歌う側の心も癒し，ストレスを軽減させ，健康に好影響を与えるとの研究も相次いでいます [Ibid., pp.73-4]。

＊12　純音（周波数が単一の音）を一定の大きさで鳴らしたとすると，耳はアブミ骨筋の調節により，1400種類のピッチを聞き分けられ，逆に周波数を一定に保ち，音の大きさを変えると，280通りのちがいを区別できます；すると，音の周波数を一定に保って，音の大きさを様々に組み合わせたら，耳は30〜40万種類の音を聞き分けていることになります（これほど“違いのわかる”器官が地球上にあるでしょうか）[Karpf 2006=2008, p.37]。また鼓膜張筋は，鼓膜の張力の繊細な調節に際し，ごくわずかな空気の圧力の変化でも感じることができ，その圧力はわずか2×10^{-4}ダイン——とすれば，1オンス（約28g）の重さのものを持ち上げるのに28000ダインの力が必要なので，耳にかかる圧力は1オンスの物を持ち上げる力の1億4000万分の1でしかなく，可聴域の限界近くの音を聞いているとき，鼓膜の動く幅は何と水素分子の直径の1/10くらいです [Ibid., pp.37-8]。

＊13　ただしポージェスは，嗅覚や触覚の哺乳類における意義について検討したうえで，それと比較して聴覚の意義を主張しているわけではありません。これは彼が後に哺乳類のもう1つの特性として非常に重視することになるオキシトシン（第9章参照）が，何よりまず嗅覚や触覚との関わりで活性化することを考えると（だからこそアロマセラピーやタッチセラピーでオキシトシンの作用は見逃せないのですね），もう一段階掘り下げた分析が求められるところです。

＊14　第4章の＊4も参照してください。

【第5章】

＊1　生体は外部の環境が変化しても，内部の状態をある一定の状態に維持しようとする傾向をもっており，19世紀末の生理学者クロード・ベルナールは，これを1865年に『実験医学研究序説』で，「内部環境」の「恒常性維持」と呼びました。この概念を，さらにアメリカの生理学者ウォルター・キャノンは，1929年に「ホメオスタシス」と命名し，さらに考察を深めました [Cannon 1929；1932]。しかし恒常的に維持されるべき最適状態は，どんな環境の変化を通しても不変の場合と，環境の変化に応じてそのつど変化していく場合とが考えられます。前者の場合が「ホメオスタシス」だとすれば，後者の場合は「アロスタシス」（いわば動的なホメオスタシス）と呼ぶべきではないかとスタ

ーリングとエイヤーは 1988 年に提起したのでした［Sterling & Eyer 1988］。

　＊2　「腸（管）神経系」は，消化管の壁内に約 $10^7 \sim 10^8$ 個の（脊髄のニューロン数にほぼ匹敵する！）ニューロンが網目状に相互連絡した神経系で，「交感神経系」からも「副交感神経系」からも支配され，修飾を受けますが，それらの支配がなくても独立に働きうる，<u>自律神経系からもさらに自律した神経系</u>です［鈴木 2015, pp.11, 128-9］。このためラングレー以後は，自律神経系と別のカテゴリーとして扱われるようになりました。今日「第2の脳」とも呼ばれており，すると迷走神経は，「第1の脳」と「第2の脳」を結ぶ大幹線路ということになります。

　＊3　気圧の高い時は大気中酸素濃度が濃い時であり，より酸素が多くなるため，交感神経が活性化して代謝水準を上げますが，気圧の低い時は大気中酸素濃度が薄い時であり，より酸素が少なくなるため，副交感神経が活性化して代謝水準を下げます。低気圧の<u>状態</u>においては，眠気，だるさ，息苦しさ（生あくび），むくみ，脱力などが生じるのはそのためです。しかし気圧が下がっていくとき，つまり気圧<u>変化</u>においては，交感神経が活性化して，いわゆる"天気痛"が生じるようです：ただし気圧変化による痛みは，興味深いことに，変化の直後には迅速に出現しますが，30 分もすると元のレベルにまで戻るとのことです［佐藤 2003, 2015］。

　＊4　朝日の青色光（ブルーライト）は，可視光線の中で最も波長が短く，エネルギーが強く，網膜内を散乱して交感神経を活性化させます。メラトニンの分泌を抑えて覚醒させます。夕日の赤色光は，可視光線の中で最も波長が長く，エネルギーが小さく，交感神経を低活性化させ，副交感神経の活性化を準備します。メラトニンの分泌を促して眠りを準備し始めます。網膜に入る光情報は 2500 〜 3000 ルクス以上あると，交感神経の働きを介してメラトニンの分泌を抑えるのですが，太陽光は 3 〜 10 万ルクスあり，曇りの日でも 1 万ルクス以上あるので，太陽の光がある限り，つまり日中はメラトニンは合成されません（蛍光灯では 100 〜 400 ルクス程度なので無理）。

　青色光（ブルーライト）を感知する器官として，「光感受性網膜神経節細胞」（intrinsically photosensitive retinal ganglion cells : ipRGCs）と呼ばれる，錐体，桿体（かんたい）につづく第3の視細胞が，2002 年にラットの網膜から発見され，2005 年にはサルからも発見され，ヒトの目にも存在するとみられるに至っています：それは，光の強さや明暗（錐体）でも，光の色（桿体）でもなく，光そのもの，特に可視光線の中でも青色光（ブルーライト）に反応する細胞です［坪田 2013, pp.8, 79］。この情報が直接に視交叉上核に送られ，ここからメラトニンを分泌する松果体に伝達され

220

て，睡眠／覚醒のサーカディアン・リズムを形成するのです［同，p.87］。

　ところが今日，LED照明やPC・スマホなどのLED液晶ディスプレイ画面により，夜でも朝のように明るい青色光（ブルーライト）の光を浴び続けるという，生命38億年の歴史上，前代未聞の環境も創出されました！［同，p.9］夜に青色光を浴びてしまうと，交感神経が活性化しつづけ，身体は朝と勘違いしてメラトニンの分泌を抑制し，良質な睡眠を妨げ，コルチゾールを過剰に分泌させます。おまけに仕事やゲームで極度に緊張してPCやスマホを見ると，交感神経はますます活性化するばかりです。

　PCやスマホの液晶ディスプレイを凝視し続けると，青色光（ブルーライト）の散乱する光に必死にピントを合わせようとしてまばたきが減少し，涙腺から流れ出る分泌顆粒が溜まって涙腺を詰まらせ，ドライアイが生じます［坪田 2013, pp.32-6］。一方，近くに眼の焦点を合わせ続ける必要から（光の強度や照度は距離の二乗に反比例します）副交感神経も過活動になり，交感神経と副交感神経の両方が共活性化し（coactivate），共に過活動で疲弊する「凍りつき（フリージング）」状態（第8章参照）となって眼精疲労等になりやすくなります［梶本 2016, p.46］。

　＊5　「おおむね」というのは，迷走神経は背側・腹側合わせても副交感神経の80％を占めるにすぎないからです［PVT, pp.81-2］。残り20％は，動眼神経（の副交感線維），舌咽神経（の副交感線維），顔面神経（の副交感線維），骨盤神経です。これらも図表5-6の「副交感神経」に含めて理解して下さい。

【第6章】

　＊1　爬虫類では，早い段階で多様化したカメ，トカゲ，ワニなどが，そろって現代まで生き延びることができています。この事実から，爬虫類では個々のタイプが，生態系の中に生息場所になるニッチをそれぞれ見つけ，保持したことがわかります。これに対し，次々と現われる哺乳類の祖先たちは，生活様式等が互いによく似ているため競争し，最終的に新しいタイプが古いタイプを絶滅に追いやったことが窺えます［Drew 2017=2019, p.69］。背側迷走神経しかもたない爬虫類より，腹側迷走神経をもつ哺乳類の方がはるかに闘争的であることは忘れてはなりません。

　＊2　潜水反射とは，一言でいうと，顔面に水が触れることで外呼吸を止め，喉頭の声門を閉鎖して気道内への水の侵入を防ぐとともに，酸素濃度低下への対応のための心拍数の低下（徐脈）や，末梢血管の収縮による肺，脳，心臓等の主要臓器への血流の再分配を生じる現象をいいます。このため血液循環は，何と事実上「心−脳回路」と化すのです［Folkow & Neil 1971=1973, pp.270,

314：Smith & Kampine 1984=1989, pp.281-2]。そもそもこの反射はすでに1870年に，フランスの生理学者ベールが，アヒルで潜水時に100以上/分あった心拍数が15以下/分になることを記載しており，ほかにもアザラシやクジラなどの潜水哺乳動物でもよく知られ［Andersen 1967］，アザラシでもやはり心拍数が150回/分からたった10回/分までほとんど即時に降下するのです［Hughes 1969=1973, p.88］。

　このような潜水反射は，顔面の感覚受容体→三叉神経求心路→延髄→迷走神経のルートによることが証明されています［Andersen 1963］。迷走神経は一方で呼吸中枢から呼吸を止め，他方で心拍を抑制するのです。水泳中の子どもの徐脈による突然死や，一方では顔を冷水に漬けることでの頻脈阻止も，この反射から説明できそうです。この迷走神経は，まちがいなく背側迷走神経ですね。

　これらの帰結として，潜水反射のもう1つ興味深い特徴は，乳酸の産生です：乳酸は解糖系の副産物なので，無呼吸と徐脈により，おそらく筋系内で無気生的な解糖が進行し，乳酸が蓄積するのですが，潜水中は血管収縮作用のおかげで，全身の他の部位に循環することが防がれています（したがって水中から解放されると，血中乳酸含有量が一気に激増します）［Hughes 1969=1973, pp.46, 88-9］。ついでに興味深いのは，陸生動物が水に潜った時に生じるこれらの特徴は，反対に水生動物である魚類を水から引き上げたときにも，全く同様に生起することです［Ibid., pp.46, 88-9, 93-4］。つまり無呼吸・徐脈・乳酸の蓄積は，酸素欠乏緊急時の窒息対処反応の3本柱ということになりそうです。

　するとここで想起されるのは，パニック発作と乳酸蓄積の関わりです。パニック障害の患者に乳酸ナトリウム溶液を静注すると，8割以上の確率でパニック発作を誘発することから，乳酸がパニック発作のリスク因子と考えられてきましたが［Pitts & McClure 1967］，パニック発作の発生は，上記から推論するとむしろ，いわば潜水なき潜水反射（無呼吸・徐脈・乳酸産生）ともいうべき背側迷走神経複合体の活性化の重度なる反復の結果生じるものとみることはできないでしょうか？　だとすると，背側迷走神経複合体の活性化のくり返しで蓄積された乳酸が，（CO_2とともに）窒息警報システム（逃避行動，過呼吸，頻脈など）を（誤）作動させて［Klein 1993］，パニック発作を引き起こしているとみることもできないでしょうか（第8章の＊6を参照）。また何よりポージェス自身が，1980年代末に，乳酸や過換気の際に，意外にも交感神経系やカテコールアミン分泌の亢進でなく，むしろ副交感神経系＝迷走神経緊張の低下（RSAの振幅の減少）を見い出して，後者にその本質を見ていたことも

見落とせません［George, Nutt, Walker, Porges et als. 1989］。その場合，パニック障害の患者は，背側迷走神経複合体の活性化の反復で乳酸蓄積が慢性化し，窒息警報システム発動の閾値が低く設定されるに至ったのかもしれません［Klein 1993；Stein 2003＝2007, p.77］。

　＊3　"死んだふり"することを，英語の慣用句では"play oppssum"といいます。「オポッサムるぅ〜」って感じですかね。なかでもキタオポッサムという種など，さらに念入りに，半開きの口から舌を垂らしたうえ，死臭もどきの悪臭がする唾液を分泌し，また同じく死臭のような臭いのする緑色のウンチをちょびっと漏らします！　唾液分泌も排便も副交感神経の支配作用だったことも思い出して下さいね。

　ちなみにこの小動物は，フクロネズミの別名に反して齧歯類でなく，より哺乳類の原型に近い有袋類（カンガルーやコアラの仲間）の，さらにその原型に近い（恐竜支配全盛の白亜紀からほとんど変化せずに生存する），原哺乳類の"生きた化石"［Colbert 1955,（下）p.19］とも呼ばれる動物なのです（卵生である単弓類と胎生である有袋類を合わせて原始的哺乳類といい，その他の有胎盤類と区別します）。白亜紀（約1億4500万年前〜6600万年前）には地球上に広く分布したにもかかわらず［小原1979, p.142］，高等な哺乳類（有胎盤類）に駆逐され，白亜紀までは一体だったとみられる南米（第三紀）やオーストラリア（白亜紀以降）の隔離大陸に生存するほかなかった脆弱さゆえにこそ，"死んだふり"は必須の防衛手段だったにちがいありません。おかげで，約300万年前の洪積世の氷河期開始期に［酒井2015, p.151］南米大陸が再び北米とつながり，肉食性の有胎盤類が大挙して進入してくると，有袋類の大半が絶滅したなか，オポッサム類だけは生存し，のみならずキタオポッサム（北限が北米カナダにまで棲息するのでこの名がある）［小原1979, pp.9, 137］に至っては，北米大陸に逆侵入して生息域を広げすらしたことは［Romer 1959＝1981, p.334］，そのことを雄弁に物語っていないでしょうか。

　みなさん，背側迷走神経複合体による"死んだふり"がどれほど「英雄的な」身体の反応であるか，どうぞしっかりと噛み締めて下さいませ。それは私たちヒトのトラウマ反応が，ポージェスのいうように［PoG, pp.vi, 104, 122, 151, 176-7］，「英雄的な」身体の反応であること（第6章の7を参照）と完全にパラレルです。

　＊4　ここでいう失神は，正確には血管迷走神経反射性失神。強い痛みや精神的ショック，ストレスが誘因となって，迷走神経の反射で末梢血管が拡張し，一時的に脳への血流が減少することで意識を失うものですが，ほどなく回復し

ます。さもないと本格的な"死んだふり"となって，哺乳類では死んだふりどころか，ホントの死の危険となってしまうからです（たとえば心臓の疾患に基づく失神の場合）。当初は"闘うか逃げるか"の反応と同じ形（カテコールアミンの急上昇）で始まりますが，その先は頻脈のかわりに徐脈，血圧上昇のかわりに急低下となり，それを圧受容器等を通して察知した脳が，システムをシャットダウンする反応と考えられます［Natanson-Horowitz 2012=2014, pp.42-3］。このシャットダウンは，ポージェスならずとも，"闘うか逃げるか"の反応にもう1つ付け加えられた，生存のための「第3の選択肢」として進化してきた可能性がみられてきました［Ibid., p.51］。

　ところで，これがより長い持続時間にわたり，類似した反応を示すものとして，片頭痛を含めることもできます（オリバー・サックスは，逆に失神や気絶の方を，片頭痛に近いが片頭痛そのものでない「片頭痛様発作」「原片頭痛」と位置づけました［Sacks 1992=2000, pp.108, 383］）。片頭痛は，実は頭痛が唯一の症状でも必発の症状でもなく［Ibid., pp.49, 87］，瞳孔の散大，頻脈，感覚過敏，不安と興奮，活動過多，喉の渇き，便秘，乏尿など，交感神経的な反応とともに発作を開始し，発作の最中から後半には反転して，瞳孔の収縮，徐脈，感覚鈍麻，無感情とうつ状態，内臓の過活動（嘔吐，腹痛，下痢，多尿等），分泌活動の亢進（冷汗，流涙，唾液分泌等）など，まさに副交感神経反応の極限に達するのであり［Ibid., pp.70-8, 347, 359-61, 379-85］，「抑えられない副交感神経の活動の典型」［Sacks 2017=2018, p.157］，ポリヴェーガル的には背側迷走神経複合体の過剰活性化そのものといえます。

　＊5　「解離」（dissociation）についてポージェスは，生理学的というより心理学的な状態ということもあってか［PVT, pp.180, 267］，しばらくの期間，副次的・散発的にしか論じていませんでした。しかし2009年頃を境に，次第に引き合いに出す頻度が増え［PVT, pp.244, 267, 275, 279］，2冊目の本ではついに，「凍りつき」（freezing）に代わって（第8章参照），生の脅威に対する「不動状態」や「擬死」といった防衛反応の一成分として抜擢するようになります［PoG, p.12］。しかし，心理学的な状態としての「解離」が，背側迷走神経複合体の支配下で，いかなる神経学的メカニズムを介して生起するのかについては，述べられていません。

　＊6　ただしこれは，ひと口に攻撃といっても，異種間の「捕食性攻撃」（predatory attack）［Moyer 1968, 1987］と同種間の防衛行動としての「情動性攻撃」（emotional attack）［Flynn 1972］では性格を異にし，神経的基盤も異にすることを忘れてはなりません。

＊7 「中動的」とは，これまた聞きなれない言葉かもしれません。これは古今東西の多くの民族で根強く見られる（わがニッポンもその顕著な1つです！），「能動態」（active voice）でも「受動態」（passive voice）でもない「中動態」（middle voice）という文法様式に由来する言葉です［Benvenist 1966＝1983］。文法用語だからといって言語のレベルにだけ関与するものではなく，むしろ言語に先立つ世界への関わり方の基本様式（ということは私たちの存在様式そのもの）を表わすものとして考えるべきものと思います。

「私はあなたを見る」なら，言うまでもなく「能動態」です。「私」という動作主が「見る」という<u>行為以前に</u>予めこちら側に存在し，「あなたを見る」という行為はその<u>外側で</u>進む過程です。「私」はその過程を外側から終始操縦する<u>安定した主体</u>です。「私はあなたに見られる」なら，言うまでもなく「<u>受動態</u>」です。この場合も「<u>能動態</u>」を反転しただけで，「私」は「あなた」という<u>外側の</u>安定した主体から「見られる」過程の，<u>外部の</u>対象です。ロジックは「<u>能動態</u>」と全く変わりません。では，「（私には）あなたが見える」だとどうでしょうか。今度は「私」という主体を超えて，まず<u>自ずから</u>（自然に……恥ずかしながら私のオフィスの屋号です）「見える」という過程が生じ，そしてその主語であるはずの「私」も，むしろ「見える」という過程のなかで，その<u>過程の内部に</u>，はじめて成立してゆくのです。いわば「私」ならぬ〈私〉として。そして，その「私」ならぬ〈私〉を（いわば事後的に）対象化するとき，はじめて「私」は成立するのです。

たぶんここにこそ，「私」の構造の秘密を解く鍵もあるのではないか。わたしとはまず中動的に〈私〉として存在し，そうしてそのうえではじめて能動的な「私」として存在するのではないでしょうか。デカルトの有名なコギト，「われ思う，ゆえにわれあり」だって，世界中の多くが「思う」の部分だけを論難すれば鬼（＝近代的心身二元論）の首でも取ったようにそれで終わりみたいになってますが，ここにもこの二重構造があることは誰も気づこうともしません。「われ思う」の「われ」と，「われあり」の「われ」がちがうものであることにも，誰も気づこうとしません。ちがうものでなければ，「われあり」の前に「われ思う」の「われ」が<u>ある</u>はずがないじゃありませんか!?　まだ「ない」はずの「われ」がすでに「ある」ことになってしまう。けだしきっと，「われ思う」の「われ」は中動的な〈私〉であり，「われあり」の「われ」は能動的な「私」なのではないでしょうか。

現にデカルトの"cogito"は，疑うことが同時に疑われることであること，ラテン語の中動態に由来する動詞"videor"（私には〜と見える，思われる）

によって成立することを，惜しくも37歳で夭折された精神病理学者・長井真理は明らかにしていました［長井 1991, pp.192-3］。その点ポージェスのコギト批判は，コギトの仏語訳が再帰動詞を用いることに着目し，コギトがまさにそういう意味であるべきだったという観点から，「われ感じ（られ）る，ゆえにわれあり」（I feel myself, therefore I am.）に差し替えようとするもので［PoG, pp.34, 217］，限りなく中動態の発想に近い態度をとっていたことがきわめて注目に値します。現にポージェスが重視する表情知覚（ただし第7章で見るように，“perception”と言わず“neuroception”と言うのですが）や声のコミュニケーションやあそびなど，すべて中動的です。だとすれば，「交感神経系」が能動的，「背側迷走神経複合体」が受動的であるのに対し，「腹側迷走神経複合体」は中動的，すなわち能動的でなく自発的，受動的でなく受容的であるものとみることもできます。

　さて，「見える」（古語では「見ゆ」）で生じることは，「聞こえる」，「生まれる」，「治る」など他にいくらでも仲間を見つけることができます。“子作り”とか言うけれども，子どもは果たして「作る」ものなんでしょうか，それとも「作られる」ものなんでしょうか？　何より子どもは「できる」（“できちゃった”！）ものじゃないんでしょうか。同様に病気は「治す」ものなんでしょうか，それとも「治してもらう」ものなんでしょうか？　何より病気は「治る」ものじゃないんでしょうか。この中動的な過程は，神に授かる力や自然治癒力等々のせいにされますが，ここでたぶんいちばん大事なことは，この過程には沢山の多様な主体たちが多様に複雑に関与しあって，その総体が何か特殊な「力」（その究極が神様ですね）として現象しているので，実はこの力の正体はまさに沢山の多様な主体たちの中動的な「社会的関与」であるということではないかと思います。皆さんはどう思われますか？

　これは決して臨床とは無縁の哲学的談義ではありません。再度問いましょう。病気は「治す」ものなんでしょうか，それとも「治してもらう」ものなんでしょうか？「治る」ものじゃないんでしょうか。幸い近年わが国では，森田亜紀や國分功一郎の画期的な労作を機に［森田 2011；國分 2017］，中動態の論理が，「オープンダイアローグ」に斎藤環によって，「当事者研究」に熊谷晋一郎によって，採り入れられているのは誠に心強いことです。

　＊8　とはいえ心筋の細胞は，酸素濃度1％の環境に24時間曝されるという超低酸素状態におかれても，すぐには細胞死に至らず，あたかも冬眠状態のように文字通りの不動化で生存し続ける強靭な細胞であることが知られています［柿沼 2015, p.178］。とすれば，哺乳類の酸素要求に大きなプレッシャーを与

えているのは，やはり大脳皮質のほうと言えそうです。

　ブドウ糖の供給に関しても，脳は筋肉よりもいっそう切実です。筋肉はブドウ糖が不足しても脂肪やタンパク質を切り崩して充当できるけれども，脳は血液脳関門の強力なバリアのおかげで，ブドウ糖よりも分子量の大きい物質は，燃料として入ることができないからです［McEwen 2002=2004, pp.125-6］。血液－脳関門は，エネルギー源としてはより優れた脂肪酸は通さず（DHAなど脳の構造維持に必要な脂肪酸のみを通す），ブドウ糖やケトン体のような水溶性物質（つまりニューロンの細胞膜は通れない）は通すことができます。

　このようにして大脳が拡大したからこそ，哺乳類では有髄の迷走神経まで創出しなければならなくなったのです。ではなぜ大脳は拡大せねばならなかったのか？　前著で明らかにしたように［津田 2019, p.215］，それ自体がすでに，社会とその複雑化の所産ではないでしょうか。とすれば，「腹側迷走神経複合体」が哺乳類の社会性を可能にしたというよりも，むしろ哺乳類以降の社会の発達が，（大脳の拡大とともに）「腹側迷走神経複合体」を可能にしたという方が事実に近そうです。

　＊9　第4章の＊4も参照してください。

　＊10　「信号」（signal）と「象徴」（symbol）は「記号」（sign）の2つの形態ですが，しかし両者は「意味するもの」（シニフィアン）と「意味されるもの」（シニフィエ）の連合の仕方が質的に異なっており，社会性の異なる水準で機能するものと捉える必要があります。「信号」はシニフィアンとシニフィエが時空的に連続する記号ですが，「象徴」は時空的に断絶する記号です。「信号」は"いま・ここ"と切り離すことのできないものであり，「象徴」は"いま・ここ"から自由に離れる可能性をはらむものです［嶋田 2019, p.250］。したがってヒト以外の動物は概ね，"いま・ここ"に縛られ「信号」を用いることしかできませんが（だから，ある状況で学習したことを別の状況に応用することができません），ヒトは"いま・ここ"に根ざしていた世界の断片を切り取って，"いま・ここ"に縛られない「象徴」を自由に作り出すことができます（それは言語や意識の本質的な機能でもあります）［同, pp.250-2］。身体と世界の相互作用（身体知）を内部モデルとして取り込み，何らかの形で「象徴」化すると，世界との間の出入力から切り離された状態で，すなわち意識の中で，シミュレーションできるようになるのです［同, p.262］。それはあくまで身体性の世界をベースとしたうえで，認知的に装飾し，身体性を超越してゆく脱身体性です［同, p.263］。とすればヒトにおいても，「信号」は時空を共有する二者関係的な「社会」でしかコミュニケートできませんが，「象徴」は時

空を断絶する三者関係的な〈社会〉を俟って初めてコミュニケートできるもの
です。

　＊11　つまり哺乳類が「社会的関与システム」を確立した，その際の「関
与」対象は同種動物でした。しかし私たちヒトにおいては，さらにペットや家
畜のような異種動物，植物，森，土，そして川や海や山といった自然物も広く
含まないでしょうか。まさに「バイオフィリア＝生命愛」（Biophilia）です。
1973年にこの語を社会心理学的に（「ネクロフィリア」との対比で）打ち出し
たエーリッヒ・フロムによれば，それは「生命とすべての生きているものに対
する情熱的な愛である。」[Fromm 1973=2005, p.587]；次いでこの語を社会生
物学的に著名にしたエドワード・ウィルソンにおいても，それは人間精神のな
かにひそむ，「生命もしくは生命に似た過程に対して関心を抱く内的傾向」
[Wilson 1984=1994, p.7] です：ヒトは単に自身の生存をめざして他の生物を
餌か敵かで見るだけでなく，「他の生きた有機体と情緒の面で生まれつき密接
な関係をもっている」というのです [Wilson 1995=2009, p.39]。

　＊12　「安全」の原語には "safe" と "secure" がありますが，ポージェス
が「安全」というとき，その原語として専ら "safe" を多用し，"secure" が
用いられるのは数えるほどしかありません。そして "secure" のかわりに
"feeling of safe" がむしろよく使われます。"safe" と "secure" を黙示的に区
別し，そのうえで "safe" の方に比重を置いている印象ですが，同じく両者を
区別しつつ，そのうえで両者を共に用いるボウルビィ [Bowlby 1973=1977]
やエインズワース [Ainsworth 1967] の注意深い用法とは対照的です。

　ボウルビィは OED で知られる英語の伝統的な用法に従って，"safe"（安全）
と "secure"（安心）をはっきり区別し，前者は現実世界を表わし，感情に反
映された世界を表わすのでなく，「危険がない」状態であり，後者は感情に反
映された世界に適用され，現実の世界に適用されるのでなく，「恐怖がない」
状態であると言明しています [Bowlby 1973=1977, p.203]。そのため，OED
に引用された "安全である状態とは決して安心であることではない" との17
世紀の言い慣わしで自説を補強し [Ibid. p.203]，「安心な基地がどのようにあ
る人に安心を感じさせることができても，安全の保証とはならない」ことを強
調しています [Ibid., pp.203-4]。実際，人は現実には安全であっても，気持ち
としては安全と感じていない場合もありえるし，逆に現実には安全でなくても，
気持ちとしては安全と感じている場合もありえます [Prior & Glaser
2006=2008, p.21]。これと引き比べると，ポージェスでは，まず何より物理的
な安全こそが重要で，それに伴なって主観的な安全感（安心）も重要という位

置づけになるでしょうか。

　しかしポージェスであれボウルビィであれ，安全も安心も予測可能性，つまり予測可能な（特定の）他者に予測可能な振舞いを想定できることを基準としています。信頼も「保護への信頼」（confidence in protection）［Goldberg et als. 1999］である以上，ほぼ同義です。でも信頼は正確にいうと，予測可能でない他者（一般）に，予測可能でない振舞いの可能性が想定されても脅威を感じない心理状態で，安全・安心とは区別されねばなりません［山岸 1999, pp.18-22, 60-88］。安全・安心では予測不可能という他者のリスクが排除されているのに対し，信頼では予測不可能という他者のリスクは織り込み済みで，しかもなおその他者を自由に選択するのです。信頼は特定の他者でなく，特定の振舞いにとどまらぬ，自由が付け加わった安全・安心といえるでしょうか。

　＊13　そこではこの「社会神経系」（social nervous system）という語が，論文のタイトルそのものにまで採用されたのですが，またこの論文がポージェスの著書のない時代にポリヴェーガル理論の最も恰好な紹介論文とされたために，この語が「腹側迷走神経（複合体）」の同義語として広く伝えられたのですが，しかし実はこの語は，他の論文には後にも先にも，また少なくともあの大著に所収のどの論文にも，不思議なほど用いられていないのです。その理由については，第10章の＊6を参照してください。

　そしてポージェスにおいて「社会神経系」は，決して「腹側迷走神経（複合体）」の同義語でないことにも注意して下さい。「腹側迷走神経（複合体）」による「社会的関与」（social engagement）システムは，あくまで「よりグローバルな社会神経系の部分」［Porges 2001, p.124］であって，「社会神経系」そのものとはされていないのです。

　＊14　アメリカ精神医学会による DSM における PTSD の定義（「A 基準」）は，「トラウマ」に該当する出来事を一貫して，生命の脅威を感じさせるほどの・ふつうでない・危険な出来事に限定する立場を固守しています。精神医学的な診断基準としては，この慎重さはたしかに不可欠と思われます。

　とはいえ，私の臨床現場でみても，「A 基準」を充たさずとも，充たす狭義の「トラウマ」事例と同等のトラウマ反応を示すケースは跡を絶ちませんし，また充たさない方がむしろ PTSD 症状を起こしやすく，重症度も高いという複数の報告がなされていることも無視できません［Solomon & Canino 1990；Gold et als. 2005；Long et als. 2008］。さらに，マクファーレンが行なったブッシュ・ファイアーにおける消防士の PTSD 研究では，さほど危険な状況に遭遇せずとも重い症状が発生する例もあり，むしろ当人の受傷前の心的状態に

応じて発症することを綿密なデータ分析によって検証したことから，DSMの PTSD改訂にも重要な役割を果たすことになったものでした［Young 1995=2001, p.194；森 2005, pp, 158, 176］。

すると外的衝撃の強さは必ずしも症状発生の必要条件ではないことになり，出来事そのものよりも出来事への反応の問題となり，ひいてはPTSD診断においても，前者は不要で後者だけで十分という結論が出てきてもおかしくないでしょう［森 2005, p, 176］。実際，現在のPTSD概念は，トラウマの範囲を幅広く取る方向に進んでおり，現にDSM-5，ICD-11のどちらの改訂作業においても，出来事基準を外すという提案もすでに出され始めていると聞きます。事態はポージェスのスタンスに近づきつつあるのでしょうか。

ていうかむしろ，それこそが隠れなき現実であって，「A基準」で歯止めでも掛けないと，右も左もPTSDだらけになって，精神医療逼迫に追い込まれかねないというのが実情かもしれません。現在のところその受け皿を代理しているのが，事実上ほとんど"プチPTSD"と化している「適応障害」なる診断名ではないでしょうか。私が前著で，今日を「トラウマの時代」と呼んだ理由の1つもこうしたところにあります。

＊15　これはあくまで「指揮者のように」であって，「指揮者として」でないことが重要です。生命のシステムは，指揮者がいる「かのごとく」に振る舞いますが［Noble 2006=2009, p.80］，実際には「生命のオーケストラは，指揮者なしで奏でられているのです。」［Ibid., p.171］

システムズバイオロジーも言うように，生命システムには，本当はどのレベルにも，他に対して何をするかを指令するような優越的なコンポーネントは存在せず［Ibid., p.80］，どのレベルも，より高次からのトップダウン作用と，より低次からのボトムアップ作用の間に挟まれて，相互作用が「ミドルアウト」しているにすぎないのです［Ibid., p.119］。どのレベルも開始点になりうるし，どのレベルも特権的な開始点にはなりえず，多くの「ミドル」がありえます［Ibid., p.120］。最も高次の指揮者のようにみえる「私」すらも，他の「私」との社会的な相互作用の文脈を考慮に入れることなしには，存立することはできません［Ibid., p.193］。これは第1章で確認した，ポージェスの「双方向的な脳－身体モデル」［PVT, p.3］にとっても欠かせぬ論点のはずです。

＊16　ちょうどこの時期は，生まれても医療の力で生きていけるようになる年齢であり，中絶を法律で許可している国の多くは24週でその期限を切っています。日本も1979年からは24週になり，現在は医療の発達により，母体保護法で満22週に規定されています。したがって，早産とは36週以前，正確

にいうと日本での場合，妊娠22週0日から36週6日までの出生をいいます。

　ところで早産児は，なぜこの時期に生まれてくるのでしょう。「予定よりも早くに胎外で生きる選択をする乳児」［明和 2019, p.71］と規定しうるとすれば，有髄迷走神経の増加し始めたその身体が，すでに自ら生きる場を選択しているとみることができます。それだけ胎内の環境が当人にとってストレスフルだったということでもあるでしょうか。しかしこの選択は，必要だったとしても決して十分でなく，早産児は概ね未熟児（低出生体重児）です。ちなみにわが国は，早産児の出生割合が増加の一途をたどる数少ない先進国の1つであることは，知っておいてもいいでしょう［同, p.173］。のみならず，死産もいまだ出生児の50人に1人という高い割合になっていることも。

　またこの有髄神経の増加し始める頃からは，概して無表情な胎児に表情らしきものが見られるようにもなってくるようです。最も早いのは25-6週で，笑ったようにみえる顔の表情……しかし本当に笑ったというより，単なる表情筋の反射的な収縮ないし痙攣にすぎないようです［増崎・最相 2019, pp.128, 135］。しかし35週頃には，にこっと笑うことができます［Campbell 2004=2005, p.98］。また30週以後には，はっきり泣き顔とわかる表情も生じるとのことです［Campbell 2004=2005, p.94；増崎・最相 2019, p.135］。疑核の有髄化と並行して，「腹側迷走神経複合体」の他の成分も，急速に発達しつつあることが窺えます。

【第7章】

　＊1　しかし腹側迷走神経複合体のニューロセプションでは，大脳皮質との関わり——第6章でみた「皮質による皮質下構造の制御」（cortical regulation of subcortical structure）［PVT, p.194；Porges 2005, p.45；Carter, Harris & Porges 2009=2016, p.235］——が欠かせず，入口側では上側頭溝・紡錘状回，出口側では1次運動野が［PVT, p.198］，さらに2009年からは島皮質［PVT, pp.59, 275］が組み込まれており，「無意識的な皮質下のシステム」ということはできません。そのせいかポージェスは，2007年頃以降，ニューロセプションのことを「無意識的な」とは言っても「無意識的な皮質下の」とは言わなくなります。

　しかし，たとえば上側頭溝・紡錘状回は，ニューロセプションと峻別されるべきパーセプション（知覚）の中核をなす高次の視覚連合野でもあります。それにそもそも知覚だって神経系が行なうものですし，しかもその大半は無意識で（「認知的無意識」（cognitive unconscious）［Kihlstrom 1987]），私たちが

意識するのはせいぜいその最終結果だけにすぎません［津田 2019, pp.280-2］。ニューロセプションと皮質プロセスとは一体どんな関係にあるのでしょう？この重要な根源的問いは，それだけでもう1冊本を書く必要があるほどですが，さしあたり前著の特に後半の第9章以降で，かなり立ち入って検討しておきましたので，関心ある方はそちらをご参照下さい。

　＊2　この際，双方のリズムの一致度は，強すぎず弱すぎず，中程度の状態が最適であることも明らかになっています。ある大規模な研究では，生後4ヶ月の子どもが母親と交わす声のリズムが最も一致していた親子は，8ヶ月後には，逆に最も愛着が薄そうであり（母親を必要以上に目で追い，油断なく警戒し，やりとりも型にはまり，まるでうまくいっていない不安を埋めようとして，何とかやりとりを予測可能なものにしようとするかのようだった），さりとてリズムが一番一致していなかった母子も，やはり8ヶ月後に強い愛着がもてないようであり（リズムが合わず予測困難なため，赤ん坊が母親に愛着を持つことを回避しているかのようでした），リズムの一致が中程度の群が8ヶ月後に最も良好な愛着を示しました（型にはまらず，さまざまなパターンでやりとりができ，ほどよく予測可能で，かつほどよく適度な変化と目新しさがあって，安心も興奮もともに保持できるのです）［Karpf 2006=2008, pp.84-5］。それは安全と自由がともに発達してくる条件ともいえましょう。

　＊3　ポージェスの記述を追跡していくと，「ニューロセプション」論を打ち出した2003-5年，そして2007年ごろまでは，単に「環境から」だけとなっていたのが［PVT, pp.11, 12, 194；Porges 2005, p.45］，2007年には「環境（と内臓）から」という過渡的な表現も見られるようになり［PVT, p.228］，そして2009年以降は，はっきり「環境と内臓から」と明示される言い回しに統一されてきます［PVT, pp.57, 58, 273, 274］。

　＊4　この点で衝撃的なのは，アルゼンチンの神経学者アグスティン・イバニエス（Agustín Ibáñez）が書いた"2つの心臓を持つ男"の話でしょうか。当の男性は心臓疾患があったので，イバニエズは代わりに新たに人工心臓を（ヘソのすぐ上に）埋め込みました：この新しい心臓は元の心臓のように外部の出来事には一切反応しません——すると，手術前までは問題なく他者に共感できていた彼が，機械の心臓の支配下に置かれてからは，他者の思惑を読むのが苦手になり，痛そうな画像を見ても共感する気持ちが起こらず，決断を下すのも難しくなってしまったのでした［Couto et als. 2014；Thomson 2018=2019, p.222］。

　＊5　それゆえピーター・A・ラヴィーンのSE™にとって，内受容感覚（狭

232

義）だけでなく固有感覚も，トラウマ・セラピーの核をなす重要な要素ということになります［Payne, Levine & Crane-Godreau 2015］。さらにデイヴィッド・バーセリのTREとなると，筋緊張（とくに大腰筋）の固有感覚の方をいっそう重視し，内受容感覚（狭義）は，腹部インナーマッスル・太陽神経叢をへて生じる，むしろその二次的な帰結とみられます［Berceli 2011=2012, pp.68-9, 93］。

＊6　安全な環境を危険と誤認する方が疾病の種類がずっと多いのは，もともと危険を安全と見るより，安全を危険と見るくらいの方が，進化の上ではより適応的で，生存の確率を高めたからでしょうか。その分，安全を大げさに危険と見る防衛装置が，いろいろバラエティに富んで量産されたのだと。いわゆる“ネガティビティ・バイアス”［Baumeister et als. 2001；Rozin & Royzman 2001］ですね。

しかしそれが非適応的にまで突出し，安全なのに危険と警報する誤作動の域にまで達したものが不安障害といえましょう。不安障害（と抑うつ）を，「**進化に基づく誤警報（false alarm）**」として理解しようとしたスタインの認知神経感情モデルはこのことをよく示しています：パニック障害という「窒息警報の誤作動」［Klein 1993］（第6章の＊2），全般性不安障害という「非特異的な予期的警報」の誤作動，強迫性障害という「毛づくろい警報」の誤作動，社会不安障害という社会的脅威への「服従警報」の誤作動，といずれも安全なのに危険を警報する誤作動です［Stein & Bouwer 1997, pp.415, 418, 421-2, 423；Stein 2003=2007, pp.1, 12, 45, 66, 77, 105, 107, 111-2］。

もっとも他方，ヒトは予測不能な事態には過剰に反応しすぎて疲弊しないよう，ある程度まで鈍感であるようにできており，特に心が病んでなくても，危険な状況ではかえって“大丈夫”“何ともない”“何とかなる”などと思い込んでしまいやすいことを忘れてはなりません［野坂 2019, p.80］。こちらはいわゆる「**正常性バイアス**」（normalcy bias）ですね。人は誰でも，自分が安全な世界にいると信じていたいし，危険の可能性を察知しても“まさかそんなこと，あるわけない！”と否認してしまうのです［同, p.42］。否認や認知バイアス（ノイズの排除）がもたらすこの安全感も，もちろん「誤ったニューロセプション」でなければなりません。

さらに興味深いことには，霊長類以降の進化の歴史において，ヒトに近づくにつれ，<u>不安と同時に好奇心</u>（つまりは予測不能性の快感，不確実性の快感，リスクある出来事から得られる快感！）も強化されてきたことが，ドーパミンD4受容体遺伝子やセロトニン・トランスポーター遺伝子の反復配列多型の解

析から，明らかにされてきてもいます［井上（村山）・竹中 2000］。未知なものは<u>不安</u>の源泉ですが，だからこそその正体を見届けた時は大きな満足を生む，<u>好奇心</u>の源泉でもあるのです［廣中 2003, p.169］。そしてもう1つ興味深いことに，不安にも好奇心にもどちらにもよく反応するのは，いずれも不安反応の中核部位とされてきた青斑核と扁桃体なのです。

【第8章】

＊1　第3章でみたように，もともと「ヴェーガル・ブレーキ」は，洞房結節のペースメーカーの心拍ペース（安静時に100～120回/分程度）を抑制して，ふつう正常とされる心拍ペース（60～70回/分程度）を実現するもので，そのペースメーカーのレベルまでブレーキを緩めるまでは，「交感神経系」を必要とせずに心拍数を上げることができるとされていたことを思い出してください。

＊2　近年ポージェスはようやくこのことを明言するようになりました：曰く，「いわゆる凍りつき反応といわれるものにおいては，神経系は，失神するなど完全にシャットダウンを起こしてはいません。筋肉の緊張を保ち，脳にも血流が行く程度の交感神経系からの入力は残っている状態です。したがって凍りつきというのは，背側迷走神経系と交感神経系のハイブリッドな自律神経状態といえます。」［Porges et als. 2020 → 2021, p.281］

ただしこの発言を掲載した本自体は，そのタイトルも含めて，依然こうした「狭義の凍りつき」でなく，「広義の凍りつき」の線で編まれているように見受けられます。

＊3　「防衛カスケード」（defense cascade）のモデルの原型は，第1次大戦期に戦場でシェルショックの治療と研究にあたった精神科医兼人類学者リヴァーズによる，「危険本能」（danger-instincts）の分類に基づく「逃走」（flight）－「攻撃」（aggression）－「不動」（immobility）－「虚脱」（collapse）の系列にまで遡れます［Rivers 1920, pp.52-60］。さらに定位反応の段階も含めて，捕食者との距離に応じた「捕食切迫性連続体」（predatory imminence continuum）の研究を皮切りに［Fanslow & Lester 1988］，1980年代後半以降，「防衛カスケード」（defense cascade）の研究が進みましたが［Lang et al. 1997, p.127；Lang et al. 2000, p.149］，2000年代からは，トラウマ発症までを視野に収めた緻密な研究が相次いで世に問われるに至りました［Bracha 2004；Ogden et als. 2006；Schauer & Elbert 2010；Baldwin 2013；Kozlowska et als. 2015］。いずれも多かれ少なかれ，ポリヴェーガル理論との対話を重要な

部分としてもっています。

　＊4　嗜癖行動は根底に深く<u>不動化</u>が伏在し，それを特定の報酬行動に“凍りつく”<u>可動化</u>で乗り越えようとする，一種の自己治療の試みです。その誘因は，“<ruby>虚　脱<rt>シャットダウン</rt></ruby> 反応”を生んだ安全の欠損と自由の欠損を埋め合わるかにみえる，一体感（≒安全）と万能感（≒自由）の幻想にあります。もし単なる<ruby>虚　脱<rt>シャットダウン</rt></ruby> のままなら，まさに<u>行動しない不動化</u>ですが，嗜癖行動はいわば<u>行動する不動化</u>，ただしその行動自体に反復的に凍りついた<u>不動な可動化</u>であり，<u>可動な不動化</u>です。ゆえに“闘うか逃げるか”と“<ruby>虚　脱<rt>シャットダウン</rt></ruby>”のブレンドした“凍りつき”そのものといえます。

【第9章】

　＊1　“bonding”の語は，もともと行動主義的な雰囲気の中で，動物行動に擬人的なレッテルを貼らないために採用された言葉でしたが，その後人間社会の“絆”を表わす言葉として多用されるようになり，動物用語としてはかえって擬人的なニュアンスを含むものになってしまった可能性もあります［de Waal 2009＝2010, pp.24-5］。愛の擬人性に対する行動主義の科学主義的不信は，20世紀初頭の行動主義の祖ワトソンが，母性愛の意義を執拗に敵視し，自ら「キスされすぎた子ども」と呼ぶものの撲滅運動を展開して，同時代には非常に世評が高かった（！）ことを知れば十分でしょうか——ハーロウが，あの有名なアカゲザルの“布製の代理母”実験で母性愛の意義を証明しようとしたのは［Harlow 1958］，こういう時代の空気へのプロテストからなのでした［op. cit. pp.25-6］。愛や絆への科学的研究は，このあたりから本格的に始まるのですね。ボウルビィの愛着理論も，ハーロウのこの代理母実験に強く影響を受け，それを自説の生物学的根拠としています。

　その結果，（狭義の）愛着理論では「絆」は，子から（母）親への「愛着行動」と，（母）親から子への「養育行動」が合わさった親密な永続的関係と理解されるようになりました。つまり「愛着」（attachment）ないし「愛着の絆」（attachment bond）［Bowlby 1988＝1993, p.36］と，「愛着行動」（attachment behaviour）とが区別されます［Bowlby 1982＝1991, p.437］：「愛着行動」（attachment behaviour）は，生後まもなくの「無能で無力な乳児」が「有能で賢明な養育者」（とくに母親）に，<u>そのつどの</u>状況において，生物行動的安全調整システム（biobehavioral safety-regulating system）として保護と養育を求める「<ruby>単一方向的な<rt>モノトロピー</rt></ruby>」特別な働きかけであり，それに対する養育者の側からの一方向的な「養育行動」（caregiving behaviour）と合わさってはじ

めて，相補的な（comlementary）「絆」（bond）による持続的な「愛着」[Ibid., p.438] ができるのです [Ibid., p.444]。

　そのとき，子の「愛着」行動が親の「養育」行動を引き出し，親の「養育」行動が子の「愛着」行動を引き出す，いわば子が親を育て，親が子を育てる双方向性の関係として「絆」は存立するのであり [Okabe et als. 2012；菊水 2017, p.22]，そこにはまさにオキシトシン系ポジティブ・ループが作動していることが判明してきています [Nagasawa et als. 2012；Nagasawa et als. 2015；菊水 2017, pp.23-4]。

　＊2　「愛着」（attachment）は，ボウルビィ以降の愛着理論において彫琢された概念ですが，その定義は必ずしも一義的に明確ではありません。もちろんボウルビィは，本来かなり厳格にこの語を定義し，危機状況における恐怖や不安のネガティブな情動を回避するために（特に捕食者からの回避）そのつど自分より有能に状況に対処できる特別な個体（多くは母親）に「単一方向」（モノトロピー）的に近接し，くっついて，安全を確保しようとするホメオスタティックな行動，「愛着行動」（attachment behaviour）に限定しました [Bowlby 1982=1991, p.444]。これは双方の間に力の差が歴然とある非対称的な関係，タテの愛着関係であり，仲間関係・恋愛関係・配偶関係など対称的なヨコの関係とは峻別されますが [Bowlby 1969=1976, p.361]，しかしそれらに先立ち，それらの原型になるものと位置づけられました。仲間関係をそもそも「愛着」関係としては認めず，母子の「愛着」関係の結果生じるものと位置づけました [Bowlby 1982=1991, pp.440-1]。これを (狭義) の愛着，(狭義) の愛着理論と呼ぶことができましょう。

　しかしこの（狭義）の愛着＝「愛着行動」は，それに対する養育者の側からの一方向的な「養育行動」（caregiving behaviour）と合わさって，相補的な（comlementary）「絆」（bond）による持続的な「愛着」[ibid., p.438] を形成します [Ibid., p.444]（＊1を参照）。そこには安全を獲得したポジティブな情動も含まれてきて，仲間関係・恋愛関係・配偶関係などの対称的な関係とも共通の性格をもち，これらと同じくヨコの愛着関係ともなりえます。

　そしてここでも，これらに先立ち，これらの原型になるものと位置づけられます。この「愛着の絆」（attachment bond）[Bowlby 1988=1993, p.36] を，ボウルビィ自身もさまざまな箇所で「愛着」として述べており，これを (広義) の愛着，(広義) の愛着理論と呼ぶことができましょう。

　ともあれ（狭義）の愛着であれ，（広義）の愛着理論であれ，非対称的なタテの愛着関係（母子関係）の方を愛着の原型と位置づける点では同じです。し

かし母子の関係と例えば仲間関係は，同時並行的に存在し，互いに還元できない異なる機能を果たすとすれば，母子の愛着関係はいろいろある愛着関係のうちの1つとなり，複数の愛着関係を考慮しなければならなくなります。そうなると愛着理論にとどまらず，ハーロウの「愛情システム」（affectional systems）[Harlow & Harlow 1965]論を経て，マイケル・ルイスの「ソーシャル・ネットワーク理論」[Lewis 1984]やジュディス・ハリスの「発達の集団社会化理論」[Harris 1995, 1998]の立場へと近づくことになるでしょう。

　＊3　社会とは，まずは<u>同種個体どうし</u>が互いに一定の距離を保って牽制しあいながら共存しあう（そして異種動物の襲撃に対しては個別にひたすら身を隠してしのぐ）"社会"らしくみえない社会（単独性社会）を基本とするのですが，やがて捕食者である異種個体に対する<u>防衛行動</u>（闘うか逃げるか！）のための<u>手段</u>として，各個体が匿名的に非個体的に集まる「群れ」社会が形成されました。しかしいったんそうなると，社会それ自体が維持すべきものとして<u>自己目的化</u>され，<u>同種個体間の個体識別に基づく向社会的な行動</u>を不可欠とする持続的な「集団」社会が形成されるようになりました。これが（脊椎動物では）哺乳類の段階とみられます。ただし哺乳類でも，実は「単独性社会」が未だ半数以上を占める最も主要な「社会」形態なのですが［三浦 1998, pp.16-7]。

　以上をみると，「社会」とはそもそも防衛<u>手段</u>でありその<u>自己目的化</u>であって，「社会的関与」（<u>向社会的行動</u>）といえども，もともとは「可動化」や「不動化」と同じく，恐怖に対する<u>防衛行動</u>に始まったものとみられます：なので防衛行動と向社会的行動は，私たちが想定するほど相反するものではないといえます。「不動化」は単独性社会の，「可動化」は「群れ」社会の，「社会的関与」は自己目的化した「集団」社会（個体識別に基づく社会）の，それぞれなりの恐怖に対する<u>社会的防衛行動</u>だったともいえないでしょうか。

　こうした防衛<u>手段</u>としての社会が<u>自己目的化</u>するとは，"<u>生存のための社会</u>"だったのが"<u>社会あっての生存</u>"へと反転し，社会的生存（他者との関係をうまくやること）こそが生存（自然環境との関係をうまくやること）の最重要な必要条件になってくることを意味します。哺乳類の社会は，「集団」社会といっても，その中身は基本的に個体識別に基づく二者関係（dyad）の束にほかなりませんが，こうした社会が<u>自己目的的</u>に維持されるにつれて，社会はいっそう複雑化し，複数の二者関係どうしが錯綜しあって三者関係（triad）を生み出す一方，個体化が進み，異種動物だけでなく<u>同種個体どうしの関係も</u>（いや次第にその方がますます）切実な注意の対象とならずにいなくなります（自然の予測不能性をはるかに上回る，他者という最も予測不能な存在！）。こ

れが哺乳類のなかでもとくに霊長類以降のリアルな暮らしにほかなりません。

　哺乳類は個体識別に基づく二者関係（dyad）の「社会」を切り開いたとすれば，霊長類はそれをさらに複雑化する三者関係（triad）の〈社会〉を切り開きました。その結果，二者関係が確立してはじめて三者関係が成立する一方，逆に三者関係が確立してはじめて二者関係も安定できるようになります。そしてヒトの社会に至ると，3人以上の人々の関係からなる世界こそ「社会」であって，2人の関係からなる世界は大事な世界ではあってもまだ社会とは言えないのです［滝川 2017, pp.144-5］。私たちの社会を考える上では，〈哺乳類革命〉で生じた二者関係的な「社会」だけでなく，〈霊長類革命〉で生じた三者関係的な〈社会〉についても考慮に入れるのでなければなりません。哺乳類の二者関係的「社会」だけで私たちの社会を考えるのは，危険ですらあります。ちょうど自分と同質の人をしか"信頼"しない社会のように。

　ポリヴェーガル理論の従来の神経科学に対する新しさは，〈上陸革命〉よりも〈哺乳類革命〉に焦点を当てたこと，〈上陸革命〉の単なる連続延長線上に〈哺乳類革命〉をみるのでなく，〈哺乳類革命〉のそれまでとは断絶する独自性（ポージェスお気に入りの言葉でいえば「創発特性」）をみたことにあり，そこに「社会」への注目も生じてきたのでした。この新しさについては，疑問の余地はありません。しかし，まさにその同じ理由から，〈哺乳類革命〉と〈霊長類革命〉の連続性，要するに哺乳類と霊長類の連続性を暗黙の前提にしてしまい，〈霊長類革命〉以降のさらに新たな独自性（これまた創発特性！）に目を向けることが疎かになってはいないでしょうか。以上，詳しくは私の前著［津田 2019, pp.527-8］をご参照下さい。

　＊4　ラットやマウスでは，どんな理由でも子が巣から離れるや，母親はすみやかに子を探し出し，口で咥えて巣へ連れ戻す「回収行動」（retrieving）が備わっています［後藤 2019, p.70；吉田 2019, p.83］。特に野生のマウスでは，巣が壊れるとか，敵が近づいているような緊急事態でも，親はやはり子を咥えて運びます［吉田 2019, p.88］。

　一方，子の方はこれに対し体を丸めて，コンパクトな姿勢でおとなしくなる「輸送反応」（transport response）を示します［Brewster & Leon 1980］。回収行動が，子の生存の可能性を高めるような親の行動，「養育行動」の1つだとすれば，輸送反応は子の側から積極的に生存の可能性を高める親子関係を維持しようとする行動，「愛着行動」（attachment）の1つと言うことができましょう［吉田・黒田 2015, pp.958-9］。

　実際，輸送反応中は，子の泣く量も自発運動量も心拍数も減少しますが，こ

の反応が生じるためには，首筋の触覚刺激，空中を運ばれる固有感覚の刺激，そして姿勢制御に小脳の働きが必要らしいこともわかってきています［同，pp.961-2；吉田 2019, p.87］。また輸送反応中は，痛覚の閾値も上昇します（実は吸乳時も同様なので，輸送反応と吸乳は共通したメカニズムを持つ可能性も示唆されています）［同，pp.962-3］。これらに鑑みるに，輸送反応はポリヴェーガル理論でいう「恐怖なき不動化」「愛による不動化」の典型的な反応といえそうです。ただしこの輸送反応も，子の成長に伴なって反応の現われ方が複雑になり，マウスでは離乳も近づく生後13日を過ぎた頃以降は，次第に発現しにくくなり，むしろだんだん抵抗するようにさえなります［Yoshida et als. 2018；吉田 2019, p.89］。

　ちなみにヒトでも，泣いている乳児を抱っこして揺らしたり歩き回ったりするとすぐに泣きやんで眠りやすいことは，誰でも経験的によく知っていますよね。現に抱っこして歩くと，抱っこして座るよりも，泣く量も（約1/10），自発運動量も（約1/5），心拍数も（歩き始めて3秒後には顕著に低下），減少することが明らかになっています：これはマウスの輸送反応の場合と全く同様で，マウスから人へと輸送反応が進化的に保存されていることを物語っています［Esposito et als. 2013；吉田・黒田 2015, pp.959-60；吉田 2019, pp.86-7］。そして，マウスがやがて輸送反応に抵抗するようになるのと似て，ヒトでもまた，やがて「誰に」抱っこされているかによって抱っこへの応否が分かれる「人見知り」の時期に突入するのも興味深いことですね……だったら逆に，マウスにも「人見知り」があるのか!?　それはまだわかってはいません［吉田 2019, p.89］。

　なお，ヒトの乳児の「輸送反応」では，RSA の良質な指標とされる rMSSD（root Mean Square of Successive Difference: 連続して隣接する RR 間隔の差の二乗平均平方根）が有意に増大し［吉田・黒田 2015, p.960］，反対にアトロピンを前投与しておくと，「輸送反応」時の心拍の変化はほぼ消失しますが，不動の時間は影響されません：ゆえに副交感神経が関与するのは心拍数低下のみで，不動反応は別のメカニズムによるとみられます［同，p.962］。中脳水道周囲灰白質（PAG）の腹外側部あたりが候補になるでしょうか。

　＊5　オキシトシンは，アムステルダム大学のドゥドゥらの一連の研究が示すとおり，"内集団びいき"（ingroup favoritism）ないし「内集団バイアス」（ingroup bias），すなわち内集団の絆を強化する反面，外集団への排除や敵対の感情を強化する可能性も指摘されていることを知らねばなりません。例えば彼らの周到な実験では，オキシトシン・スプレーの吸入により，外集団への行

動には変化なく，内集団への利他性だけが強まり，その結果，自民族の方が他民族より人間的に優れた感情をもつと考えたり，自民族の命を守るためには，より多くの他民族が死んでも構わないと考える「エスノセントリズムを増進する」ことが確認されています［De Dreu et als. 2011］。あるいは，自民族内だけにとどまる偏狭な利他主義（parochial altruism）を促進し，集団間の抗争をかえって激化する傾向が確認されています［De Dreu et als. 2010］。すなわちオキシトシンは，いわば自他の融合を前提とし内集団にとどまる「情動的共感」にはきわめて有力ですが，自他の分離を前提とし内集団をこえる「認知的共感」にはいささか無力かもしれないことが伺われます。しかもこうした他民族への「偏見」は，他の多くの社会的認知と同様に，当人の意識的な信念とはあまり相関しない「自動性」（automaticity）をもつことが知られており，だとすればオキシトシンのこうした側面も立派に「ニューロセプション」論の扱うべき範疇でなければなりません。

　もう少し厳密にいうと，リーバーマンによれば，霊長類以外の哺乳類では，わが子を守る代わりに見知らぬ相手や敵に対して攻撃性を強めるのに対して，霊長類以降の哺乳類では，やはり内集団には友好性を強め，外集団には敵対性を強めるのですが，外集団のうち嫌いな集団には敵意を強めるのに対し，見知らぬ相手には好きなメンバーと同様に親和的な傾向を強めます：こうして，同じ哺乳類でも霊長類かそうでないかによって，見知らぬ相手に対してはオキシトシンは正反対の作用を及ぼすのです［Kosfeld et als. 2005; Fershtman et als. 2005；Lieberman 2013=2015, pp.98-9］。

　さらにオキシトシンは，「妬みやシャーデンフロイデ（他人の不幸は蜜の味！）をも増進する」との実験結果が出ています［Shamay-Tsoory, Fischer et als. 2009］。妬みとシャーデンフロイデはもともと相互に関連が深く，妬みの対象だった他者に不幸が起こると，その不幸を喜ぶというつながりがあるのですが，ここにオキシトシンが関与するのは，集団内である1人だけが得をしている（ように見える）と，その人は内集団の結束の維持を妨げる，排斥すべき内なる敵にほかならないと見られるからです。オキシトシンの社会性，したがって哺乳類の社会性が前提とする社会は，きわめて同質的な社会に限られていることの証左ではないでしょうか。これは，ポリヴェーガル理論が「同調圧力」の否定的な側面をどう扱うかというテーマにも関連してくるでしょう。

　＊6　たとえばスキナー箱でレバーを押すと子どもが出てくるようにすると，母ラットは自分の子の数以上にレバーを押し続け，最高3時間で687回レバーを押して子を得，巣に運びました［Wilsoncroft 1968］。ラットは概して常習性

薬物や糖分の多い食物を得るためとなると，半狂乱になってレバーを押すものですが，ご褒美が代わりに子ラットとなると，オスと交尾未経験のメスではこれ以上ないというほど無関心になるのに対し，子を産んだばかりの母親は，1時間に100回という猛烈なペースでレバーを押し，多い時には20匹もの新生児を自分のもとに集めてしまいます［Drew 2017=2019, p.211］。さらにはコカイン依存にされたメス・ラットですら，条件づけ場所選好法によると，出産後から1週間程度は，コカインのある場所よりも子のある場所を選ぶほどです［Mattson et als. 2003］。

　＊7　実際オキシトシンは，マウスでの研究によると，オスの攻撃性も抑制する可能性が示唆されています（反対にバソプレッシンは，オスの（他のメスへの）攻撃性を促進する可能性が示唆されています）。オスの特定のメスへの攻撃性を緩和して，安全な交尾を確保するとともに，オスの他のメスへの攻撃性を促進して，つがいの絆を確保するというわけです。

　ただし注意すべきことに，オキシトシンはメスの攻撃性をむしろ促進することが確認されつつあります［牧野・小川 1982, p.11；Bosch et als. 2005］。この「母性攻撃行動」（maternal aggression）［Moyer 1968, 1987］は，処女期および離乳後には発現せず，妊娠中や出産後のとくに授乳期には激しく高まり，子による乳首への吸い付き（suckling）刺激をもって作動し始め［Svare 1977］，当初はプロラクチンの作用ではないかと目されましたが［牧野・小川 1982, pp.15-6］，まさにオキシトシンの作用でした。

　このように，いわばオキシトシンは，愛と攻撃性のその両面を表裏一体に同時に制御する物質なのです。交尾期のオスの攻撃性，妊娠・産後期のメスの攻撃性……哺乳類に端を発する，愛を攻撃性と切り離して純粋抽出することの困難をあらためて思い知らされます。

　＊8　哺乳類は哺乳で子育てするといっても，交尾未経験のメスは子を露骨に嫌悪対象とみなし，単に避けるどころか，時には踏みつけたり攻撃したりすることもあるのです。ところが，ひとたび母親になると，オキシトシンを中心とする生殖ホルモンの共同作用により深遠な変化が起こり，子を受け入れるようになるのです［Drew 2017=2019, pp.211, 222］。＊5の猛烈にレバーを押し続ける母ラットの事例も，このことを示していましたね。

　たとえば，とくに齧歯類では，ふつう処女のメス・ラットは，出産後，いきなり子どもを目の前に置かれると，自分の子への新奇恐怖（neophobia）を示して，新生児の匂いをイヤな臭いとして嫌悪し，その子どもとの身体的な接触を避けようとして，このヘンな生き物と関わることに時間を費やそうとはしな

いのですが［Turkel & Rosenblatt 1971］，オキシトシン（とエストロゲン，プロラクチン，その他オピオイドの協調）によって，この嫌悪が“母性愛”のトリガーへと変貌するのです！［Panksepp 1998, p.252］

このため他の野生哺乳類でも，特に初産では不適切養育が多く，例えばあるニホンザルのコロニーでは，初産のメスが出産直後に育児放棄した例が40％にも上るとのことです［Schino & Troisi 2005；黒田 2015, p.63n11］。チンパンジーでも飼育下だと約50％に育児放棄が起こるとのことです［平田 2013, p.91］（ただし野生チンパンジーには起こりません［同, p.108］）。

こうした新生児嫌悪を，オキシトシンが（エストロゲンやプロラクチンの助けも借りて）180度変えてしまうというのです。ここにもオキシトシン・マジックがあるのですね。逆にいえば，メス（女性）は生まれながらに母性的なのではありません。妊娠，出産，育児といういわゆる“母性行動”を通して，なかでもそこで分泌され続けるオキシトシン（とその関連ホルモン）の作用を通して，“母性脳”が新たに形成され，母になっていくのです。オキシトシン・ネットワークが哺乳類に母親を生成したともいえましょう。ボーヴォワールではないですが，「**女性は生まれつき母親なのではない。母親になるのだ。**」［Kinsley & Lambert 2006=2006, p.20］男性もまた，オキシトシンを分泌する限り同様です。

【第10章】

＊1　しかし「交感神経系」の「腹側迷走神経複合体」とのブレンドは，いきなり「あそび」になるのではなく，その前にもっと「交感神経系」寄りのブレンドとして，闘争しない闘争，闘争の儀式化である「威嚇」が存在していないでしょうか（同様にこれと対をなして，逃走しない逃走，逃走の儀式化である「降伏」（ないし「迎合」）も存在していないでしょうか）。そこには，「威嚇」すれば相手は引き下がる，「降伏」すれば相手は手を出さないという，<u>社会的な合意</u>が共有されています。その合意が履行されるはずという相互信頼があります。しかし，それでも<u>目的</u>はあくまで闘争－逃走です。社会性は<u>手段</u>です。これに対して，闘争の儀式化・逃走の儀式化をいっそう推し進め，今度はついに闘争－逃走を<u>手段</u>とし，社会性そのものを<u>目的</u>とするよう反転するに至ったのが「あそび」とみるべきではないでしょうか。

ポージェスはなぜ，「あそび」や「愛」は論じても，「威嚇」や「降伏」については論じないのでしょうか。おそらくそれは，「社会」なるものを友好的な関係性（向社会性）においてのみ捉え，対立的な関係性を「社会」の中には含

めない立場を，自明の前提としているからではないかと考えられます。「迎合」については近年，言及がなされ始めていますが［Porges et als, 2020→2021, pp.291-4］，これについては稿を改めたいと思います。

　＊２　動物のある行動が「あそび」といえるためには，次の５つの基準をすべて満たす行動である必要があるとバーガートは提起しました［Burghardt 2005, p.81］——①直接的・実用的な機能が不明確，②強制されるのでなく内発的（自発的・意図的）に生じる，③本来の「真剣な」行動とは構造的・時系列的に異なる，④くり返し生じるが，病的な反復でない，⑤ストレスのかからない，落ち着いた場や状況で生じ，ストレスで阻害される。この「遊びのBig 5」（人のパーソナリティ因子の「Big 5」理論に擬えたもの）の提起を機に，動物の行動の研究は近年活況を呈していますが，これを満たす動物は大半の有胎盤哺乳類で報告されるのです［Ibid., p.84］。

　＊３　もっとも，取っ組み合いあそびをするのは，やはりオスどうしの方で，メスは子を相手にもっとおとなしい子守り遊びなどをするのがふつうです。取っ組み合いあそびだけであそびを論じるのは，ジェンダーバイアス（！）がかかっていると言うべきかもしれません。ちなみに取っ組み合いあそびは，その集団の順位制と関連が深く，順位の近いものどうしで遊ばれたり，順位の高い個体の方が上に乗ったり噛み付いたりの優位な行動をとることが多かったりするのですが，まさにこの同じ理由から，メスに順位制がみられる場合には，メスの方にも取っ組み合いあそびがみられることになります（例えばハイエナやニホンザル）。

　だとすると，取っ組み合いあそびだけであそびを論じるのはジェンダーバイアスだと論じる方が，むしろ（メスは取っ組み合いなどしないものだという）ジェンダーバイアスがかかっているかもしれません！　ここで本当に重要な論点は，あそびの社会性が，ヒトと同じく霊長類はじめ哺乳類においても，やがて成体になった時の社会的役割に応じた先行的な社会化でもあることです。あそびを通してルールが学ばれることにも，それはよく表われていないでしょうか。その意味では，オスのあそびもメスのあそびも，どちらも根深くジェンダー化されており，はじめから根深くジェンダーバイアスがかかっているのです。

　実際，メスに順位制がみられない場合は，たとえばニホンザルではふつう２歳以降，オスとメスの遊び方に違いがでてきて，オスは同年の遊び仲間をどんどん作っていくのに対し，メスは同年どうしで遊ぶことが次第に減っていき，代わりに母や同血縁のメスとの結びつきを強め，かつ妹や同血縁の幼体などに子守りを多くするようになります：その中身は遊びの要素が沢山あるものの，

意味合いとしてはむしろ，かなりの程度まで将来の"母性行動"の予行演習といった趣きを呈しています［糸魚川 1988, pp.118-9］。

　ヒト以外の哺乳類，とりわけ霊長類でも，あそびは成体の社会的役割に応じた先行的な社会化として機能しており，こうみてくるとやはり，ヒトの社会だけでなく，霊長類はじめ哺乳類の社会におけるジェンダー論を真剣に考える必要がありそうです。たとえば子守り遊びは，同じあそびでも，「可動化」と「社会的関与」の「ブレンド」といえるでしょうか？　メスでは「可動化」は社会的にどのように取り扱われるのでしょうか？　そもそも「ポリヴェーガル理論」のあそび論は，どれほどジェンダー・センシティブでしょうか？

　ちなみに，どのあそびも「可動化」と「社会的関与」の「ブレンド」といえるかという問いは，いわゆる「トラウマ（後の）遊び」(post-traumatic play)［Terr 1990=2006, pp.218, 279-308］を考慮するとき，いっそう混み入った様相を呈してこないでしょうか。トラウマもあそびも論ずるポリヴェーガル理論は，「トラウマ遊び」をどう説明するでしょうか？　ただし，その命名者レノア・テアのいう「ポストトラウマティック・プレイセラピー」は，単にトラウマ体験を遊びによって表出するのにとどまらず，その遊びに治療者が介入し，治療を受けるテーマを導入するなどによって，トラウマ記憶の処理を促進するよう，ねらいを定めたものに限定されます［Ibid.］。問題は，トラウマ体験を自然発生的に表出する遊びはどうかということです。

　＊4　ここで想起されるのは，ベイトソンの「あそび」論，"This is play"論でしょう［Bateson 1972=2000, pp.258-76］。ベイトソンも，よく知られているように，動物園の2匹の子ザルのじゃれつき戦い遊びに，相手を攻撃する行動（メッセージ）だけでなく，身ぶりや表情での「これは遊びだ（This is play)」というメタ・メッセージを見いだし，この「メタ・コミュニケーション」の利用を「あそび」の要件とみなしました。もはや「シグナルはシグナルにすぎない」ことを認識するに至った高等動物の，コミュニケーションの進化における重要な・決定的な一歩として，ベイトソンはこれを記述しています。ポリヴェーガル理論と合わせるなら，交感神経系がメッセージ（シグナル）を出し，腹側迷走神経複合体がメタ・メッセージを出していることになります。ここでもやはり"腹側"はメタの位置にあるのですね。

　このメタ・メッセージの典型が笑いでしょう。ヒト以外の動物は笑うのか？　少なくとも類人猿はたしかに笑います。しかも他の感情と区別して使います。たとえばチンパンジーの子どもは，遊ぶとき，驚いたり不安なときと同じく，口を大きく開けますが，後者のように歯を剥き出しにしないこと（頬筋の弛

緩）で区別をつけています（いわゆる"遊び面（play face）"）［de Waal 1982=1984, p.34；山極 1993, p.154］。チンパンジーは仲間と遊ぶ時やくすぐられた時，小さな声では「ハハハハ」，大きな声では「ガガガガ」というような笑い声をあげます（ちなみに悲しい時や怖い時は「キャーキャー」と悲鳴のような泣き声をあげ，怒った時は「オッオッ」，不安な時や警戒する時は「ファオファオ」という甲高い声をあげ，明らかにヒトに似た喜怒哀楽を感じさせます）［平田 2013, pp.62-3］。

　オランウータンのビデオ映像の分析によると，この遊び面は一瞬のうちに互いの間に伝染するのがわかります［Davila-Ross 2008］。そして，人間の（押し殺したような）笑い声にも似た特徴的な喘ぎ声も出します［de Waal 1982=1984, p.35］。ヴァン・フーフは，その筋肉運動上の笑いとの類似を指摘し，そこに笑いの表情の起源をみています［van Hooff 1972］。そして同様の「急速顔面模倣」（rapid facial mimicry）は，4年前にマカクザルの新生児模倣をはじめて報告していたフェラーリらが［Ferrari et als. 2009］，動物園のゲラダヒヒの遊びの場面，とくに母子間の相互作用場面で見いだしています［Mancini et als. 2013］。

　パンクセップはさらに遡って，子ネズミがじゃれつき遊びの際に発する，「チャープ」（chirping）と呼ばれる50kHzの超音波の音声が，ヒトの子どもの社会的あそびやくすぐりにおける笑いと非常によく似た機能的・神経的な特徴（皮質下レベルでの同質性）をもつことを明らかにしてきています［Panksepp & Burgdorf 2003, p.537；Panksepp 2007, pp.234-6］。この声は他にも，交尾をしているとき，食物が手に入りそうなとき，授乳中の母親が子どもと再び一緒になれたとき，仲良しの2匹どうしが遊んでいるときにも盛んに発されます。

　ちなみに反対に，同じ超音波の音声でももっと低音域の22kHzレベルだと，恐怖を警戒するとき，闘っているとき，とくに仲間との小競り合いで負けたとき，また赤ちゃんが母親から引き離されたときに発されるとのことです：前者が私たちの笑い声にほとんどそっくりだとすれば，後者は私たちのうめき声に聞こえるとパンクセップは述べています［Natanson-Horowitz 2012=2014, p.154］。

　では，ベイトソンがやはり同じく論理階型モデルから導き出した「ダブルバインド」の場合はどうでしょう？　今度はいわば，腹側迷走神経複合体がメッセージ（シグナル）を出し，交感神経系がメタ・メッセージを出しているということになりそうですが，これはこれでまた，腹側迷走神経複合体と交感神経系のブレンドといえないでしょうか。ベイトソンは「ダブルバインド」を，統

合失調症の病因論として提起したのでしたが［Bateson 1972＝2000, pp.288-319］，実際にはむしろ，解離や凍りつきの重要な引金の1つとみる方が，的を射ているように思われます。するとその場合，社会的関与と可動化のブレンドが不動化を引き起こすのでしょうか？　ポリヴェーガル理論はこれをどう説明するでしょうか？

　＊5　柳田國男は，ほとんど100年近くも前の昭和3年に，成城学園の母の会で話した「ウソと子供」のなかで，「ウソ」と「イツハリ」はもともと古人では明瞭に区別され，今日のように「ウソ」が悪事（欺瞞）のような意味で言われるようになったのはそんなに古くなく，しかも関東の狭い一地域の方言にすぎなかったと指摘しています［柳田 1928→1962, p.251］。本来の「ウソ」は「ソラゴト」，「誰が聴いてもいとも容易に本物でないとわかるもの」［同 p.253］，「大抵は如何なる愚か者をも騙すことの出来ぬようなもの」［同 p.255］でした。それは「ラヂオも映画も無いという閑散な世の中で」で「笑って遊びたい要求」を充たす不可欠の手段，「人生の為に甚だ必要」なものだったのです：誰もウソつく人がいないなんて，何て無粋で退屈なことだったか［同 p.253］。かえって「村々の評判のウソツキ」「此道の名人上手」ができるほどで［同 p.254］──「ウソツキ」だって元は「ウソトキ」（嘘説き）だったのです［同 p.258］──，「是がなかったら我々の文学は，今日のように愉快に発達することが出来なかったのである。」［同 p.256］

　ところが近代では"ウソつき泥棒の始まり"などと一括して，ウソを悪事に数える風潮になり，ウソを隠すべきものとして「新たに不必要に罪の数を増した」ばかりで，「斯ういう点にかけては近代人は却って自由でない。」［同 p.250］そうして「たまたま小児などの自然且つ自由なるウソを聞くと，慌てて之を叱り又戒めようとする者が多くなったのである。是では我々の世の中が淋しくつまらぬものになって，是非なく今一段と下品な嗚瀞の者を雇い，至って猥褻なる事実談でも聴いて笑う他は無くなってしまうかも知れない。」［同 p.258］今のTVのワイドショーみたいにね。それはでも，「ウソの鑑賞法の退歩」であり「空想の自由」の喪失なのです［同 p.260］。

　そんな風潮のなか，「今日の母様たちがあまりにウソというものを，怖れて御出でになるのが御気の毒だから，只一言だけ実際上の意見を述べて置く。子どもがうっかりウソをついた場合，すぐ叱ることは有害である。そうかと言って信じた顔をするのもよくない。又興ざめた心持を示すのもどうかと思う。やはり自分の自然の感情のままに，存分に笑うのがよいかと考えられる。」［同 p.260］ウソを存分に笑い合う関係……そこにこそあそびの魂はあり，あそび

の社会性はあるでしょう。逆にそれを失うのと並行して，近代社会は神経症を孕むようになったのではなかったか。笑いの（社会的な）対象でなくなったウソが，浮遊の果てに不安の（個人的な）対象となるほかなくなったのが神経症ではないかと考えられるからです。

　＊６　フロイトは最晩年の絶筆に至ってもなお，母親を「並ぶものがない無比のもので，最初で最強の愛情の対象であり，その後のすべての愛情関係の原型となるもので，生涯不変なもの」[Freud 1938=1958, pp.378-9] とみていましたが，愛着理論もこの点では全く同様に，母親（もしくは「母親代理者」）に対する「単一方向」的な [Bowlby 1969=1976, p.364] 愛着の決定的な影響を重視し，他の愛着関係を副次的な・二次的なものとみなしました。ボウルビィは愛着理論を打ち出したときからずっと，母親を特別に重視してきました。その後どんなに「母親代理者」「母親的人物」も加えたとしても，あくまでそれは母親の代理者，母親的人物にすぎません。

　そもそもの出発点となった，1950 年に WHO の依頼で第２次大戦の戦災孤児（施設）を調査した報告書において，孤児たちの不幸の原因を「母性的養育の剥奪（maternal deprivation）」「母親の愛情の喪失」に求め，それに基づく翌年の著書のなかで，子どもが健全に育つ唯一の場所は家庭であり，子どもの成長には母親の養育が不可欠であり，母親への愛着を持つことが大切であること，乳児期の母親への愛着の質がその後の愛着のあり方を決定すること，したがって母親を欠く養子や施設での養育は問題が多いこと，などを指摘しました [Bowlby 1951=1967]。そして 1950 年代の後半から 60 年代にかけて，ハーロウの有名なアカゲザルの布製"代理母実験"[Harlow 1958] で母親への愛着の重要性に決定的な生物学的根拠を得ると，母親（的人物）への愛着に基づく愛着理論を確立するに至りました（もっともこの実験も，両人が信じたほど愛着欲求の一次性を示したとは言い切れず，単に子の求温欲求という生理的欲求の一次性を相変わらず示したにすぎないかもしれませんが――というのもこの子たち，実は温風器の"代理母"にも強い"愛着"を示したからです）。

　ボウルビィは，死の前年 1989 年１月の時点に至ってもなお，「母親が働きに出るのは [……] 私はよい考えとは思わない。女性が働きに出て，ちょっとばかり大して社会的価値もない手間のかかる仕事をしても，子どもは無頓着な託児所で面倒をみられている。よそのうちの子供の面倒をみるのはとても厄介なことだ。[……] そして大した報酬もない。親の役割がひどく過小評価されるようになったと思う。何かというと経済的繁栄とやらばかりが強調されるようになってしまった」と，インタビューに答えています [Karen 1994, p.325]。

これだとたしかに，保育士との愛着関係など，論ずる以前の問題とされてしまいそうですね。

　片やハーロウの方は，1960年代に入ると「愛情システム」（affectional systems）の概念とともに，母子のそれと仲間関係のそれの2つが同時に存在し，後者も前者に劣らぬ重要性をもつことを提唱するに至りますが［Harlow & Harlow 1965］，しかし親子の関係については，アカゲザルのようにたまたま母子関係が特別な意味をもつ（旧世界ザルは概してそうなんですが，そのなかでも最も特別な意味をもつ［Thierry et als. 2000］）例をあたかも霊長類全般の普遍的特徴とみなしがちでした。この点ではボウルビィはハーロウにしっかり追従しています。でも実は，同じ霊長類でも新世界ザルのマーモセットなど，母親だけで複数の子どもを育てられないため，父親が積極的に子育てに参加する種もありますし，ヒヒ，ベルベットモンキー，ボンネットモンキー，パタスモンキー，ニホンザルなどでは母親以外の集団成員による共同養育——「アロマザリング」（allomothering）ないし「アロペアレンティング」（alloparenting）——が確認されています。哺乳類全体でみても，霊長類のほか齧歯類，食肉類，有蹄類など計70種以上で，きょうだいや非血縁個体の「ヘルパー」行動を中心とする共同養育（アロペアレンティング）がみられます。オキシトシンでお馴染みのわがプレーリーハタネズミも（第9章を参照）その代表ですね！

　さらにヒトになると，アフリカのアカや南米のアチェなど狩猟採集社会では今も専ら共同養育（アロペアレンティング）が一般的ですし，母1人による子育てが一般化したのは，欧米でも日本でも近代家族（と専業主婦）が定着した18-9世紀以降にすぎません。でもそうはいっても哺乳類なんだからやっぱり母こそが……。そうですよね。でもね，実は1758年に「哺乳類」なる分類名を発表した（＝この動物たちを「哺乳」の特徴で包括した）分類学の父カール・リンネにしてからが，この時代の気運のもと，「愛情に満ちたつつましい母」を謳い上げる乳母制度廃止運動の闘士でもあったことは覚えておいてもいいかもしれません［Drew 2017=2019, p.209］。「哺乳類」という名称自体がすでに，「母」というイデオロギーの賜物なのかもしれないのです。

　狩猟採集の8つの小規模社会での調査でみても，もともと子育てで母親自身が行なうのは直接的な育児（おしめを換える，風呂に入れる，ミルクを与えるなど）の半分ぐらいで（ヒト以外の類人猿では母親がほぼ100％），残りは赤ん坊のきょうだいと祖父母がその半分，父親，叔母，その他の人々が残る1/4を担うという感じで，母乳の授乳すら叔母や祖母がその10〜25％を担う狩猟採集民もいます；遠縁の者や血縁ではない者も直接的育児の20〜30％を担っ

ています [Henrich 2016=2019, pp.453-5]。

　こうしたなかで単に1人の養育者でなく，血縁も超えて複数の人々と愛着関係を形成し，その多様な経験を統合することで，より安定した心理，社会的適応がもたらされてきたとみられ，ヒトはむしろ共同養育によって進化してきた霊長類，ひいては哺乳類というところにまさにその特質があるのではないでしょうか [明和 2019, p.81]。霊長類でも「共同養育」の頻繁に行なわれる種ほど，率先して群れの仲間を助けようとする傾向がみられ，向社会性やメンタライジング能力，そして文化的学習能力が発達していました [Henrich 2016=2019, p.456]。実際のところ，脳の大きくなった霊長類が子どもを育てるためには，母親が寿命を延ばして各々にたっぷり手をかけ，出産間隔を開けねばなりませんが（実際，現生の類人猿はそうなっている），しかし出産間隔が引き延ばされると自然災害等で成体の死亡率が高まったとき，たちまち絶滅の危機に見舞われてしまいます——そこでこの困難を回避する恰好の方策が「共同養育」だったのではないでしょうか（おかげでヒトの出産間隔は，他の類人猿に比してかなり短い）[Ibid., pp.446-7]。そんなヒトに，アカゲザルのイメージをそのまま当てはめて，愛着を語ることにはもっと慎重であるべきではないしょうか [明和 2019, pp.10-3]。

　＊7　それはまた，遠藤利彦のいう「ジョイントネス」の概念をも髣髴させます：これはボウルビィの [Bowlby 1969=1976, pp.313-7]，生後6ヶ月までの「愛着前期」に相当する段階といえますが，「特定の誰かとくっつこうとする」「アタッチメント」の「前段階」として，「誰彼にかかわらず，人一般につながろうとする状態」であり [遠藤 2017, pp.42-3, 60]，それ自体が「発達の呼び水」[同 pp.43, 58] となる，いわば社会性の始原とみる点に特徴があります。しかし，これに対しポージェスの「社会的関与」の概念は，逆にその「恐るべき可塑性」（tremendous plasiticity）を絞り込んで，特定の安全な養育者に収斂していく過程の方に強調点がある点で [PoG, p.73] 異なっている（むしろボウルビィに近い）ように思われます。

　＊8　一時ポージェスは，1の「社会的関与」システムを含むグローバルな神経ネットワークを，「社会神経系」（social nervous system）と呼んだのでしたが（第6章＊10），それはさらに広義には，3の「あそび」，5の「恐怖なき不動化」までをも含むものとなってこないでしょうか。もはや「社会的関与」システム系統だけに「社会神経系」をみるのは狭すぎるので，「可動化」システムも「不動化」システムも，条件によっては「社会神経系」として働きうるからです。もちろん，「可動化」システムと「不動化」システムは，「社会的関

与」システムのもとに「再編繰り入れ」（co-opting）されない限りは，依然として非社会的な防衛行動システムです。「社会神経系」の内部に編入される場合（3と5）と，「社会神経系」の外部に留め置かれる場合（2と4）の，両方がそこにはあることになります。

　「社会神経系」の概念を，ポージェスが2001年の論文のほか用いた形跡がないのは（第6章＊10），恐らくこのためではないかと思われます。というのも，哺乳類以降の神経系の，ある特定のプロセスだけを取り出して「社会的」と命名するのは，もはやほとんど意味をなさないことが，こうして明らかになってきているからです：「社会的関与」システムだけでなく，「可動化」システム・「不動化」システムも「社会的」たりえます；ただし状況により変わるのですが──「社会神経系」の概念は，狭くとった場合には（つまり危険な状況では），「腹側迷走神経複合体」だけに留まり，しかもより強勢な「交感神経系」「背側迷走神経複合体」と対峙し圧倒されて，事実上ゼロに近づくのに対し，広くとった場合は（つまり安全な状況では），「腹側迷走神経複合体」「交感神経系」「背側迷走神経複合体」の3段階すべてを含みうる，ほとんど「ポリヴェーガル理論」総体の別名に近づくものになってこないでしょうか。すなわち無か全か。とすればもはや「社会神経系」のコンセプトは，あえて特定の神経系固有の述語として存在する必要もないでしょう。

【第11章】

　＊1　いいかえれば現代のヒトにとって，低周波音は捕食動物による脅威よりも，ヒト自身の活動音，あるいはヒト自身が生み出した人工物の作動音によって，"脅威"となっているのです！　これも「トラウマの時代」に特徴的な脅威のあり方ではないでしょうか。実際，人間が作り出す騒音の量は今や30年ごとに倍増し，そのスピードは人口増加よりも速いのです［Fristrup 2015］。

　＊2　第4章の＊4も参照してください。

　＊3　いいかえれば，安全・安心の確立と自由・自律の獲得こそがトラウマ克服の両輪，そしてアルファにしてオメガということになるでしょう。ちょうどそれは，安全・安心（腹側迷走神経複合体）の剥奪（＝予測不能性）と自由・自律（交感神経系）の剥奪（＝制御不能性）により，背側迷走神経複合体の持続可能性のみに依拠して生き延びようとするほかなくなることが，まさに「トラウマ」を惹起し維持する源泉であったのと裏腹の事実です。この事態は，特段「トラウマ」的とみえないケースも大幅に呑み込みながら，近年（1980年代以降みるみる）あらゆる場に蔓延しており，これが前著の私をして「トラ

ウマの時代」と呼ばせた大きな理由の1つです。いやそれどころか，今日このコロナ禍の下で，世界中の数十億の人々が一挙にこぞって，この安全・安心と自由・自律の同時剥奪に苛まれ，トラウマティックに不動化しているのです。しかも悪いことには，せめて安全を確保しようとすれば自由が犠牲になり，自由を確保しようとすれば安全が犠牲になりかねないという苛酷なトレードオフ関係が貫徹し，出口のない無力感・孤立感に打ちひしがれざるを得ない状況に追い込まれています。

ここにみるように，安全と自由はともに大事としても，両者が常にセットで存立するとは限らず，しばしば対立するような相対的な自律性をもっています。

ポージェスが「安全感こそが治療だ！」をモットーとするなら，イタリア全土の全（公立）精神病院の廃絶の法制化（1978年5月13日）を推進したフランコ・バザーリアらは，「自由こそ治療だ！」（La libertà è terapeutica : Freedom is therapeutic!）〔Basaglia 2000〕をスローガンとしました。「安全感こそ治療」と「自由こそ治療」。「安全・安心」も治療的必要条件なら，「自由・自律」も治療的必要条件でしょう。「安全」派は，安全なければ自由なく，安全さえあれば自由もあるかのように主張し，「自由」派は，自由なければ安全なく，自由さえあれば安全もあるかのように主張するかもしれません。

しかし実際には，安全ならただちに自由とは限らず，自由ならただちに安全とも限りません。自由なき安全は，パターナリスティックな鬱屈たる"愛情という名の支配"にすぎず，"恩愛の彼方"を憧憬させるでしょう。安全なき自由は，ネオリベラルな殺伐たる"自由という名の牢獄"にすぎず，"自由からの逃走"を招くでしょう。でもそうこうするうちに，ほどなく「自由」なき「安全」は「隷従」を生み，「安全」なき「自由」は「暴虐」を生むでしょう。「隷従」が「安全」の装いのもとに，「暴虐」が「自由」の装いのもとに訪れ，いずれもがトラウマをいっそう拡大再生産するでしょう。いま私たちの織り成す社会は，果たしてここからどの位遠い所にあるのか。安全・安心と自由・自律のどちらをも拡充することが何より重要であることを，私たちは肝に銘じなければなりません。自由なき安全では安全は手に入りません。安全なき自由では自由は手に入りません。

文献一覧

Acevedo, B. P., Aron, E. N., Aron, A., Sangster, M.-D., Collins, N. & Brown, L. L., 2014 The highly sensitive brain: An fMRI study of sensory processing sensitivity and response to others' emotions, in *Brain and Behavior*, vol.4, pp.580-94.

Ackerman, J., 2012 The ultimate Social Network, in *Scientific American*, vol.306, no.6, pp.36-43.

Ainsworth, M. D. S., 1967 *Infancy in Uganda: infant care and the growth of love*. Baltimore: Johns Hopkins Press.

————, 1982 Attachment: Retrospect and prospect, in Parkes, C. M. & Stevenson-Hinde, J. (eds.), *The place of attachment in human behavior*. New York: Basic Books, pp.3-30.

Akselrod, A., Gordon, D., Ubel, F. A., Shannon, D. C., Barger, A. C. & Cohen, R. J., 1981 Power Spectral Analysis of Heart Rate Fluctuation: A Quantitative Probe of Beat-to-beat Cardiovascular Control, in *Science*, vol.213, pp.220-2.

Allman, J. M., 1999 *Evoluting Brain*. = 養老孟司訳, 2001 『別冊日経サイエンス 133 進化する脳』日経サイエンス社。

Andersen, H. T., 1963 The reflex nature of the physiological adjustments to diving and their afferent pathway, in *Acta physiologica Scandinavica*, vol.58, pp.263-73.

————, 1967 Cardiovascular adaptations in diving mammals, in *American Heart Journal*, vol.74, pp.295-8.

Angelone, A. & Coulter, N. A., 1964 Respiratory Sinus Arrhythymia: A Frequency Dependent Phenomenon, in *Journal of Applied Physiology*, vol.19, pp.479-82.

有田秀穂（編）, 2006 『呼吸の事典』朝倉書店。

————, 2012 『「脳の疲れ」がとれる生活術──癒しホルモン「オキシトシン」の秘密』PHP 文庫。

Aron, E. N., 1996 *The Highly Sensitive Person*. = 冨田香里訳, 2008 『ささいなことにもすぐに「動揺」してしまうあなたへ。』ソフトバンク文庫。

Aserinsky, E. & Kleitman, N., 1953 Regularly occurring periods of eye motility, and concomitant phenomena, during sleep, in *Science*, vol.118, pp.273-4.

Baldwin, D. V., 2013 Primitive mechanisms of trauma response: An evolutionary perspective on trauma-related disorders, in *Neuroscience and Biobehavioral Reviews*, vol.37, no.8, pp.1549-66.

Basaglia, F., 2000 *Conferenze brasiliane.* =大熊一夫・大内紀彦・鈴木鉄忠・梶原　徹訳，2017『バザーリア講演録 自由こそ治療だ！』岩波書店。

Bateson, G., 1972 *Steps to an Ecology of Mind.* =佐藤良明訳，2000『精神の生態学 改訂第2版』新思索社。

Baumeister, R.F., Bratslavsky, E., Finkenauer, C. & Vohs, K.D., 2001 Bad is stronger than good, in *Review of General Psychology*, vol.5, no.4, pp.323-70.

Bazhenova, O.V. & Porges, S.W., 1997 Vagal reactivity and affective adjustment in infants: Convergent response system, in *Annals of the New York Academy of Sciences,* vol.807, pp.469-71.

Benaroch, E. E., 2004 Central Autonomic Control, in Robertson, D. (ed.), *Primer on the Autonomic Nervous System.* 2nd ed. Amsterdam: Elsevier, pp.17-9.

Benveniste, E., 1966 *Problèmes de la linguistique générale.* =岸本通夫監訳，1983『一般言語学の諸問題』みすず書房。

Berceli, D., 2011 *The Revolutionary Trauma Release Process: Trancend your Toughest Times.* =山川紘矢・亜希子訳，2012『人生を変えるトラウマ解放エクササイズ』PHP研究所。

Berntson, G.G., Cacippo, J.T. & Quigley, K.S., 1993 Respiratory Sinus Arrhythmia: Autonomic origins, physiological mechanisms, and psychological implications, in *Psychophysiology*, vol.30, pp.183-96.

Berntson, G. G., Cacioppo, J. T., Quigley, K. S., & Fabro, V. J., 1994 Autonomic space and psychophysiological response, in *Psychophysiology*, vol.31, pp.44–61.

Bieger, D. & Hopkins, D. A., 1987 Viscerotopic Representation of the Upper Alimentary Tract in the Medulla Oblongata in the Rat: The Nucleus Ambiguus, in *Journal of Comparative Neurology*, vol.262, pp.546-62.

Blackburn, D.G., Hayssen, V. & Murphy, C.J., 1989 The origins of lactation and the evolution of milk: A review with hypothesis, in *Mammal Review*, vol.19, pp.1-26.

Blanchard, D. C., Sakai, R. R., McEwen, B., Weiss, S. M., & Blanchard, R. J., 1993 Subordination stress: Behavioral, brain and neuroendocrine correlates, in *Behavioral Brain Research,* vol.58, pp.113–21.

Borg, E. & Counter, S. A., 1989 The Middle-Ear Muscles, in *Scientific American*, vol.261, issue 2, pp.74-80. =養老孟司訳，1989「外部からの音を制御する中耳の筋肉」『サイエンス』第217号，pp.88-95。

Bowlby, J., 1951 *Maternal Care and Mental Health.* World Health Organization.=黒田実郎訳，1967『乳幼児の精神衛生』岩崎学術出版社。

──────, 1969 *Attachment and Loss. vol.1: Attachment.* ＝黒田実郎・大羽蓁・岡田洋子訳，1976『母子関係の理論①愛着行動』岩崎学術出版社。

──────, 1973 *Attachment and Loss, vol.2: Separation: Anxiety and Anger.* ＝黒田実郎・岡田洋子・吉田恒子訳，1977『母子関係の理論②分離不安』岩崎学術出版社。

──────, 1982 *Attachment and Loss. vol.1: Attachment..* 2nd ed. ＝黒田実郎・大羽蓁・岡田洋子・黒田聖一訳，1991『新版 母子関係の理論①愛着行動』岩崎学術出版社。

──────, 1988 *A Secure Base : Clinical Applications of Attachment Theory.* ＝二木　武訳『母と子のアタッチメント──心の安全基地』医歯薬出版。

Bracha, H. S., 2004 Freeze, flight, fight, fright, faint: Adaptationist perspectives on the acute stress response spectrum, in *CNS spectrums*, vol.9, no.9, pp.679-85.

Branchi, I., Santucci, D. & Alleva, E., 2001 Ultrasonic vocalisation emitted by infant rodents: A tool for assessment of neurobehavioural development, in *Behavioral and Brain Research*, vol.125, pp.49-56.

Bravo, J.A., Forsythe, P., Chew, M.V., Escaravage, E., Savignac, H.M., Dinan, T.G., Bienenstock, J., Cryan, J.F., 2011 Ingestion of Lactobacillus strain regulates emotional behavior and central GABA receptor expression in a mouse via the vagus nerve, in *Proceedings of the National Academy of Sciences of the of U.S.A.*, vol.108, pp.16050-5.

Brewster, J. & Leon, M., 1980 Facilitation of maternal transport of Norway rat pups, in *Journal of Comparative and Physiological Psychology*, vol.94, pp.80-8.

Brothers, L., 1990 The Social Brain: A Project for integrating primate behavior and neuropsychology in a new domain, in *Concepts in Neuroscience*, vol.1, pp.27-51.

Burghardt, G. M., 2005 *The Genesis of Animal Play: Testing the Limits.* Cambridge: MIT Press.

Cacioppo, J. T. & Patrick, W., 2008 *Lonliness: Human Nature and the Need for Social Connection.* ＝柴田裕之訳，2010『孤独の科学──人はなぜ寂しくなるのか』河出書房新社。

Campbell, B. A., Wood, G. & McBride, T., 1997 Origins of orienting and defensive responses: An evolutionary perspective, in Lang, P. J., Simons, R. F. & Balaban, M., (eds.), *Attention and orienting: Sensory and motivational processes.* Hillsdale, N. J. : Erilbaum, pp. 41–67.

Campbell, S., 2004 *Watch Me Grow!* ＝坂元正一（監修）・菅田倫子訳，2005『出生前の"ワタシを見て！"』ガイアブックス。

Cannon, W.H., 1929 Organization for Physiological Homeostasis, in *Physiological Review*, vol.9, pp.399-431.

————, 1932 *Wisdom of the Body.* = 舘 鄰・舘 澄江訳, 1981『からだの知恵』講談社学術文庫。

Carter, C.S., 1998 Neuroendocrine Perspectives on Social Attachment and Love, in *Psychoneuroendocrinology*, vol.23, pp.779-818.

————, 2019 Love as Embodied Medicine, in *International Body Psychotherapy Journal*, vol.18, no.1, pp.19-25.

Carter, C.S., Harris, J. & Porges, S.W., 2009 Neural and Evolutionary Perspectives on Empathy, in Decety, J. & Ickes, W. (eds.), *The Social Neuroscience of Empathy.* = 岡田顕宏訳, 2016「共感に関する神経学的および進化的視点」『共感の社会神経科学』勁草書房, pp.229-47。

Ceunen, E., Vlaeyen, J.W. & Van Diest, I., 2016 On the origin of interoception, in *Frontiers in Psychology*, vol.7, pp.1-18.

Changeux, J.-P., 1983 *L'homme neuronal.* = 新谷昌宏訳, 1989『ニューロン人間』みすず書房。

Clack, J. A., 2000 *Gaining Ground: The Water to Land Adventure.* = 池田比佐子訳, 2000『手足を持った魚たち——脊椎動物の上陸戦略』講談社現代新書。

Colbert, E.H., 1955 Evolution of the Vertebrates: A History of the Background Animala through Time. = 田隅本生訳, 1967『脊椎動物の進化』(上)(下) 築地書館。

Cole, J., 1998 *About Face.* = 茂木健一郎監訳・恩蔵絢子訳『顔の科学』PHP研究所。

Collen, A., 2015 *10% Human.* = 矢野真千子訳, 2016『あなたの体は9割が細菌』河出書房新社。

Collins, S.M. & Bercik, P., 2009 The relationship between intestinal microbiota and the central nervous system in normal gastrointestinal function and disease, in *Gastroenterology*, vol.136, pp.2003-14.

Couto, B., Salles, A., Sedeño, L., Peradejordi, M., Barttfeld, P., Canales-Johnson, A., Dos Santos, Y. V., Huepe, D., Bekinschtein, T., Sigman, M., Favaloro, R., Manes, F. & Ibanez, A., 2014 The man who feels two hearts: The different pathways of interoception, in *Social Cognitive and Affective Neuroscience*, vol.9, no.9, pp.1253-60.

Craig, A.D., 2002 How do you feel? Interoception: The Sense of the Physiological Condition of the Body, in *Nature Reviews Neuroscience*, vol.3, pp.655-66.

————, 2003 Interoception: The Sense of the Physiological Condition of the Body, in *Current Opinion in Neurobiology*, vol.13, pp.500-5.

―――, 2009 How do you feel ― now? The Anterior Insula and Human Awareness, in *Nature Reviews Neuroscience*, vol.10, pp.59-70.

Critchley, H.D., Wiens, S., Rotshtein, P., Ohman, A. & Dolan, R.J., 2004 Neural Systems Supporting Interoceptive Awareness, in *Nature Reviews Neuroscience*, vol.7, no.2, pp.189-95.

Dale, H. H., 1906 On Some Physiological Actions of Ergot, in *Journal of Physiology*, vol.34, pp.163-206.

Damasio, A.R., 1994 *Descartes' Error: Emotion, Reason, and the Human Brain.* =田中三彦訳，2000『生存する脳――心と脳と身体の神秘』講談社。

―――, 1999 *The Feeling of What Happens: Body and Emotion in the Making of Consciousness.* =田中三彦訳，2003『無意識の脳 自己意識の脳――身体と情動と感情の神秘』講談社。

―――, 2010 *Self comes to mind.* =山形浩生訳，2013『自己が心にやってくる――意識ある脳の構築』早川書房。

Darwin, Ch., 1872 *The Expression of the Emotions in Man and Animal.* =浜中浜太郎訳，1931『人及び動物の表情について』岩波文庫。

Davila-Ross, M., Menzler, S. & Zimmermann, E., 2008 Rapid facial Mimicry in Orangutan Play, in *Biology Letters*, vol.4, pp.27-30.

De Dreu, C.K., Greer, L.L., Handgraaf, M.J., Shalvi, S., Van Kleef, G.A., Baas, M., Ten Velden, F.S., Van Dijk, E. & Feith, S.W., 2010 The neuropeptide oxytocin regulates parochial altruism in intergroup conflict among humans, in *Science,* vol.328, pp.1408-11.

De Dreu, C.K.W., Greer, L.L., Van Kleef, G.A., Shalvi, S. & Handgraaf, M.J., 2011 Oxytocin Promotes Human Ethnocentrism, in *Proceedings of the National Academy of Sciences of the U.S.A.*, vol.108, no.4, pp.1262-6.

出村政彬，2019「認識能力の起源を探る」『日経サイエンス』第49巻7号，pp.46-53。

傳田光洋，2013『皮膚感覚と人間のこころ』新潮選書。

de Waal, F. B. M., 1982 *Chimpanzee Politics: Power and Sex among Apes.* =西田利貞訳，1984『政治をするサル――チンパンジーの権力と性』どうぶつ認識社。

―――, 2009 *The Age of Empathy: Nature's Lessons for a Kinder Society.* =柴田裕之訳，2010『共感の時代へ――動物行動学が教えてくれること』紀伊國屋書店。

Dimberg, U., 1982 Facial Reactions to Facial Expressions, in *Psychophysiology*, vol.19, pp.643-7.

Doheny, L., Hurwitz, S., Insoft, R., Ringer, S. & Lahav, A., 2012 Exposure to

256

biological maternal sounds improves cardiorespiratory regulation in extremely Preterm infants, in *Journal of Maternal-Fetal and Neonatal Medicine*, vol.25, no.9, pp.1-4.

Doidge, N., 2015 *The Brain's Way of Healing: Remarkable Recoveries and Discoveries from the Frontiers of Neuroplasticity.* ＝高橋　洋訳，2016『脳はいかに治癒をもたらすか──神経可塑性研究の最前線』紀伊國屋書店。

Donaldson, Z. R. & Young, L. J., 2008 Oxytocin, Vasopressin, and the Neurogenetics of Sociality, in *Science*, vol.322, pp.900-4.

堂本時夫，2001「延髄最後野（Area Postrema）の構造」『広島県立保健福祉大学誌 人間と科学』第1巻1号，p.53。

Eberl, G., 2010 A new vision of immunity: Homeostasis of the superorganism, in *Mucosal Immunology*, vol.3, no.5, pp.450-60.

Eckberg, D. L., 1980 Parasympathetic Cardiovascular Control in Human Disease: A Critical Review of Methods and Results, in *American Journal of Physiology*, vol.239, pp.H581-93.

Edelman, G. M., 1992 *Bright Air, Brilliant Fire: On the Matter of the Mind.* ＝金子隆芳訳，1995『脳から心へ──心の進化の生物学』新曜社。

─────, 2004 *Wider than the Sky.* ＝冬樹純子訳，2006『脳は空より広いか──「私」という現象を考える』草思社。

Emerson, D. & Hopper, E., 2011 *Overcoming Trauma through Yoga: Reclaiming Your Body.* ＝伊藤久子訳，2011『トラウマをヨーガで克服する』紀伊国屋書店。

遠藤利彦，2017『赤ちゃんの発達とアタッチメント』ひとなる書房。

Erlanger, J. & Gasser, S., 1937 *Electrical Signs of Nervous Activity.* University of Pennsylvania Press.

Esposito, G., Yoshida, S., Ohnishi, R., Tsuneoka, Y., Rostagno Mdel, C., Yokota, S., Okabe, S., Kamiya, K., Hoshino, M., Shimizu, M., Venuti, P., Kikusui, T., Kato, T., & Kuroda, K.O., 2013 Infant calming responses during maternal carrying in humans and mice, in *Current Biology*, vol.23, pp.739–45.

Fanselow, M. S. & Lester, L. S., 1988 A functional behavioristic approach to aversively motivated behavior: Predatory imminence as a determinant of the topography of defensive behavior, in Bolles, R. C. & Beecher, M. D. (eds.), *Evolution and Learning.* London: Lawrence Erlbaum Associates, Inc., pp.185–212

Ferguson, J.N., Young, L.J., Hearn, E.F., Matzuk, M.M., Insel, T.R. & Winslow, J.T., 2000 Social amnesia in mice lacking the oxytocin gene, in *Nature Genetics*, vol.25, pp.284-8.

Ferrari, P. F., Gerbella, M., Coudé, G. & Rozzi, S., 2017 Two different mirror neuron networks: The sensorimotor (hand) and limbic (face) pathways, in *Neuroscience*, vol.358, pp.300-15.

Fischer, D.B., Boes, A.D., Demertzi, A., Evrard, H.C., Laureys, S., Edlow, B.L., Liu, H., Saper, C.B., Pascual-Leone, A., Fox, M.D. & Geerling, J.C., 2016 A human brain network derived from coma-causing brainstem lesions, in *Neurology*, vol.87, pp.2427-34.

Flynn, J.P., 1972 Patterning mechanisms, patterned reflexes, and attack behavior in cats, in *Nebraska Symposium on Motivation*, vol.20, pp.125-53.

Folkow, B. & Neil, E., 1971 *Circulation*. = 入内島十郎訳，1973『循環』真興交易医書出版部。

Forsythe, P., Bienenstock, J. & Kunze, W.A., 2014 Vagal pathways for microbiome-brain-gut axis communication, in *Advances in Experimental Medicine and Biology*, vol.817, pp.115-33.

Freud, S., 1938 *Abriss der Psychoanalyse*. = 古澤平作訳，1958「精神分析学概説」『フロイド選集 15』日本教文社，pp.306-408。

Fristrup, K. M., 2015 *Predicting Sound and Light Levels at Large Spatial Scales*. Conference: American Association for the Advancement of Science 2014 Annual Meeting. Feb. 16, 2015.

Fromm, E., 1973 *The Anatomy of Human Destructiveness*. = 作田啓一・佐野哲郎訳，2001『破壊——人間性の解剖』紀伊國屋書店。

福永幹彦，2013「機能性身体症候群——木を見るか，森を観るか」『心身医学』第 53 巻 12 号，pp.1104-11。

Gallup, G.G.Jr. & Maser, J.D., 1977 Catatonia: Tonic Immobility: Evolutionary Underpinnings of Human Catalepsy and Catatonia, in Maser, J.D. & Seligman, M.E.P. (eds.), *Psycholpathology: Experimental Models*. San Francisco: Freeman, pp.334-57.

Ganong, W.F., 2003 *Review of Medical Physiology*. 21st ed. = 岡田泰伸訳，2004『ギャノング生理学 原書 21 版』丸善。

Garfinkel, S. N., & Critchley, H. D., 2013 Interoception, emotion and brain: New insights link internal physiology to social behaviour. Commentary on: "Anterior insular cortex mediates bodily sensibility and social anxiety" by Terasawa et al. 2012, in *Social Cognitive and Affective Neuroscience*, vol.8, pp.231-4.

Gazzaniga, M.S. (ed.), 1999 *The New Cognitive Neuroscience*. Cambridge: The MIT Press.

Gellhorn, E. & Kiely, W.F., 1973 Autonomic nervous system in psychiatric disorder, in Mendels, J. (ed.), *Textbook of Biological Psychiatry*. New

York: Wiley-Interscience. = 保崎秀夫監訳，1976「精神障害と自律神経系」『生物学的精神医学』医学書院，pp.158-78。

George, D. T., Nutt, D. J., Walker, W. V., Porges, S. W., Adinoff, B. & Linnoila, M., 1989 Lactate and Hyperventilation Substantially Attenuate Vagal Tone in Normal Volunteers: A Possible Mechan ism of Panic Provocation?, in *Archives of General Psychiatry*, vol.46, pp.153-6.

Gershon, M. D., 1998 *The Second Brain: The Scientific Basis of Gut Instinct and a groundbreaking new understanding of nervous disorders of the stomach and intestine.* = 古川奈々子訳，2000『セカンドブレイン——腸にも脳がある！』小学館。

Gold, S. D., Marx, B. P., Soler-Baillo, J. M. & Sloan, D. M., 2005 Is Life Stress More Traumatic than Traumatic Stress?, in *Journal of Anxiety Disorders,* vol.19, pp.687-98.

Goldberg, S., Grusec, J. E. & Jenkins, J. M., 1999 Confidence in protection: Arguments for narrow definition of attachment, in *Journal of Family Psychology,* vol.13, pp.475-83.

Gonzalez, A., Stombaugh, J., Lozupone, C., Turnbaugh, P.J., Gordon, J.l. & Knight, R., 2011 The mind-body-microbial continuum, in *Dialogues in Clinical Neuroscience*, vol.13, no.1, pp.55-62.

後藤仁敏，1999『唯臓論』風人社。

後藤　昇，1991「迷走神経の走行と分布」『Clinical Neuroscience』第9巻7号，pp.709-11。

Grossman, P., 1983 Respiration, Stress, and Cardiovascular Function, in *Psychophysiology,* vol.20, pp.284-300.

Grossman, P. & Svabak, S., 1987 Respiratory Sinus Arrhythmia as an Index of Parasympathetic Cardiac Control during Active Coping, in *Psychophysiology*, vol.24, pp.228-35.

Halifax, J., 2018 *Standing at the Edge: Finding Freedom Where Fear and Courage Meet.* = 一般社団法人マインドフルリーダーシップインスティテュート監訳，海野　桂訳，2020『コンパッション——状況にのみこまれずに，本当に必要な変容を導く「共にいる」力』英治出版。

Han, W., Tellez, L.A., Perkins, M.H., Perez, I.O., Qu, T., Ferreira, J., Ferreira, T.L., Quinn, D.,Liu, Z.-W, Gao, X.-B., Kaelberer, M.M., Bohorquez, D.V., Shammah-Lagnado, S.J., de Lartigue, G. & de Araujo, I.E., 2018 A neural circuit for gut-induced reward, in *Cell*, vol.175, no.3, pp.665-78. e23.

Harlow, H. F., 1958 The nature of love, in *American Psychologist*, vol.13, no.12, pp.673-85.

Harlow, H.F. & Harlow, M.K., 1965 The affectional systems, in Schrier, A.J.,

Harlow, H.F. & Stollnitz, F. (eds.), *Behavior of nonhuman primates*, vol.2, New York : Academic Press. pp.287-334.

Harris, J. R., 1995 Where is the child's environment? A group socialization theory of development, in *Psychological Review*, vol.102, pp.458-89.

―――, 1998 *The Nurture Assumption.* ＝石田理恵訳，2017『子育ての大誤解［新版］――重要なのは親じゃない（上）（下）』ハヤカワ文庫。

長谷川政美，2014『系統樹をさかのぼって見えてくる進化の歴史』ベレ出版。

早野順一郎，1988「心拍変動の自己回帰スペクトル分析による自律神経機能の評価：RR 間隔変動係数（CV-RR）との比較」『自律神経』第 25 巻，pp.334-44。

Heijtz, R. D., Wang, S., Anuar, F., Qian, Y., Björkholm, B., Samuelsson, A., Hibberd, M. L., Forssberg, H. & Pettersson, S., 2011 Normal gut microbiota modulates brain development and behavior, in *Proceedings of the National Academy of Sciences of the U.S.A.*, vol.108, pp.3047-52.

Hennenlotter, A., Dresel, Ch., Castrop, F., Ceballos-Baumann, A. O., Wohlschläger, A. M. & Haslinger, B., 2009 The Link between Facial Feedback and Neural Activity within Central Circuitries of Emotion―New Insights from Botulinum Toxin―Induced Denervation of Frown Muscles, in *Cerebral Cortex,* vol.19, pp.537-42.

Henningsen, P., Zipfel, S. & Herzog, W., 2007 Management of Functional Somatic Syndromes, in *Lancet*, vol.369, pp.946-55.

Henrich, J., 2016 *The Secret of our Success.* ＝今西康子訳，2019『文化がヒトを進化させた』白揚社。

Heinrichs, M., Baumgartner, T., Kirschbaum, C. & Ehlert, U., 2003 Social support and oxytocin interact to suppress cortisol and subjective responses to psychosocial stress, in *Biological Psychiatry*, vol.54, pp.1389-98.

Herman, J., 1992 *Trauma and Recovery: The Aftermath of Violence.* New York: Basic Books. ＝中井久夫訳，1996『心的外傷と回復』みすず書房。

平田　聡，2013『仲間とかかわる心の進化――チンパンジーの社会的知性』岩波書店。

Hirsch, J. A. & Bishop, B., 1981 Respiratory Sinus Arrhythmia in Humans : How Breathing Patterns Modulates Heart Rate, in *American Journal of Physiology,* vol.241, H620-9.

堀口申作，1966「全身諸疾患と耳鼻咽喉科――特に鼻咽腔炎について」『日本耳鼻咽喉科学会会報』補冊第 1 号，pp.7-78。

―――，1984『B スポットの発見――現代医学が取り残した「難病」の震源地』光文社。

堀田　修, 2021『自律神経を整えたいなら 上咽頭を鍛えなさい』世界文化社。

Huber, D., Veinante, P. & Stoop, R., 2005 Vasopressin and oxytocin excite distinct neuronal populations in the central amygdala, in *Science,* vol.308, pp.245-8.

Hughes, G. M., 1969 *Comparative Physiology of Vertebrate Respiration.* = 柳田為正訳, 1973『動物の呼吸──比較生理学的展望──』河出書房新社。

稲垣栄洋, 2020『生き物が大人になるまで──「成長」をめぐる生物学』大和書房。

糸魚川直祐, 1988「ニホンザルにおける母子関係」『心理学評論』第31巻1号, pp.112-22。

岩田　誠, 2013『鼻の先から尻尾まで──神経内科医の生物学』中山書店。

Kaelberer, M.M., Buchanan, K.L., Klein, M.E., Barth, B.B., Montoya, M.M., Shen, X. & Bohórquez, D.V., 2018 A gut-brain neural circuit for nutrient sensory transduction in *Science,* vol.361 （6408）. eaat5236.

Kain, K. & Terrrell, S. J., 2018 Nurturing Resilience: Helping Clients Move Forward from Developmental Trauma. Burkeley, California: North Atlantic Books. = 花丘ちぐさ・浅井咲子訳, 2019『レジリエンスを育む──ポリヴェーガル理論による発達性トラウマの治癒』岩崎学術出版社。

梶本修身, 2016『すべての疲労は脳が原因』集英社新書。

柿沼由彦, 2015『心臓の力──休めない臓器はなぜ「それ」を宿したのか』講談社ブルーバックス。

Kalia, M. & Sullivan, J. M., 1982 Brainstem projections of sensory and motor components of the vagus nerve in the rat, in *Journal of Comparative Neurology,* vol. 211, pp.248-64.

Kandel, E. R.., 2013 *Principles of Neural Science.* = 金澤一郎・宮下保司監訳, 2014『カンデル神経科学』メディカル・サイエンス・インターナショナル。

Karen, R., 1994 *Becoming Attached: Unfolding the Mystery of the Infant-Mother Bond and its Impact on Later Life.* New York: Warner Books.

Karpf, A., 2006 *The Human Voice.* = 梶山あゆみ訳, 2008『「声」の秘密』草思社。

Katona, P. G. & Jih, F., 1975 Respiratory Sinus Arrhythmia: Noninvasive Measure of Parasympathetic Cardiac Control, in *Journal of Applied Physiology,* vol.39, no.5, pp.801-5.

Katona, P. G., Lipson, G. & Dauchot, P. J., 1977 Opposing Central and Peripheral Effects of Atropin on Parasympathetic Cardiac Control, in *American Journal of Physiology,* vol.232, H146-51.

Kihlstrom, J.F., 1987 The Cognitive Unconscious,in *Science,* vol.237, pp.1445-

52.

菊水健史，2017「オキシトシンによるヒトとイヌの関係性」『動物心理学研究』第67巻1号，pp.19-27。

Kinsley, C. H. & Lambert, K. G., 2006 The Maternal Brain, in *Scientific American*, vol.294, pp.72-9 = 千葉啓恵訳，2006「子育てで賢くなる母の脳」『日経サイエンス』第36巻4号，pp.20-8。

北浜邦夫，2009『脳と睡眠』朝倉書店。

Klein, D.F., 1993 False Suffocation Alarms, Spontanaous Panics, and Related Conditions, in *Archive of General Psychiatry*, vol.50, pp.306-17.

Kleitman, N., 1963 *Sleep and wakefulness*. Chicago: Univ. Chicago Press. = 粥川裕平・松浦 千佳子訳，2013『睡眠と覚醒』ライフサイエンス社。

小林英司，1980『内分泌現象』裳華房。

Kobayashi, M. & Musha, T., 1982　1/f fluctuation of heartbeat period, in *IEEE Transactions on Biomedical Engineering*, vol.29, pp.456-7.

Koch, C., 2004 *The Quest for Consciousness: A Neurobiological Approach*. = 土谷尚嗣・金井良太訳，2006『意識の探求——神経科学からのアプローチ』（上）（下）岩波書店。

Koizumi, K., Terui, N., Kollai, M., Brooks, C. M., 1982 Functional significance of coactivation of vagal and sympathetic cardiac nerves, in *Proceedings of the National Academy of Sciences of the U.S.A.*, vol.79, pp.2116-20.

國分功一郎，2017『中動態の世界——意志と責任の考古学』医学書院。

小西行郎，2003『赤ちゃんと脳科学』集英社新書。

Kosfeld, M., Heinrichs, M., Zak, P. J., Fischbacher, U. & Fehr, E ., 2005 Oxytocin increases trust in humans, in *Nature*, vol.435, no.7042, pp.673-6.

Kozlowska, K., Walker, P., McLean, L. & Carrive, P., 2015 Fear and the Defense Cascade: Implications and Management, in *Harvard Review of Psychiatry*, vol.23, no.4, pp.263-87.

Kripke, D. F., 1982 Ultradian rhythms in behavior and physiology, in Brown, F. M. & Graeber, R. C. (eds.), *Rhythmic aspects of behavior*. London: Lawrence Erlbaum Associates, pp.313-43.

黒田公美，2015「父性愛と母性愛——親心の脳神経基盤」『生体の科学』第66巻1号，pp.58-65。

LaFrance, M., 2011 *LIP Service: Smiles in Life Death Trust Lies Work Memory Sex and Politics*. = 中村 真訳，2013『微笑みのたくらみ——笑顔の裏に隠された「信頼」「嘘」「政治」「ビジネス」「性」を読む』化学同人。

Lang, P. J., Bradley M. M. & Cuthbert, B. N., 1997 Motivated attention: Affect, Activation, and Action, in Lang, P. J., Simons, R. F. & Balaban, M., (eds.), *Attention and orienting: Sensory and motivational processes*. Hillsdale, N.J.: Erilbaum, pp.97-135.

Lang, P. J., Davis, M. & Öhman, A., 2000 Fear and Anxiety: Animal Models and Human Cognitive Psychophysiology, in *Journal of Affective Disorders*, vol.61, pp.137-59.

Lanius, R. A. & Hopper, J., 2008 Reexperiencing hyperaroused and dissociative states in posttraumatic stress disorder, in *Psychiatric Times*, vol. 25, no.13.
https://www.psychiatrictimes.com/view/reexperiencinghyperaroused-and-dissociative-states-posttraumatic-stress-disorder

Lawn, A. M., 1966a The Localization in the Nucleus Ambiguus of the Rabbit, of the Cells of Origin of Motor Nerve Fibers in the Glossopharyngeal Nerve and Various Branches of the Vagus Nerve by Means of Retrogarde Degeneration, in *Journal of Comparative Neurology*, vol.127, pp.293-306.

————, 1966b The Nucleus Ambiguus of the Rabbit, in *Journal of Comparative Neurology*, vol.127, pp. 307-20.

Lavie, P., 1982 Ultradian rhythms in human sleep and wakefulness, in Webb, W. B. (ed.), *Biological rhythms, sleep, and performance*. Chichester: John Wiley & Sons, pp.239-72.

Legros, J.J., 2001 Inhibitory effect of Oxytocin on Corticotrope function in humans: are vasopressin and Oxytocin ying-yang neurohormones?, in *Psychoneuroendocrinology*, vol.26, pp.649-55.

Le Gros Clark, W. E., 1970 *History of the Primates*. = 金井塚務訳, 1982『霊長類の進化』どうぶつ社。

Levine, P. A., 1997 *Waking the Tigar —— Healing Trauma*. = 藤原千枝子訳, 2008『心と身体をつなぐトラウマ・セラピー』雲母書房。

————, 2010 *In an Unspoken Voice: How the Body Releases Trauma and Restores Goodness*. = 池島良子・西村もゆ子・福井義一・牧野有可里訳, 2016『身体に閉じ込められたトラウマ』星和書店。

————, 2015 *Trauma and Memory: Brain and Body in a Search for the Living Past*. = 花丘ちぐさ訳, 2017『トラウマと記憶——脳・身体に刻まれた過去からの回復』春秋社。

Levinson, B. W. 1990 The States of Awareness in Anaesthesia in 1965, in Bonke, B., Fitch, W. & Millar, K. (eds.), Memory and Awareness in Anaesthesia, Amsterdam: Swets & Zeitlinger, pp. 11-8 .

Lewis, M.W., Hermann, G.E., Rogers, R.C. & Travagli, R.A., 2002 In Vitro and In Vivo Analysis of the Effects of Corticotrophin Releasing Factor on Rat Dorsal Vagal Complex, in *Journal of Physiology*, vol.543, pp.135-

46.

Lewis, M.（ed.）, 1984 *Beyond the Dyad*. New York: Plenum.

Lieberman, M. D., 2013 *Social: Why our Brains are wired to Connect*. ＝江口泰子訳, 2015『21世紀の脳科学——人生を豊かにする3つの「脳力」』講談社。

Lionetti, F., Pastore, M., Moscardino, U., Nocentini, A., Pluess, K. & Pluess, M., 2019 Sensory Processing Sensitivity and its association with personality traits and affect: A meta-analysis, in *Journal of Research in Personality*, vol.81, pp.138-52.

Long, M. E., Elhal, J. D., Schweinle, A., Gray, M. J., Grubaugh, A. L. & Fruch, B. C., 2008 Differences Posttraumatic Stress Disorder Rates and Symptoms Severity between Criterion A1 and Non--Criterion A1 Stressors, in *Journal of Anxiety Disorders*, vol.22, pp.1255-63.

Lopes, O. U. & Palmer, J. F., 1976 Proposed Respiratory 'Gating' Mechanisms for Cardiac Slowing, in *Nature*, vol.264, pp.454-6.

Lovegrove, B. G., 2014 Cool sperm: Why some placental mammals have a scrotum, in *Journal of Evolutionary Biology*, vol.27, pp.801-14.

MacLean, P. D., 1990 *The Triune Brain in Evolution: Role in Paleocerebral Functions*. ＝法橋　登訳, 1994『三つの脳の進化——反射脳・情動脳・理性脳と「人生らしさ」の起源』工作舎。

前田敏博, 1994「意識と脳幹機構」『岩波講座認知科学9　注意と意識』岩波書店, pp.53-87。

Mancini, G., Ferraril, P. F. & Palagi, E., 2013 Rapid Facial Mimicry in Geladas, in *Scientific Reports*, vol.3（1527）, pp.1-6.

Marks, I. M., 1987 *Fears, Phobias, and Rituals : Panic, Anxierty, and their Disorders*. New York: Oxford Univ.Press.

増崎文明・最相葉月, 2019『胎児のはなし』ナツメ社。

Mattson, B.J., Williams, S.E., Rosenblatt, J.S. & Morrell, J.I., 2003 Preferences for cocaine- or pup-associated chambers differentiates otherwise behaviorally identical postpartum maternal rats, in *Psychopharmacology*, vol.167, pp.1–8.

Mayer, E., 2016 *The Mind-Gut Connection*. ＝高橋　洋訳, 2018『腸と脳』紀伊国屋書店。

McComb, K., Moss, C., Sayialel, S. & Baker, L., 2000. Unusually extensive networks of vocal recognition in African elephants, in *Animal Behaviour* vol.59, pp.1103-9.

McEwen, B. S. & Lasley, E.N., 2002 *The End of Stress as We Know It*. ＝桜内篤子訳, 2004『ストレスに負けない脳——心と体を癒すしくみを探る』

早川書房。

Meyer-Lindenberg, A., Domes, G., Kirsch, P. & Heinrichs, M., 2011 Oxytocin and vasopressin in the human brain: social neuropeptides for translational medicine, in *Nature Reviews Neuroscience*, vol.12, no.9, pp.524-38.

三木成夫, 1968「ヒトのからだ——生物史的考察」, 小川鼎三ほか『原色現代科学大事典 6 人間』学研, pp.105-84。

————, 1982『内臓のはたらきと子どものこころ（みんなの保育大学〈6〉）』築地書館。

————, 1989『生命形態の自然誌 第 1 巻 解剖学論集—生物史的考察』うぶすな書院。

————, 1992『生命形態学序説——根原形態とメタモルフォーゼ——』うぶすな書院。

————, 1997『ヒトのからだ——生物史的考察』うぶすな書院。

————, 2013『生命の形態学』うぶすな書院。

Mikulincer, M. & Shaver, P. R., 2004 Security-Based Self-Representations in Adulthood: Contents and Processes., in W. S. Rholes & J. A. Simpson (eds.), *Adult attachment: Theory, research, and clinical implications*. New York, NY, US: Guilford Publications, pp.159-95.

三浦慎吾, 1998『哺乳類の生物学 4 社会』東京大学出版会。

Morales, H. R., 2020 What the lullabies we sing to our children reveal about us, in *National Geographic magazine*, 2020/11/19「時代と生きる子守歌」『National Geographic 日本版』第 26 巻 12 号, pp.62-87.

森 茂起, 2005『トラウマの発見』講談社。

森田亜紀, 2013『芸術の中動態——受容／制作の基層』萌書房。

Moyer, K.E., 1968 Kinds of aggression and their physiological basis, in *Communications in Behavioral Biology*, vol.2, pp.65-87.

宗廣素德, 2011『舌は下でなく上に——"舌の吸盤化"で, あなたの脳力・人生が開花する！』文芸社。

村上安則, 2015『脳の進化形態学』共立出版。

明和政子, 2019『ヒトの発達の謎を解く——胎児期から人類の未来まで』ちくま新書。

長井真理, 1991『内省の構造——精神病理学的考察』岩波書店。

永野千代子, 2020「迷走神経〜その進化をたどり病気を見つめる〜」『医線探報』第 3 巻 1 号, pp.14-7.

長沼睦雄, 2016『敏感すぎる自分を好きになる本』青春出版社。

Nagasawa, M., Mitsui, S., En, S., Ohtani, N., Ohta, M., Sakuma, Y., Onaka, T., Mogi, K. & Kikusui, T., 2015 Oxytocin-gaze positive loop and the coevolution of human-dog bonds, in *Science*, vol.348, pp.333-6.

Nagasawa, M., Okabe, S., Mogi, K. & Kikusui, T., 2012 Oxytocin and mutual communication in mother-infant bonding, in *Frontiers in Human Neuroscience*, vol.6, article 31, pp.1-10.

Nara, T., Goto, N. & Hamano, S-I., 1991 Development of the human dorsal nucleus of vagus nerve: A morphometric study, in *Journal of the Autonomic Nervous System*, vol.33, pp.267–76.

Natterson-Horowitz, B. & Bowers, K., 2012 *Zoobiquity: What Animals Can Teach Us About Health and the Science of Healing.* = 土屋晶子訳，2014『人間と動物の病気を一緒にみる——医療を変える汎動物学の発想』インターシフト。

日本顔学会（編），2015『顔の百科事典』丸善出版。

Nijsen, M. J., Croiset, G., Diamant, M., Stam, R., Delsing, D., de Wied, D. & Wiegant, V. M., 1998 Conditioned fearinduced tachycardia inthe rat: Vagal involvement, in *European Journal of Pharmacology*, vol.350, pp.211-22.

西原克成，2016『生命記憶を探る旅——三木成夫を読み解く』河出書房新社。

Noble, D., 2006 *The Music of Life: Biology beyond the Genome.* = 倉智嘉久訳，2009『生命の音楽　ゲノムを超えて——システムバイオロジーへの招待』新曜社。

野村　真，2018a「広範な適応拡散を可能にした大脳皮質の獲得—哺乳類の脳」，滋野修一・野村　真・村上安則（編著），2018 『遺伝子から解き明かす 脳の不思議な世界——進化する生命の中枢の5億年——』一色出版，pp.401-27。

Nosaka, S., 1984 Solitary nucleus neurons transmitting vagal visceral input to the forebrain via a direct pathway in rats, in *Experimental Neurology*, vol.85, pp.493-505.

野坂昭一郎，1991「迷走神経——機能とその制御」『Clinical Neuroscience』第9巻7号，pp.712-7。

野坂祐子，2019『トラウマインフォームドケア——"問題行動"を捉えなおす援助の視点』日本評論社。

O'Connell-Rodwell, C. E., 2007 Keeping an 'ear' to the ground: Seismic communication in elephants, in *Physiology*, vol.22, pp.287-94.

Oftedal, O.T., 2012 The evolution of milk secretion and its ancient origins, in *Animal*, vol.6, pp.355-68.

Ogden, P., Minton, K. & Pain, C., 2006 *Trauma and the Body.* = 日本ハコミ研究所訳，2012『トラウマと身体』星和書店。

小原秀雄，1979『哺乳類』岩波新書。

266

Okabe, S., Nagasawa, M., Mogi, K. & Kikusui, T., 2012 Importance of mother-infant communication for social bond formation in mammals, in *Animal Science Journal*, vol.83, no.6, pp.446-52.

Olff, M., Langeland, W., Witteveen, A. & Denys, D., 2010 A psychobiological rationale for oxytocin in the treatment of posttraumatic stress disorder, in *CNS Spectrums*, vol.15, pp.522-30.

Oohashi, T., Kawai, N., Nishina, E., Honda, M., Yagi, R., Nakamura, S., Morimoto, M., Maekawa, T., Yonekura, Y. & Shibasaki, H., 2006 The role of biological system other than auditory air-conduction in the emergence of the hypersonic effect, in *Brain Research*, vol.1073-1074, pp.339-47.

Orloff, L., 2017 *The Empath's Survival Guide: Life Strategies for Sensitive People*. = 桜田直美訳, 2019『共感力が高すぎて疲れてしまうがなくなる本』SBクリエイティブ。

Palkovits, M., 1985 Distribution of neuroactive substances in the dorsal vagal complex of the medulla oblongata, in *Neurochemistry International*, vol.7, pp.213-9.

Panksepp, J., 1971 Drugs and stimulus-bound attack, in *Physiology and Behavior*, vol.6, no.4, pp.317-20.

―――, 1998 *Affective Neuroscience*. New York: Oxford U.P.

―――, 2007 Neuroevolutionary sources of laughter and social joy: modeling primal human laughter in laboratory rats, in *Behavioral Brain Research*, vol.182, no.2, pp.231-44.

Panksepp, J. & Burgdorf, J., 2003 "Laughing" rats and the evolutionary antecedents of human joy?, in *Physiology and Behavior*, vol.79, pp.533-47.

Paulsen, S., 2009 *Looking Through the Eyes of Trauma and Dissociation: An Illustrated Guide for EMDR Therapists and Clients*. = 黒川由美訳, 2012『トラウマと解離症状の治療――EMDRを活用した新しい自我状態療法』東京書籍。

Pavlov, I. P., 1927 *Conditioned Reflexes*. = 川村　浩訳, 1975『大脳半球の働きについて――条件反射学――』岩波文庫。

Payne, P. & Crane-Godreau, M. A., 2015 The preparatory set: A novel approach to understanding stress, trauma, and the bodymind therapies, in *Frontiers in Human Neuroscience*, vol.9, article 178, pp.1-22.

Perls, F. S., 1973 *The Gestalt Approach and Eye Witness to Therapy*. = 倉戸ヨシヤ監訳, 1990『ゲシュタルト療法――その理論と実際――』ナカニシヤ出版。

Pitts, F. N. Jr. & McClure, J. N. Jr., 1967 Lactate Metabolism in Anxiety Neurosis, in *New England Journal of Medicine*, vol.277, pp.1329-36. Plassmann, H., O'Doherty, J., Shiv, B. & Rangel, A., 2008 Marketing actions can modulate neural representations of experienced pleasantness, in *Proceedings of the National Academy of Sciences of the United States of America*, vol.105, pp.1050-4.

Pluess, M., Assary, E., Lionetti, F., Lester, K., Krapohl, E., Aron, E. & Aron, A., 2018 Environmental sensitivity in children: Development of the Highly Sensitive Child Scale and identification of sensitivity groups, in *Developmental Psychology*, vol.54, pp.51-70.

Pomeranz, B., Macaulay, R. J. B., Caudill, M. A., Kutz, I., Adam, D., Gordom, D., Kilborn, K. M., Barger, A. C., Shannon, D. C., Cohen, R. J. & Benson, H., 1985 Assessment of autonomic function in humans by heart rate spectral analysis, in *American Journal of Physiology*, vol.248, pp.H151-3.

Porges, S.W., 1972 Heart Rate Variability and Decelerations as Indexes of Reaction Time, in *Journal of Experimental Psychology*, vol.92, no.1, pp.103-10.

――― , 1985 *Methods and Apparatus or Evaluating Rhythmic Oscillations in Aperiodic Physiological Response Systems*. United States Patent No.4510944. April 16,1985. Washiongton, D.C. : U.S. Patent and Trademark Office.

――― , 1986 Respiratory Sinus Arrhythmia: Physiological Basis, Quantitative Methods, and Clinical Implications, in Grossman, P., Janssen, K. & Vaitl, D. (eds.), *Cardiorespiratory and Cardiosomatic Psychophysiology*. New York: Plenum, pp.101-115.

――― , 2001 The Polyvagal Theory: Phylogenetic substrates of a social nervous system, in *International Journal of Psychophysiology*, vol.42, pp.123-146.

――― , 2003 The Polyvagal Theory: phylogenetic contributions to social behavior, in *Physiology and Behavior*, vol.79, pp.503-13.

――― , 2005 The role of social engagement in attachment and bonding: A phylogenetic perspective, in Carter, C.S., Ahnert, L., Grossmann, K., Hrdy, S.B., Lamb, M.E., Porges, S.W. & Sachser, N. (eds.), *Attachment and Bonding: A New Synthesis*. Cambridge, MA: MIT Press, pp. 33-54.

――― , 2007 The Polyvagal Perspective, in *Biological Psychology*, vol.74, no.2, pp.116-143.

――― , 2009 Reciprocal Influences between Body and Brain in the Perception and Expression of Affect: A Polyvagal Perspective, in Fosha, D.,Siegel, D.J. & Solomon, M.F. (eds.), *The Healing Power of Emotion: Affective Neuroscience, Development, Clinical Practice*. New York: Norton, pp.27-54.

―――, 2011 *The Polyvagal Theory*. New York: W.W. Norton & Company. [PVT]

―――, 2017 *The Pocket Guide to the Polyvagal Theory: The Transformative Power of Feeling Safe*. New Tork: W.W. Norton & Company. ＝花丘ちぐさ訳，2018『ポリヴェーガル理論入門』春秋社。[PoG]

―――, 2018a Why Polyvagal Theory Was Welcomed by Therapists, in *Porges & Dana (eds.), 2018*, pp.xix-xxv.

―――, 2018b Polyvagal Theory : A Primer, in *Porges & Dana (eds.), 2018*, pp.50-69.

Porges, S. W., Arnold, W. R. & Forbes, E. J., 1973 Heart Rate Variability: An Index of Attentional Resonsibity in Human Newborns, in *Develomental Psychology*, vol.8, no.1, pp.85-92.

Porges, S.W. & Buczynski, R., 2011 *The Polyvagal Theory for Treating Trauma. A Teleseminar Session. The National Institute for the Clinical Application of Behavioral Medicine*. pp.1-28. http://stephenporges.com/images/stephen%20porges%20interview%20nicabm.pdf

―――, 2012 *Polyvagal Theory: Why This Changes Everything. A Teleseminar Session. The National Institute for the Clinical Application of Behavioral Medicine*. pp.1-19.
https://ja.scribd.com/document/137535945/NICABM-Polyvagal-Theorie

―――, 2013a *Body, Brain, Behavior: How Polyvagal Theory Expands Our Healing Paradigm. A Teleseminar Session. The National Institute for the Clinical Application of Behavioral Medicine*. pp.1-30. http://stephenporges.com/images/nicabm_2013.pdf

―――, 2013b *Beyond the Brain: How the Vagal System Holds the Secret to Treating Trauma. A Teleseminar Session. The National Institute for the Clinical Application of Behavioral Medicine*. pp.1-31. http://stephenporges.com/images/nicabm2.pdf

Porges, S.W., Carter, C.S., 山本　潤 & 花丘ちぐさ，2020→2021 「[座談]性暴力をめぐるポリヴェーガル理論的見解」，花丘ちぐさ編著『なぜ私たちは凍りついたのか』春秋社，pp.275-95。

Porges, S.W. & Culp, L., 2010 The GAINS Anniversary Interviews, in *Connections & Reflections, The GAINS Quarterly* pp.58-64.

Porges, S.W. & Dana, D. (eds.), 2018 *Clinical Applications of The Polyvagal Theory : The Emergence of Polyvagal-informed Therapies*. New York : W.W. Norton & Company.

Porges, S.W., Macellaio, M., Stanfill, S.D., McCue, K., Lewis, G.F., Harden,

E.R., Handelman, M., Denver, J., Bazhenova, O.V., Heilman, K.J., 2013 Respiratory sinus arrhythmia and auditory processing in autism: Modifiable deficits of an integrated social engagement system?, in *International Journal of Psychophysiology*, vol.88 pp.261-70.

Porges, S. W. & Pregnel, S., 2011 Somatic Perspectives on Psychotherapy. http://SomaticPerspective.com

Porges, S. W. & Raskin, D. C., 1969 Respiratory and Components of Attention, in *Journal of Experimental Psychology*, vol.81, no.3, pp.497-503.

Porges, S. W., Stamps, L. E. & Walter, G. F., 1973 Heart Rate Variability and Newborn Heart Rate Responses to Illumination Changess, in *Developmental Psychology*, vol.10, no.4, pp.507-13.

Portmann, A., 1951 *Biologische Fragmente zu einer Lehre vom Menschen.* ＝高木正孝訳，1961『人間はどこまで動物か──新しい人間像のために──』岩波新書。

Prior, V. & Glaser, D., 2006 *Understanding Attachment and Attachment Disorders : Theory, Evidence and Practice.* ＝加藤和生訳，2008『愛着と愛着障害』北大路書房。

Ricardo, J.A. & Koh, E.T., 1978 Anatomical evidence of direct projections from the nucleus of the solitary tract to the hypothalamus, amygdala,

Rivers, W. H. R., 1920 *Instinct and Unconscious: A Contribution to a Biological Theory of the Psycho-Neuroses.* Cambridge: Cambridge U.P.

Romer, A.S., 1959 *Vertebrate Story.* ＝川島誠一郎訳，1981『脊椎動物の歴史』どうぶつ社。

Romer, A.S. & Parsons, T.S., 1977 *The Vertebrate Body.* 5ed. ＝平光厲司訳，1983『脊椎動物のからだ〈その比較解剖学〉第5版』法政大学出版局。

Rosenberg, S., 2017=2021　*Accessing the Healing Power of the Vagus Nerve: Self-Help Exercises for Anxiety, Depression, Trauma, and Autism.* Berkeley, Clifornia: North Atlantic Books. ＝花丘ちぐさ訳，2021『からだのためのポリヴェーガル理論』春秋社。

Rossi, E. L., 1991 *The 20-Minute Break: Reduce Stress, Maximize Performance, and Improve Health and Emotional Well-Being Using the New Science of Ultradian Rhythms.* New York: Tarcher Putnam.

Sacks, O., 1992 *Migraine.* ＝春日井晶子・大庭紀雄訳，2000『サックス博士の片頭痛大全』ハヤカワ文庫。

──────, 2017 *The River of Consciousness.* ＝大田直子訳，2018『意識の川をゆく──脳神経科医が探る「心」の起源』早川書房。

Sadler, T. W., 2010 *Langman's Medical Embryology. 11th ed.* ＝安田峯生訳，2010『ラングマン人体発生学 第10版』メディカル・サイエンス・インタ

ーナショナル。

Sahar, T., Shalev, A.Y. & Porges, S.W., 2001 Vagal modulation of responses to mental challenge in posttraumatic stress disorder, in *Biological Psychiatry*, vol.49, pp.637-43.

酒井仙吉，2015『哺乳類誕生——乳の獲得と進化の謎』講談社ブルーバックス。

Sarnat, H. B., 2003 Functions of the corticospinal and corticobullar tracts in the human newborn, in *Journal of Pediatric Neurology*, vol.1, pp.3-8.

Sataloff, R.T., 1992 The human voice, in *Scientific American*, vol.267, no.6, pp.108-15. ＝河辺俊彦，1993「声はどのようにして出るのか」『日経サイエンス』第23巻2号，pp.86-95。

佐藤昭夫・佐藤優子・五嶋摩理，1995『自律機能生理学』金芳堂。

佐藤昭夫・鈴木はる江，1992-6「やさしい神経生理学 自律神経系… (1)〜(52)」『clinical neuroscience』第10巻6号－14巻9号，いずれも pp.8-9。

佐藤 純，2003「気象変化による慢性痛悪化のメカニズム」『日本生気象学会雑誌』第40巻4号，pp.219-24。

———，2015「天気痛における自律神経の関わり」『自律神経』第52巻，pp.221-3。

澤田幸展，1996「心臓迷走神経活動」『生理心理学と精神生理学』第14巻2号，pp.77-88.

Sayers, B. M., 1973 Analysis of Heart Rate Variability, in *Ergonomics*, vol.16, pp.17-32.

Schauer, M. & Elbert, T., 2010 Dissociation following traumaticstress: Etiology and treatment, in *Journal of Psychology*, vol.218, pp.109-27.

Scheele, D., Wille, A., Kendrick, K.M., Stoffel-Wagner, B., Becker, B., Güntürkün, O., Maier, W., Hurlemann, R., 2013 Oxytocin enhances brain reward system responses in men viewing the face of their female partner, in *Proceedings of the National Academy of Sciences*, vol.110, pp.20308-13.

Schino, G. & Troisi, A., 2005 Neonatal abandonment in Japanese macaques, in *American Journal of Physical Anthropology*, vol.126, pp.447-52.

Schnitzlein, H. N., Rowe, L. C. & Hoffman, H. H., 1958 The myelinated component of the vagus nerves in man, in *Anatomical Record*, vol.131, pp.649-67.

Selye, H., 1936 A Syndrome Produced by Diverse Nocuous Agents, in *Nature*, vol.138, p.32.

———，1976 *The Stress of Life*. revised ed. ＝杉靖三郎・田多井吉之介・藤井尚治・竹宮隆訳，1988『現代社会とストレス』法政大学出版局。

―――――, 1979 *The Stress of My Life : A Scientist's memoirs.* 2nd ed. New York: Van Nostrand Reinhold Company.

Shamay-Tsoory, S.G., Fischer, M., Dvash, J., Harari, H., Perach-Bloom, N. & Levkovitz, Y., 2009 Intranasal administration of oxytocin increases envy and schadenfreude（gloating）, in *Biological Psychiatry*, vol.66, no.9, pp.864-70.

島田総太郎，2019『脳のなかの自己と他者――身体性・社会性の認知脳科学と哲学』共立出版。

Shimada, S. & Hiraki, K., 2006 Infant's brain responses to live and televised action, in *NeuroImage*, vol.32, no.2, pp.930-9.

進　武幹，1992「臨床に役立つ局所解剖　上咽頭の血管と神経」『日本耳鼻咽喉科学会会報』第 95 巻 11 号，pp.1876-9。

Shinya, Y., Kawai, M., Niwa, F. & Myowa-Yamakoshi, M., 2014 Preterm birth is associted with an increased fundamental frequency of spontanous crying in human infants at term-equivalent age, in *Biology Letters,* vol.10, no.8, pp.1-5.

Shu, D.-G., Conway Morris, S., Han, J., Zhang, Z.-F., Yasui, K., Janvierk, P., Chen, L., Zhang, X.-L., Liu, J.-N., Li, Y. & Liu, H.-Q., 2003 Head and backbone of the Early Cambrian vertebrate *Haikouichthys*, in *Nature*, vol.421, pp.526-9.

Shubin, N., 2008 *Your Inner Fish.* = 垂水雄二訳，2013『ヒトのなかの魚，魚のなかのヒト』ハヤカワ文庫。

Siegel, D. J. 1999 *The Developing Mind: Toward a Neurobiology of Interpersonal Experience.* New York: Guilford Press.

―――――, 2010 *Mindsight: the new science of personal transformation.* = 山藤菜穂子・小島美夏訳，2013『脳をみる心，心をみる脳：マインドサイトによる新しいサイコセラピー』星和書店。

Smith, C. A. & Scott, H. S., 1997 A Componential Approach to the meaning of facial expressions, in Russell, J. A. & Fernández-Dols, J. M.（eds.）, *The psychology of facial expression.* Cambridge University Press, pp.229-54.

Smith, J.C., Ellenberger, H.H., Ballanyi. K., Richter, D.W. & Feldman, J.L., 1991 Pre-Bötzinger Complex: A Brainstem Region That May Generate Respiratory Rhythm in Mammals, in *Science*, vol.254, pp.726-9.

Smith, J. J. & Kampine, J. P.（eds.）, 1984 *Circulatory Physiology.* 2nd ed. = 村松　準監訳，1989『循環の生理 第 2 版』医学書院。

Sokolov, E. N.（соколов, е. н.）, 1958 *Perception and th conditioned reflex.*（восприя тие и усаовныгй рефаекс.）= 金子隆芳・鈴木宏哉訳，1965『知覚と条件反射――知覚の反射的基礎』世界書院。

Solomon, S. D. & Canino, G. J., 1990 Appropriateness of DSM-III-R criteria for posttraumatic stress disorder, in *Comprehensive Psychiatry*, vol.31, no.3, pp.227-37.

Spinka, M., Newberry, R. C. & Bekoff, M., 2001 Mammalian play: Training for the unexpected, in *Quarterly Review of Biology*, vol.76, pp.141-68.

Stein, D. J., 2003 *Cognitive-Affective Neuroscience of Depression and Anxiety Disorders*. ＝田島治・荒井まゆみ訳，2007『不安とうつの脳と心のメカニズム』星和書店。

Sterling, P. & Eyer, J., 1988 Allostasis: A new paradigm to explain arousal pathology, in Fisher, S. & Reason, J. (eds.), *Handbook of life stress, cognition and health*. New York: John Wiley & Sons, pp.629-49.

Stewart, A. M., Lewis, G. F., Heilman, K. J., Davila, M. I., Coleman, D. D., Aylward, S. A. & Porges, S. W., 2013 The covariation of acoustic features of infant cries andautonomic state, in *Physiology and Behavior*, vol.120, pp.203-10.

Stewart, A. M., Lewis, G. F., Yeel, J. R., Kenkell, W. M., Davila, M., Carter, C. S. & Porges, S. W., 2015 Acoustic features of prairie vole (*Microtus ochrogaster*) ultrasonic vocalizations covary with heart rate, in *Physiology and Behavior*, vol.138, pp.94-100.

須田立雄，2007「硬組織の起源とその進化」，須田ほか（編著）『新 骨の科学』医歯薬出版，pp.1-16。

Sudo, N., Chida, Y., Aiba, Y., Sonoda, J., Oyama, N., Yu, X., Kubo, C. & Koga, Y., 2004 Postnatal microbial colonization programs the hypothalamic-pituitary-adrenal system for stress response in mice, in *Journal of Physiology*, vol.558, pp.263–75.

Svare, B., 1977 Maternal aggression in mice: influence of the young, in *Biobehavioral Reviews*, vol. 1, pp.151-64.

鈴木郁子（編著），2015『やさしい自律神経生理学——命を支える仕組み』中外医学社。

滝川一廣，2017『子どものための精神医学』医学書院。

Taylor, S. E., Klein, L. C., Lewis, B. P., Gruenewald, T. L., Gurung, R. A. R. & Updegraff, J. A., 2000 Biobehavioral responses to stress in females: Tend-and-befriend, not fight-or-flight, in *Psychological Review*, vol.107, no.3, pp.411-29.

Terkel, J. & Rosenblatt, J. S., 1971 Aspects of nonhormonal maternal behavior in the rat, in *Hormones and Behavior*, vol.2, pp.161–71.

Terr, L., 1990 *Too scared to cry: Psychic Trauma in Childhood.* ＝西澤哲訳，2006『恐怖に凍てつく叫び——トラウマが子どもに与える影響』金

剛出版。

Thierry, B., Iwaniuk, A.N. & Pelis, S.M., 2000 The influence of phylogeny on the social behavior of macaques (primates: Cercopithecidae, genus Macaca), in *Ethology*, vol.106, pp.713-28.

Tomasch, J. & Ebenessajjade, D., 1961 The human nucleus ambiguous: A quantitative Study, in *Anatomical Record*, vol.141, pp.247-52.

Tomkins, S. S., 1962 *Affect, imagery, and consciousness*. New York: Springer Publishing.

Tracey, K. J., 2002 The Inflammatory Reflex, in *Nature*, vol.420, pp.853-9.

Trehub, S. E. & Schellenberg, E. G., 1995 Music: Its relevance to infants., in *Annals of Child Development*, vol.11, pp.1-24.

Trehub, S. E. & Trainor, L. J., 1998 Singing to infants: Lullabies and play songs, in *Advances in Infancy Research*, vol.12, pp.43-77.

坪田一男，2013『ブルーライト 体内時計への脅威』集英社新書。

津田真人，2019『「ポリヴェーガル理論」を読む──からだ・こころ・社会』星和書店。

────，2021a「トラウマ・セラピーとしてのゲシュタルト療法の可能性～ポリヴェーガル理論との対比から～」『ゲシュタルト療法学会誌』第11号，pp.33-52。

────，2021b「ポリヴェーガル理論と複雑性トラウマ──病態理解と治療」『精神療法』第47巻5号，pp.618-9。

Uematsu, A., Kikusui, T., Kihara, T., Harada, T., Kato, M., Nakano, K., Murakami, O., Koshida, N., Takeuchi, Y. & Mori Y., 2007 Maternal approaches to pup ultrasonic vocalizations produced by a nanocrystalline silicon thermo-acoustic emitter, in *Brain Research*, vol.1163, pp.91-9.

和田久美子，2012『声のなんでも小事典』講談社ブルーバックス。

van der Kolk, B.A., 2011 Foreword, in *Porges, 2011*, pp.xi-xvii.

────，2014 *The Body keeps the Score: Brain,Mind,Body in the Healing of Trauma.* ＝柴田裕之訳，2016『身体はトラウマを記憶する──脳・心・体のつながりと回復のための手法』紀伊国屋書店。

van Hooff, J.A.R.A.M., 1972 A Comparative Approach to the Phylogeny of Laughter and Smiling, in Hinde, R. A. (ed.), *Non-Verbal Communication*, Cambridge: Cambridge University Press, pp.209-40.

Wallenstein, G., 2003 *Mind, Stress, and Emotions: the new science of mood.* ＝功刀　浩訳，2005『ストレスと心の健康──新しいうつ病の科学』培風館。

Watkins, L. R., Goehler, L. E., Relton, J. K., Tartaglia, N., Silbert, L., Martin, D. & Maier, S. F., 1995 Blockade of interleukin-1 induced hyperthermia by subdiaphragmatic vagotomy: Evidence for vagal mediation of immune-brain communication, in *Neuroscience Letters*, vol.183, pp.27-31.

Wessely, S., Nimnuan, C. & Sharpe,M., 1999 Functional Somatic Syndrome: One or many? in *Lancet*, vol.359, pp.936-9.

Williams, P. L. (ed.), 1995 *Gray's Anatomy: The Anatomical Basis of Medicine and Surgery*. 38th ed. New York: Churchill Livingstone.

Wilson, E.O., 1984 *Biophilia: the Human Bond with Other Species*. = 狩野秀之訳，1994『バイオフィリア——人間と生物の絆』平凡社。

————, 1993 Biophilia and the Conservation Ethic, in Kellert, S. R. & Wilson, E. (eds.), *The Biophilia Hypotheses*. = 荒木正純訳，2009「バイオフィーリアと自然保護の倫理」『バイオフィーリアをめぐって』法政大学出版局, pp.39-52。

Wilsoncroft, W.E., 1968 Babies by Bar-Press: Maternal Behavior in the Rat, in *Behavior Research Methods and Instrumentation*, vol.1, pp.229-30.

Wilson-Pauwels, L., Akesson, E. J. & Stewart, P. A., 1988 *Cranial nerves: Anatomy and Clinical Comments*. 高倉公朋監訳，1993『脳神経の機能解剖学』医学書院。

Winslow, J. T. & Insel, T. R., 2002 The social deficits of the oxytocin knock-out mouse, in *Neuropeptides*, vol.36, pp.221-9.

Word, C. O., Zanna, M. P. & Cooper, J., 1974 The nonverbal mediation of self-fulfilling prophecies in interracial interaction, in Journal of Experimental Social Psychology, vol.10, pp.109-20.

Xu, J. & Gordon, J. I., 2003 Honor thy symbionts, in *Proceedings of the National Academy of Sciences of the U.S.A.*, vol.100, no.18, pp.10452-9.

山岸俊男，1999『安心社会から信頼社会へ——日本型システムの行方』中公新書。

山崎春三，1961「鼻咽頭症候群および症候と病理学的研究」『耳鼻咽喉科』第33巻，pp.97-101。

柳田國男，1928 → 1962「ウソと子供」『定本柳田國男集 第7巻』筑摩書房，pp.248-60。

安田一郎，1993『感情の心理学——脳と情動』青土社。

安間文彦・早野順一郎・室原豊明，2007「呼吸性洞性不整脈とは何か」『日本医事新報』4364号，pp.61-4。

米山文明，2011『声の呼吸法——美しい響きをつくる』平凡社ライブラリー。

吉田さちね，2019「抱っこで落ち着くのはなぜ？——マウス」，齋藤慈子・平石 界・久世濃子（編）『正解は一つじゃない 子育てする動物たち』東京大学出版会, pp.79-92。

吉田さちね・黒田公美，2015「親に運ばれるときに子が示す協調的反応『輸

送反応』の意義と神経機構」『心身医学』第 55 巻 8 号, pp.958-66。

Yoshida, S., Ohnishi, R., Tsuneoka, Y., Yamamoto-Mimura, Y., Muramatsu, R., Kato, T., Funato, H. & Kuroda, K.O., 2018 Corticotropin-releasing factor receptor 1 in the anterior cingulate cortex mediates maternal absence-induced attenuation of Transport Response in mouse pups, in *Frontiers in Cellular Neuroscience*, vol 12, article 204, pp.1-14.

吉田義一, 1994「嚥下運動に関与する筋と神経支配」『神経内科』第 47 巻, pp.9-16。

————, 2000「発声・嚥下を司る中枢神経支配——疑核を中心として——」『音声言語医学』第 41 巻 2 号, pp.95-110。

Young, A., 1995 *The Harmony of Illusions: Inventing Post-Traumatic Stress Disorder.* = 中井久夫・大月康義・下地明友・辰野剛・内藤あかね訳, 2001『PTSD の医療人類学』みすず書房。

Zak, P. J., 2012 *The Moral Molecule: The Source of Love and Prosperity.* = 柴田裕之訳, 2013『経済は「競争」では繁栄しない』ダイヤモンド社。

あとがき

　『ポリヴェーガル理論への誘い』，いかがでしたでしょうか？
本書を手にとられた皆さまが，ご自身のからだとこころに，そ
して大切に思う周りの方々のからだとこころに，またお仕事で
関わるクライエントの方々のからだとこころに，少しでも向き
合っていくきっかけになればいいなと祈念しています。

　本文の末尾に書いたように，理論はそれ自体が“答え”では
ありません。むしろ理論はいつも，“答え”に到るための“問
い”です（それを学ぶのが本当は「学‐問」＝「問いを学ぶこ
と」なんでしょうね）。“答え”は，理論も含む臨床の場の多様
な関わり手の，多様な“問い”の絡み合うなかで，中動的に生
成してくるものです。「出す」ものでも「出してもらう」もの
でもなく，「出てくる」ものですね。でもだからこそかえって，
まず理論は理論として，その“問い”を研ぎ澄ます必要があり
ます。さもないと，臨床のダイナミックな場に持ち込まれたと
き，たちまち傾いで，“答え”が「出てくる」プロセスに寄与
することができません。いやそれどころか，そのプロセスを攪
乱してしまうことすら，珍しくありません。

　ポリヴェーガル理論も，前著で私があれほど細密に検討しな
ければならなかったのは，ひとえにこのためなのでした。とす
るなら，ポリヴェーガル理論についての本書の拙論も，さも
“答え”についての“答え”のように鵜呑みにするのでなく，
どうか違和感を大切に，むしろ批判的に読み，身体まるごとで
考え，頭の隅々で深く感じとって下さるよう，心よりお願い申

し上げます。

　批判的？　この国ではしばしば混同されますが、「批判」は「非難」と全く似て非なるもの、峻別すべきものです。非難は一方が他方を否定し、粉砕しようとするものです。批判は双方が双方のズレ（違和感）に目を凝らし、その違いをテコに、双方を生かし肯定しようとするものです。非難は相剋的ですが、批判は相乗的です。非難はいつも恐怖において生じますが、批判はむしろ安全（＋自由＝信頼）において生じます（「批判」がこんなにも「非難」と区別なく口にされるとすれば、それほどまでに私たちのお互いの関係性が、恐怖と不信に満ち満ちている証でしょう）。ならば非難と批判とは、ポリヴェーガル的にもぜひ区別しなければならないものですね。非難が防衛行動なら、批判は向社会的行動……そう、それこそが「対話」というありふれた営みの真髄をなすものではないでしょうか？　あるいは、近年ホットな「心理的安全性」概念の柱の1つ、"healthy conflict" のコンセプトにも近づいてくるでしょうか？

　"答え" を与えることができるのは、そこに示されるのが絶対的真理（無条件の真理）であるときだけです。それは神のみぞ知ることかもしれません。理論が "答え" を与えられないのは、そこにあるのが、たえず批判に開かれた相対的真理（条件付きの真理）にすぎないからです。それは人のみぞ知ることかもしれません。神でない私たち人の世界において、理論はさまざまなズレ（違和感）に開かれるほど相乗的に成長し、複眼的な視点を身につけて、"答え" が「出てくる」後押しの力となることができます。

　何よりそれは理論と実践の間に生じることです。理論は単にそのまま実践に「応用」されるのでなく、実践との間に必ずズ

レ（違和感）を孕みます。実践は理論との間に必ずズレ（違和感）を孕みます。その意味で理論は実践に批判的に関わり，実践は理論に批判的に関わります。そうやって理論は成長し，実践は成長します。私自身，日々の臨床や日常の実践に，いつもそうしたスタンスで臨んできました。

　私のこの2冊目の本も，そんな本来の意味で批判的・相乗的な関係において議論してきた，数えきれない多くの方々との対話のなかから，今回もまた生み落とされました。なかでも私のクライエントとなって下さった方々，いつも誰より味わい深い，真に批判的・相乗的な心身の対話のやりとりに私を誘（いざな）って下さいました。その誘（いざな）いのおかげで，今度は私が，ポリヴェーガル理論との対話を批判的・相乗的に推し進め，さらには本書でそのワールドに，新たな読者の皆さまを誘（いざな）う役回りとなりました。何だか，私が予め仕入れておいたポリヴェーガル理論の“答え”を「心理教育」するのとは，まるでベクトルが真逆ですが，まあそれでいいのでしょう。

　これまでそんなふうに関わってきて下さった，すべての皆さまに心より感謝申し上げます。1人1人のお名前をここに挙げることができませんで，どうか失礼をお許し下さいませ。

　そして今新たに，この本を手に取って下さった皆さま。皆さまとも，そしてとくに皆さまの実践とも，そんな深い意味で批判的・相乗的な関係において関わることができるならば，こんなにうれしいことはありません。どうか本書を読んだら，何よりそのズレ（違和感）をお伝え下さいませ！　じかに私に連絡して下さっても構いませんし，私のセミナーに持ち寄って下さっても構いません。大いに対話して，皆で一緒に，多彩なそれぞれの（相対的）真理を大いに磨き育んで行こうではありませ

んか！

　さらには，本書を読んで下さって，もっとこの先を究めたいという方。大変心強く思います。ぜひぜひ私のセミナーに，そして何より私の前著に，どうぞアクセスしてみて下さいね！

　最後になりましたが，本書の成立にあたっては，前著に引き続き，星和書店編集部の近藤達哉さんに，今回もまた一方ならぬお世話になりました。日々の臨床の合間を縫って寸暇を惜しんで筆を執るほかない私を，本当にいつも温かく見守ってくださり，おかげさまで今回もまた，まさにポリヴェーガルらしく（！），安全・安心な環境のなかで自由に執筆を進めることができました。おかげで，あれよあれよという間に，2冊目の本ができあがってしまいました。その適確なタイトルもすみやかに授けて下さいました。この場を借りて，万感をこめて感謝の意を捧げたいと思います。

2021年11月吉日

津田真人

索　引

282

人　名

著者略歴

津田 真人（つだ まひと）

1959年東京都生まれ。「心身社会研究所 自然堂（じねんどう）治療室・相談室」主宰。90年代初めより，東京・多摩の国立（くにたち）市を中心に，地域で1人1人の〈からだ・こころ・社会〉を大切にしながら，さまざまの障がい・疾病・悩み事・困り事に，当事者と共に取り組む。一橋大学大学院社会学研究科後期博士課程単位取得退学。東洋鍼灸専門学校卒業。公認心理師。精神保健福祉士。鍼灸師。あんま・マッサージ・指圧師。ゲシュタルト・セラピスト。ソマティック・エクスペリエンシング®認定プラクティショナー。首都圏の大学等で非常勤講師も務めるほか，近年はポリヴェーガル理論のセミナーも全国各地で開催。2019年に本邦初のポリヴェーガル理論の解説書『「ポリヴェーガル理論」を読む』（星和書店）を公刊し，好評発売中。

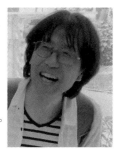

ポリヴェーガル理論への誘い

2022年3月18日　初版第1刷発行

著　　者　津田　真人
発行者　石澤　雄司
発行所　㈱星和書店
　　　　〒168-0074　東京都杉並区上高井戸1-2-5
　　　　電話　03（3329）0031（営業部）／03（3329）0033（編集部）
　　　　FAX　03（5374）7186（営業部）／03（5374）7185（編集部）
　　　　http://www.seiwa-pb.co.jp
印刷・製本　中央精版印刷株式会社

「ポリヴェーガル理論」を読む

からだ・こころ・社会

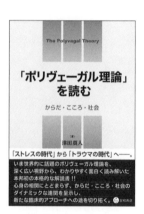

津田真人 著

A5判　636p
定価：本体 4,800円＋税

「ストレスの時代」から「トラウマの時代」へ。いま世界的に話題のポリヴェーガル理論を、深く広い視野から、わかりやすく面白く読み解いた、本邦初の本格的な解説書!!自律神経の進化史から掘り起こされた 2 種類の迷走神経（副交感神経）、そこから展開される 3 段階の自律神経システム論が、心身の相関にとどまらず、からだ・こころ・社会のダイナミックな連関を呈示し、新たな臨床的アプローチへの途を切り拓く。トラウマと解離、うつや不安障害、各種の心身疾患、発達障害等に向き合う当事者にも、精神医療・心理療法・ボディワークの臨床家にも、神経科学（脳科学）・心理学・社会学の研究者にも、要注目のこの理論の射程を見定める著者渾身の力作！

発行：星和書店　http://www.seiwa-pb.co.jp